事例から学ぶ
はじめての慢性疼痛ケア

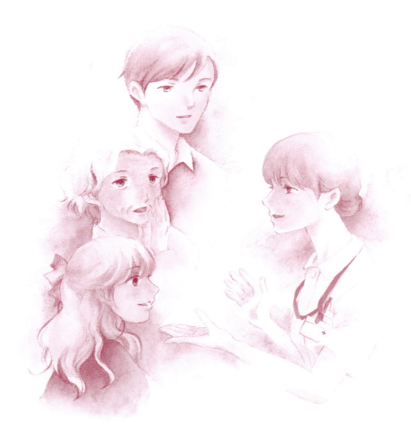

長引く痛みのケアはいつもの看護でできる

監修 伊達　久 仙台ペインクリニック
編集 安藤　千晶 東京都健康長寿医療センター研究所

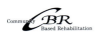

はじめに

　あなたは，しつこい痛みで苦しんでいる患者さんから「もう痛くてどうしようもない．どうしてこんなに苦しまなければならないのか」と問われた経験がありますか？

　慢性疼痛は，患者さんの身体だけでなく，心にも大きな負担をかけ，生活の質を大きく低下させてしまいます．このような患者さんの苦しみを少しでも軽減したいと願うあなたにとって，本書は，痛みのメカニズム，薬物療法，非薬物療法，そして患者さんとのコミュニケーションまで，多角的に解説する実践的なガイドとなるでしょう．

　痛みは，単なる身体的な苦痛にとどまらず，精神的・社会的側面にも大きく影響を与える複雑な病態です．このような痛み診療において，近年いくつかの重要なトピックが注目されています．まず，1つ目は痛みの定義の改訂です．痛みが感覚なのか情動なのかという議論は古来から長年続いてきましたが，1979年に国際疼痛学会（IASP）が発表した定義が，1つの結論を示しました．そして，2020年には，さらに改訂が行われ，「痛みとは，実際の組織損傷もしくは組織損傷が起こりうる状態に付随する，または，それに似た感覚かつ情動の不快な体験である（日本疼痛学会 訳）」と定義されています．この新しい定義は，外傷の有無にかかわらず痛みが生じること，そして，痛みが感覚と情動の両方に関連していることを強調しています．

　2つ目のトピックは，国際疼痛学会が「第3の痛みのメカニズム」として提唱した noci-plastic pain の和訳が「痛覚変調性疼痛」と定められたことです．これは，身体に明確な病変がないにもかかわらず持続する痛みを指します．画像診断で原因が特定できない長引く痛みのメカニズムが，実はこの痛覚変調性疼痛である可能性があります．この概念の普及により，診療の幅がさらに広がることが期待されています．

　3つ目のトピックは，国際疾病分類第11回改訂版（ICD-11）で，慢性疼痛が疾患として正式に認められたことです．ICD-11 は WHO（世界保健機関）が策定する疾病の分類で，約30年ぶりの大きな改訂です．これまで慢性疼痛は独立した疾患として認識されていませんでしたが，この改訂により，国際的にも疾患として認められたことは非常に重要です．

　さて，慢性疼痛とは何でしょうか？　1994年，国際疼痛学会は慢性疼痛を「疾患が通常治癒するのに必要な期間を超えても訴えられる痛み」と定義しています．一般的に，3か月以上続く痛みが慢性疼痛とされます．慢性疼痛は，その持続する痛みが心理社会的問題とも関連し，病態が非常に複雑化するため，急性痛とは異なり，単一の治療法だけでは対応が困難です．そのため，薬物療法，神経ブロックなどに加えて，多職種が協力して患者を包括的に支える「集学的診療」が求められます．この診療には，医師や看護師，

リハビリテーション職種や心理職など，多くの専門職が関わり，患者さんを支援します．看護師は，患者さんにとって最も身近で信頼される存在です．そのため，集学的チームの中で患者さんと医療スタッフをつなぐ「架け橋」として，極めて重要な役割を果たします．チームのリーダーは必ずしも医師である必要はなく，治療の中心はあくまで患者さんです．患者さんの声を最もよく理解し，そのケアに反映できる看護師こそが，チームにおけるリーダー的存在となるべきです．

　本書では，慢性疼痛を抱える患者さんへの看護ケアに焦点を当て，以下のような章立てで解説を進めます．第1章では，痛みのメカニズムと看護師が活躍するシーンにおける役割を事例を通じて紹介し，第2章では，セルフマネジメントや心理アセスメント，リハビリテーションの重要性を詳述します．第3章では，痛みの各種治療法や就労支援を含む，慢性疼痛ケアの実践的な知識を網羅しています．慢性疼痛患者さんの声に耳を傾け，彼らが抱える困難に寄り添うことは，看護師にとって最も大切な使命です．その使命を果たすためには，慢性疼痛に関する深い理解と，多様な治療法に対する幅広い知識が欠かせません．本書では，知識が必要なだけでなく，実践に役立つ視点からもわかりやすく解説しています．

　慢性疼痛の治療において，標準的な解決策は存在しません．患者さん1人ひとりに合わせた多角的なアプローチが必要です．本書が，看護師の皆さんにとって慢性疼痛診療における実践的な知識の糧となり，日々のケアに役立つことを願っています．慢性疼痛を抱える患者さんに寄り添い，その痛みの軽減と心身の健康を支える看護師の力は，患者さんだけでなく，医療チーム全体にとっても不可欠です．本書を通じて，より深い知識と洞察を得て，看護の現場でさらなる貢献を果たしていただければ幸いです．

　本書を手に取っていただいたすべての看護師の皆さまに，心からの敬意と感謝を申し上げます．
　　2025年1月

　　　　　　　　　　　　　　　　　　　　　　　　伊達　　久

目　次

はじめに……………………………………………………伊達　　久……*3*

第1章　実践編　事例から学ぶ慢性疼痛のケアの実際 ——— *11*

❶ 生涯発達の観点から
　ー発達段階における痛みの特徴と看護師支援の実際 ……………… *11*
　　1. 学童期〜青年期　　　　　　　　　　　　佐藤　今子 …… *11*
　　2. 壮年期　　　　　　　　　　　　　　　牛山実保子 …… *19*
　　3. 老年期　　　　　　　　　　　　　　　多田　信子 …… *27*

❷ 患者とその家族が慢性疼痛をセルフマネジメントするために
　ー外来，病棟，在宅での看護師支援の実際 ………………………… *36*
　　1. 外　来　1）看護面接　　　　　　　　　塚原　美保 …… *36*
　　　　　　　2）電話相談　　　　　　　　　　砂川　望美 …… *42*
　　　　　　　3）外来診察，神経ブロックの看護
　　　　　　　　　　　　　　　　　朝日田秀香／高橋　　円 …… *47*
　　2. 病　棟　　　　　　　　　　　　　　　坂田　幸代 …… *52*
　　3. 訪問看護　　　　　　　　　　　　　　鈴木　晶子 …… *58*

第2章　解説編　痛みとともに生きることを支える基本的概念 ——— *65*

❶ 基本的概念 …………………………………………………………… *65*
　　1. セルフマネジメントとライフサイクルに応じた支援　安藤　千晶 …… *65*
　　2. リハビリテーション　　　　　　田村　友典／木村　慎二 …… *74*
　　3. 痛みを主症状とする身体症状症　　　　　小林なぎさ …… *83*
　　4. 患者の家族支援に役立つブリーフセラピー　小林なぎさ …… *88*

第3章　慢性疼痛のケアを実践するための基本的知識 ——— *99*

❶ 慢性疼痛とは何か ……………………………………………………… *99*
　　1. 慢性疼痛の定義と分類　〜痛みの基礎からICD-11まで〜　田代　章悟 …… *99*
　　2. 慢性疼痛のメカニズム
　　　　〜感覚投射経路，慢性疼痛を抑制・促進する脳内機構〜　松田　陽一 … *104*

3. 慢性疼痛のフィジカルアセスメント 〜診療における評価法〜

伊藤　裕之 … 109

4. 慢性疼痛の評価法 〜質問紙を用いた評価法〜 小杉志都子 … 114

5. 慢性疼痛に対する薬物療法 上野　博司 … 116

6. 慢性疼痛に対する神経ブロック 〜看護のポイント〜 渡邉　恵介 … 121

7. 慢性疼痛患者への包括的ヘルスアセスメント 牛山実保子 … 127

❷ コミュニケーション …………………………………………………………… 136

1. 動機づけ面接−理論編 笠原　諭／本　幸枝 … 136

2. 動機づけ面接−実践編 本　幸枝／笠原　諭 … 142

3. 認知行動療法−理論編 細越　寛樹 … 148

4. 認知行動療法−実践編 細越　寛樹 … 153

5. マインドフルネス 安野　広三 … 159

6. アクセプタンス＆コミットメント・セラピー（ACT） 酒井　美枝 … 164

7. 看護師が行うコミュニケーションの意義 安藤　千晶 … 169

❸ リハビリテーション …………………………………………………………… 175

1. 慢性疼痛患者にとっての運動療法−理論編 大鶴　直史 … 175

2. 慢性疼痛患者にとっての運動療法−実践編 大友　篤 … 180

❹ 就労支援 ……………………………………………………………… 髙橋　直人 … 187

❺ 集学的治療における多職種連携 ‥‥‥ 二瓶　健司／舘　歩／石森　朋子 … 192

コラム（1）看護実践を言葉にするとは 仁昌寺貴子／山本　則子 …… 33

コラム（2）脊髄刺激療法（spinal cord stimulation：SCS）の看護 渡邉　恵介 …… 56

コラム（3）看護師が活躍する場とは 〜管理者としての立場から〜

乾　悦子 …… 62

コラム（4）「いきいきリハビリノート」の活用 川﨑　元敬／木村　慎二 …… 79

コラム（5）慢性疼痛医療で苦悩に寄り添い安心感を提供する看護の重要性

細井　昌子 …… 96

コラム（6）栄養指導の実際 〜食事は心と体の栄養となる〜 舘　歩 …… 199

コラム（7）多職種集学的診察を通じて看護師診察から学んだこと 加藤　実 …… 202

用語解説 ··· *205*

付　録「評価票」 ··· *209*

索　引 ··· *216*

おわりに ·· 安藤　千晶 ····· *219*

本文中に出てくる※の付いた用語には，巻末の「用語解説」にビギナーの理解を助ける
説明を掲載しています．

イラスト：花野　由奈

執筆者

監 修

伊達　　久　　仙台ペインクリニック・医師

編 集

安藤　千晶　　東京都健康長寿医療センター研究所・看護師

執 筆（掲載順）

佐藤　今子　　日本大学医学部附属板橋病院 看護部・慢性疾患看護専門看護師

牛山実保子　　日本大学医学部附属板橋病院 がん看護外来/緩和ケア・痛みセンター・がん看護専門看護師

多田　信子　　医療法人財団健和会 大島訪問看護ステーション江戸川営業所あかり・老人看護専門看護師・訪問看護認定看護師

仁昌寺貴子　　日本赤十字看護大学大学院看護学研究科慢性看護学・看護師

山本　則子　　東京大学大学院医学系研究科 健康科学・看護学専攻 高齢者在宅長期ケア看護学/緩和ケア看護学分野・看護師

塚原　美保　　（元）日本大学医学部附属板橋病院 緩和ケア・痛みセンター・緩和ケア認定看護師

砂川　望美　　社会医療法人友愛会 豊見城中央病院・看護師

朝日田秀香　　仙台ペインクリニック・看護師

高橋　　円　　仙台ペインクリニック・看護師

坂田　幸代　　奈良県立医科大学附属病院・看護師

渡邉　恵介　　奈良県立医科大学附属病院 ペインセンター・医師

鈴木　晶子　　医療法人財団健和会 大島訪問看護ステーション・訪問看護認定看護師

乾　　悦子　　奈良県立医科大学附属病院・看護師

田村　友典　　長岡中央綜合病院 リハビリテーション科・理学療法士

木村　慎二　　新潟大学医歯学総合病院 リハビリテーション科・医師

川﨑　元敬　　国立病院機構 四国こどもとおとなの医療センター 疼痛医療センター/リハビリテーションセンター・医師

小林なぎさ　　新潟医療福祉大学 心理・健康学部心理健康学科，山形大学医学部附属病院 疼痛緩和内科，仙台ペインクリニック・臨床心理士/公認心理師

細井　昌子　　九州大学病院 心療内科/集学的痛みセンター・医師

田代　章悟　　前原総合医療病院 ペインクリニック内科・医師

松田　陽一　　大阪大学大学院 医学系研究科 麻酔・集中治療医学教室・医師

伊藤　裕之　　仙台ペインクリニック・医師

小杉志都子	慶應義塾大学医学部 麻酔学教室・医師
上野　博司	京都府立医科大学 麻酔科学教室・医師
笠原　　諭	東京大学医学部附属病院 麻酔科/痛みセンター・医師
本　　幸枝	公益財団法人 星総合病院 慢性疼痛センター・看護師
細越　寛樹	関西大学 社会学部社会学科 心理学専攻・臨床心理士/公認心理師
安野　広三	九州大学病院 心療内科/集学的痛みセンター・医師
酒井　美枝	名古屋市立大学大学院 医学研究科 精神・認知・行動医学，名古屋市立大学病院いたみセンター・臨床心理士/公認心理師
大鶴　直史	新潟医療福祉大学 リハビリテーション学部理学療法学科・理学療法士
大友　　篤	仙台ペインクリニック・理学療法士
髙橋　直人	福島県立医科大学 医学部疼痛医学講座/整形外科・医師
二瓶　健司	公益財団法人 星総合病院 慢性疼痛センター・理学療法士
舘　　　歩	公益財団法人 星総合病院 慢性疼痛センター・管理栄養士
石森　朋子	公益財団法人 星総合病院 慢性疼痛センター・薬剤師
加藤　　実	春日部市立医療センター ペインクリニック内科・医師

第1章

実践編
事例から学ぶ慢性疼痛のケアの実際

❶ 生涯発達の観点から
－発達段階における痛みの特徴と看護師支援の実際

1. 学童期〜青年期

1 学童期〜青年期の痛みの特徴

1) 学童期〜青年期における「痛み」の現状

　慢性疼痛は，長年の生活背景や習慣や環境，修飾因子となる個々の体験は痛みを伴う情動体験となることが多く，看護師には全人的に患者に関心を寄せることが求められています（佐藤今子ほか，慢性疼痛 2022 p.231）．2020 年に WHO（World Health Organization）は子どもの慢性疼痛に関するガイドラインを発行し，小児でも頭痛，腹痛，腰痛などの有病率は高く，0〜19 歳の子どものうち 3〜4 人に 1 人が慢性疼痛に罹患していることを明らかにしました．慢性疼痛による身体障がい，不安，抑うつ，睡眠問題，学業成績の低下が著しく，加えて小児期にわたる痛みが成人後の慢性疼痛維持に関連することも明らかになり，小児の慢性疼痛の現状が世界的に示されました．当院痛みセンターにおいても，学童期から青年期にかけて痛み体験をすることにより，痛みに対する不安や恐怖ばかりではなく，保護者や医療機関から安静の維持（車いすの使用や体育の見学，車による送迎など）をアドバイスされて過剰な回避行動へとつながり，ADL（activities of daily living）の低下に至ることもあります．また，成長期にもかかわらず，筋骨格系の廃用性変化や感覚障害を増悪させ，二次的な痛みへつながるケースも少なくありません．

2) 学童期〜青年期における「痛み」の表現

　小児において痛みの表現はさまざまで，多くの医療機関で言語化できず，同様の検査を行っても器質的な異常が認められないのに，あまり ADL が改善しないことで，医療者に対しての不信感を募らせることもあります．松井（松井美貴ほか，ペインクリニック 2022 p.1189）は，小児における「痛み」について「痛みの経験が乏しく，『さびしい』『怖い』『不安』など心理的な状態や，『吐き気』『筋肉の張り感』『かゆみ』など身体的な不快感を痛みとして表出することがある」と述べています．学童期〜青年期においては，学校生活の中での友

第1章 実践編 事例から学ぶ慢性疼痛のケアの実際 ❶

人関係や学習面での遅れから進学への悩みなど学童期特有の複雑な心理的，情動的な不快感も重なり，さらに，痛みの表現も困難となります．そのため，身体的な面だけで慢性疼痛をとらえるのではなく，心理・社会的な側面から「痛み」について，どのような不快な情動体験があるのかを聴取することが重要となります．

2 看護師支援の実際

1）看護師の役割・支援の目標

- 子どもにとって病院受診はとてもストレスを伴う体験であると看護師が認識を持って関わることが重要です．
- 当痛みセンターにおいては，常に親子関係や家族関係を待合の廊下で観察するように心がけています．待合いの廊下では，子どもに普段からどのように接しているのか，両親の関係性などが見えることもあります．また，母親に対して患児であるはずの子どもが背中をさすりながら話かけている姿や，母親が患児とは一切話もせず他の兄弟とだけ話をしているような虐待が潜んでいることもあり，診察室では見ることができない家族の姿を看護師として察知することがあります．
- 看護師は子どもが「自分の言葉で痛み体験を話せる安心できる医療の提供」が重要となります．わたしは看護師として，小児の場合でも本人の主訴を直接聞くようにしています．なぜなら，痛みとは「実際の組織損傷もしくは組織損傷が起こりうる状態に付随する，あるいは，それによく似た感覚かつ情動の不快な体験」（松井ほか，ペインクリニック 2022 p.1189）で，それを本人（子ども）から聞く必要があるからです．どんなに幼い子どもであっても，表情や視線，しぐさで表現しようとするその非言語的なコミュニケーションを看護師として感じることが重要です．子どもにとって初めて関わる施設の医療者として，看護師が意識的に患児を理解しようとする肯定的なコミュニケーションは，信頼関係の構築に大変重要な役割を果たします．

2）学童期～青年期の慢性疼痛患者に対する看護のポイント

❶ 子ども（患児）に対して

看護師は初めにクローズドクエスチョンを用いて，① 痛みの場所，② 時期，③ 感じ方，④ 強さ，⑤ 痛みによる日常生活への影響（加藤　実，子どもの「痛み」がわかる本．医学書院，2023）を答えやすいように共感的な関わりと，肯定的態度で質問をします．また，子どもは順序立てて話すことは難しく，看護師は時系列を整理しながら，治療上のイベント（手術や内服治療，リハビリなど）と，子どもにとって重要な学校生活と学校関係者の対応などを聴取していきます．子どもにとって学校生活は家族以外の社会生活です．ここからは情動的な面を答えられるようオープンクエスチョンで，子どもに学校での出来事やその時の気持ちを質問していきます．子どもは教員や親が期待する役割を担おうと，必死で努力することで過剰適応傾向となっていることも多くあります．看護師による問診は保護者だ

1. 学童期〜青年期

けでなく，患児自身の気づきを促すことができます．

2 保護者に対して

子どもの痛みの場合は，対象が子どもだけではなく，家族関係を含めて看る視点から，家族全体が治療やケアの対象となります．

子どもは自分の日常生活を看護師に話すことにより，日常生活を振り返り，自分の不快な情動体験が何をきっかけに起こったのか気づき，保護者は子どもの言動に身体化に伴う気持ちの表現に気づくことができます．多くの保護者は医療不信を感じつつも，医療に頼らざるをえないストレスを抱えています．その気持ちを少しでも軽減できるように，看護師は他の医療機関での一度失った医療への信頼を取り戻すべく，ラポール形成の構築を意識する必要があります．松井（松井ほか，ペインクリニック 2022 p.1189）は「先の見通しがつかない焦燥感から診察中に泣き出してしまう保護者も少なくなく，保護者の態度が患児の不安を大きくさせてしまう．一方で，保護者の医療への信頼感が得られれば，治療の継続につながり，そのためにも保護者の心理的サポートは重要であり，小児慢性疼痛の治療の一環といえる」と述べています．

3 事　例

1 Aちゃん

12歳（中学1年），女児．
身長：163 cm，体重 45.4 kg．
主訴：右季肋部痛．

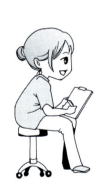
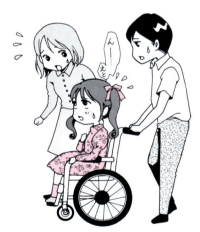

既往歴：先天性左心低形成症候群で生後直後に第1期手術，手術3か月後に第2期手術，1歳8か月で第3期手術．その後，強心薬を10日間投与すると3か月良くなるため，年3回ほど入院．現在，小児病院に入院し紹介となりました．

痛みの経過：2歳ごろから頭痛と吐き気が出現し，6歳から術後ドレーン痕の引きつれ感を自覚し，9歳まで我慢をしていました．9歳で形成外科において局所麻酔で手術をすると痛みは改善し，数か月後右季肋部腫脹が出現し，痛みは「Numerical Rating Scale 10（以下 NRS）」と表現しました．

第1章　実践編 事例から学ぶ慢性疼痛のケアの実際 ❶

看護の実際と経過：

〈1〉痛みの発症，性質，状態を把握する

　当院の痛みセンター初診時にAちゃんは両親とともに車いすで来院し，看護師としての診察を始めました．当院痛みセンターは多職種（看護師，薬剤師，精神科医，ペインクリニック医）で診察をすること，痛みは言葉で表現することが難しく，X線やCT，MRIなどの画像でも診断は困難なこと，また，痛みは自分にしかわからないため，Aちゃん自身に答えてもらいたいことを説明し，診察を始めました．看護師がAちゃんにいつから右胸が痛いのかをたずねると，（母親の顔を見ながら）「6歳ぐらいから手術の痕の傷が引っ張られる感じがあったの．ずっと痛かったけど9歳まで我慢した」と話しました．看護師は「3年も我慢をして，つらかったね」と共感を示しながら，痛みをNRSで表現できるか，痛みの程度を確認しました．すると「10ぐらいかな．でも手術（形成外科で局麻）をしてもらったら良くなったの．でも，少し経つと今度は傷が腫れて，また痛くなって，また10に戻ったの」と痛い表情は見せずに表現しました．これはAちゃんにとっての事実です．ここで看護師は痛みの性質を確認しました．「痛みはチクチク，ヒリヒリ，ピリピリ，ズキズキとか，何か表現できそうな言葉はあるかな」と聞くと「痛いっていうか，う〜ん，わかんない，なんて言えばいいんだろう」と考え込むような表情をし，痛みの表現が難しいのか，何か不快な情動体験がそこに存在しているのか，看護師は推測を巡らせました．そのため，Aちゃんが答えやすいように「なるほど．痛みの表現はむずかしいね．じゃあ，今度は腫れについてだけど，そこは目で見て腫れていたかな．それともAちゃんは腫れた感じがしたのかな」と具体的に傷の状態を確認しました．すると「みんなには腫れてないよって言われたけど，中からチクチクする感じがして腫れていると自分では感じたの」と膨張感であることが理解できました．さらに，何かほかの痛みや不快感が複合していた可能性を確認することにしました．すると「2歳のころから頭が痛くて吐き気があったの．どっち（季肋部痛と頭痛）の痛みかはうまく分けられないの．気づいた時から痛いから」と答え，右季肋部痛と頭痛が「同一した痛み」としての表現の可能性も示唆されました．

〈2〉保護者（両親）の視点や情動変化を理解する

　次に，両親から痛みの経過について聴取をすることにしました．母親は手元のメモを見ながら「10歳の時に心臓カテーテル検査をしても異常はありませんでした．11歳の時に息苦しさを感じて，学校側から車での送迎を勧められました．12歳の時にデータ的に強心薬の適応じゃないと言われプラセボを提案されて，自覚症状（息苦しさ）が悪化し在宅酸素療法が導入されました．（酸素投与なしでも）酸素濃度は下がりませんが使っています」とプラセボの提案の話から母親の表情が曇り，母親が涙を流すと，そばで聞いていたAちゃんも同じように涙を流し始めました．すると，父親が母親の背中をさすりながら「車いすも4月に学校に勧められて使うようになりました」と，つらい表情を浮かべて話しました．看護師はAちゃんに器質的な問題が認められない中，自覚症状により学校が車いすや車の送迎を勧めることで，成長期にもかかわらずADLが狭まっていることが理解できま

した. また, 病院からは家族への理解を十分に得られないままプラセボを提案され, 両親の医療不信がAちゃんに伝わっていると思われました. 母親と同様に涙を流した様子から, 予期的不安※や自分の存在自体が両親に心理的な負担もかけてしまっているのではないかと, 患児本人が情動的な不快感を生じている可能性があるのではないかと推察しました. また, 活動量の低下と車いす使用により, 成長期における呼吸器官の発達を妨げ, 心理的な苦悩なども「息苦しさ」としての身体的自覚症状につながっていると考えました. Aちゃんが母親と同じように涙を流すことは, 常に子どもの身を案じている母親に共鳴する致し方のない反応であり, 不確かな未来に日々さらされ生活をしているAちゃん家族の生きづらさが話から伝わってきました. 学校生活での体験は情動面に影響している可能性が高いため, 両親へ確認することにしました. 母親は「小1～小2は普通クラス, 小3から支援クラスです. 小4まではよかったのですが, 高学年になって学芸会や修学旅行などイベントが続き, 息苦しさや痛みを訴えることも多くなりました. これからどうなってしまうのか不安になって, (自覚症状の軽減目的に) 私たちからの希望で, 数か月単位で入院することも増えました」と話しました. 母親の話によるとAちゃんは支援クラスになってから形成外科で手術を受け, その後, 右季肋部痛を訴えるようになったようです. また, 高学年になってイベントがあり, 緊張が続くことにより身体化 (身体症状症, 第2章❶-3を参照) が進んだことも背景にあると推察しました. 看護師はここで「なるほど. お母さんのご説明でAちゃんの学校生活やお母さんの不安な気持ちもよく理解できました. わたしも子どもがいるのでお母さんのAちゃんに対するご心配は理解できます」と共感を表現しました. すると, 母親は視線を合わせて「(理解していただけて) ありがとうございます」と大きく頷きました.

〈3〉 生活背景と患児の訴えから増強因子を探る

これらのことから学校生活での体験とそれに伴う情動体験をAちゃん自身から聴取する必要があると考えました. そこで, 学芸会のことが痛みに大きく影響しているように感じ, Aちゃんが表現しやすいように, 学芸会に限定して質問をしました. すると, Aちゃんは「ナレーター役だったの. 自分は (車いすのため) 動けないから, もう先生に (役割を) 決められていたの」と話し, 看護師は「それは重要な役だね. その時の気持ち聞かせてくれる」と尋ねました. すると, Aちゃんは「わたしは学校行事が大好きだったけど, そのころから『休んじゃいけないな』とか『がんばらなきゃ』と思ってしまって, そのせいか学校が終わったら『電池の充電が切れちゃった』みたいに食べることも寝ることもできなくなっちゃったの. 『空気を読んじゃう』っていうか, 先生たちにお願いすることも苦手で…」と, 支援クラスの中では高学年になり学芸会では重要な役割を担い, 過剰適応傾向だったことも痛みに影響している可能性が高いことが示唆されました. また, 学芸会のほかにも痛みや息苦しさとなる要因があるように感じました. そこで「Aちゃんはとってもがんばり屋さんだね. ほかにも小5の時に何か大変なことがあったのかな」と踏み込んで質問すると「ん～(考え込んだ表情で), 勉強がむずかしくなって授業を最後まで受けることがで

第1章　実践編 事例から学ぶ慢性疼痛のケアの実際 ❶

きなくなって，痛かったり息苦しかったりで早退や登校できない日も増えたことかな．卒業式を目標に何とかやるのが精いっぱいだったかも」と授業の中で学習の理解がむずかしくなり，学校行事も重なり，Aちゃんにとっての「不安＝痛い」「重圧や疲れ＝息苦しさ」と表現している可能性も考えられました．ここまでの会話の中で「右季肋部痛」など具体的な表現が出てきていないことに気がつきました．また，早退や登校できず家で過ごすことが多かったことや，成長期であるにもかかわらず学校では車いすなどの使用を勧められること，入退院を繰り返すことなどで日常活動が制限され，活動不耐の状態により慢性疼痛を容易に作る環境にあることに看護師は気づきました．そこで，看護師は「なるほどね．胸が痛かったころはAちゃんががんばって無理していた時だったね．少しずつ動かないで静かに過ごす時間が増えてきたね」とたずねると「そうなの．2年ぐらいは1日中ベッドでゲームとタブレットばっかりしていたよ」と予想どおりの答えが返ってきました．活動不耐，同一体位の前傾姿勢による成長期における筋力低下から筋筋膜性疼痛※も生じていることが予測できました．

〈4〉慢性疼痛の理解と自己肯定感を高める関わり

　看護師は，Aちゃんと両親の話から慢性疼痛の説明や症状と情動変化と痛みの関連，痛みの増強因子などについて説明をすることにしました．「Aちゃんに限らず痛みの表現はとてもむずかしいです．うまく表現できないと『身体化』といって身体表現（息苦しさや痛み）をすることも多くあります．また，今まで聞いた話から，3回の心臓の手術は痛みを強く感じさせることになることがあると思いました．『医療行為に伴う強い痛みを体験した子どもには，より痛みを感じやすい状態が作り出される（加藤，子どもの「痛み」がわかる本．2023）』と言われています．また，学校生活でのストレスや予期的不安は痛みの原因にはなりませんが，痛みを強く感じさせる増強因子となる可能性もあります．先ほどの高学年になって学芸会でナレーターという大役を任された時は，普通の生活を営むのも大変な中で『休んではいけない！　がんばらなきゃいけないと思った』と言っていました．これは過剰適応といって『今できること以上のことをしなければならない』という大きなプレッシャーをAちゃんは感じていたのだと思います．それによって食欲がなくなり『電池が切れたみたい』と表現したように，まさに家に帰ると動けないほど張りつめた気持ちで過ごしていたのかもしれません．その後，早退や自宅で過ごすことで活動量が狭まり，さらに，ゲームやタブレットを長時間使うことで前傾姿勢となり，筋肉の凝りを強くさせることで筋筋膜性疼痛が出現します．こういったことは活動しないことで筋肉量の低下や食欲不振から体重減少となり，痛みに敏感になる要因になるといわれています．多くの要因が複合的に起こったように感じました．痛みは『実際の組織損傷もしくは組織損傷が起こりうる状態に付随する，あるいは，それによく似た，感覚かつ情動の不快な体験』といわれています．まさに，このような苦しくて，つらい経験は痛みとして表現してきた可能性も大いにあります」と説明をしました．すると，母親は「それは大いにあると思いました．この子は言葉で表現するのが苦手で，今日のように痛みを細かく聞いてもらって，初めてAが

わたしたちに訴えている『痛い＝不安』『眠い＝嫌なこと』『息苦しい＝疲れた』ということだったなと気づきました．今の看護師さんの説明を聞いていてＡの『身体の不調＝気持ちの表現』に気づきました」と母親は父親と視線を合わせ，互いに大きくうなずき納得した表情を浮かべました．両親はすでに身体化については気づいていましたが，今回の問診を通して理解が深まってきていると感じました．看護師は「そうでしたか．いろいろと自覚症状が現れ，プラセボの提案などもあり，ご両親はこれから先のことを考えると不安を感じて当然だと思います．Ａちゃんもご両親が心配していることに気づいていて本当につらかったね．本当にがんばり屋さんで，看護師さんも聞いていて驚いたけど，これから薬剤師に薬のこと，精神科医からも気持ちの面でのアドバイスも受けられますから，ぜひ今のように説明してみてください．Ａちゃん，看護師さんはＡちゃんがじょうずに自分のことを説明してくれたから，たくさんヒントがもらえて助かったよ．でも，たくさんお話をして疲れたかな」とたずねた．すると，Ａちゃんは「お母さんがいつも（痛みの）説明をすることが多かったから，自分でこんなに話したのは初めてだったけど，疲れなかったよ」と清々しい表情を浮かべて笑顔で答えました．その後，精神科医診察では「過剰適応傾向，言語表現が稚拙な点から身体化しやすい傾向があるが，心臓疾患とは思えない立派な体格で，おそらく器質的な面に関して問題はなく，精神的な面に関しても現時点では精神科の介入は不要」と診断されました．

　ペインクリニック医の診察では右季肋部にアロディニア※を認めました．生後間もないころから，手術を繰り返し，中枢性感作※が強化され，さらに，さまざまな学校生活などの緊張などから身体化も進み，自覚症状により学校や周囲から車いすや車の送迎などを勧められ，活動不耐，ベッド上の同一体位の保持により筋筋膜性疼痛と診断されました．そのため運動療法，認知行動療法を勧められました．

❷ 支援の振り返り

　Ａちゃんの事前の問診票から，先天性の心疾患による複数回の手術後から術後創痛が遷延化し，過剰な安静や活動制限から筋力低下による疲労感や筋筋膜性疼痛が出現し，学校での学習面での遅れによってさらに登校が困難となり，学校での過剰適応傾向が理解できました．しかし，その社会的な背景の中で，子どもたちは痛みに対して言葉にできないもどかしさだけでなく，生活全般にわたる情動的不快感，保護者に対して常に心配をかけ自分のために最大限の支援をしていることに対する罪悪感など，ともに過ごす時間が多い中で自然に保護者の顔色をうかがう機会も生まれてきます．通常であれば，保護者に言わずに友人同士で自分の悩みや気持ちを共有できる時期に，自分が相談する相手は保護者に限られ，行き場のない気持ちの葛藤が更なる情動的不快感を生むことになります．わたしたち看護師は，そういった普段伝えることができないお互いの気持ちの表現ができる場の提供をする役割もあります．

　慢性疼痛のセルフケア能力を最大限に引き出すために子どもの生活を振り返り，個々に合った運動療法や日常生活の過ごし方，ストレッチの重要性を理解し，実践してもらえる

ような関わりが必要です．また，長い人生においては痛みのそらし方として，自分に合ったストレスコーピング（趣味や楽しみ方）を見つけることが大切です．看護師として子どもたちが自己のネガティブな気持ちを医療者へ表現してもよいと思えるような信頼関係を構築し，個別性のある看護実践を大切にしていただきたいです．

（佐藤　今子）

コメント

　Aちゃんの「痛い」という言葉が実は不安を意味しているなど，自分の心身の状況を他者に的確に訴えることはむずかしく身体化しやすいことが，子どもの痛みの特徴です．佐藤先生は「Aちゃん家族の生きづらさ」への共感に加え，Aちゃんの過剰適応傾向や両親の医療不信が背景にあるといった「臨床推論」をしています．また，12歳のAちゃんが答えやすい言葉で看護師が情動体験をたずねることで，Aちゃんの痛みが今までどのように痛みが形成されてきたかを，Aちゃんと両親が自ずから気づいていく様子が，よくわかります．佐藤先生の待合室の様子から両親との関係性をみる「非言語コミュニケーションを感じ取る観察力」があってこその看護実践です．

（安藤　千晶）

2. 壮年期

1 壮年期の痛みの特徴

1）壮年期の痛み ～身体的特徴と多彩な心理社会的修飾因子が存在する～

　壮年期にはライフイベントが多くあります．25～44歳の壮年前期には，家からの自立，就職，結婚，引っ越し，出産・育児など，45～65歳の中年期には，子の自立，転職・退職・リストラ，介護，死別体験，ペットロスなど，「本人にとって」大きな出来事が起こり，人生で培ってきた経験から対処法を見出し，良いほうへ向かうように行動します．社会的役割を複数抱えていることもあり，無理をしがちな年代で，気づかぬうちにストレスやつらい感情が，「痛みを強くする修飾因子」になっていることがあります．壮年前期はまだ体に余裕がありますが，中年期となると生理的機能の低下や体力の低下を認め，生活習慣病の発症やがんの好発年齢にもあたります．今までの身体感覚や認識を改め，年齢を重ねて変化していく体を自覚し，受け入れて，年齢に合わせた体のメンテナンスをしていく意識を持つことは必要です．

2 看護師支援の実際

1）看護師の役割・支援の目標

　患者は長引く痛みに，不安，苛立ち，疲弊，医療不信などさまざまな感情を抱いていることがあります．看護師が最初にすることは，患者が安心して痛みについて話せる関係性と場をつくることです．

　次に痛みだけに注目しすぎず，痛みがあるその人を丸ごととらえることが大切です．1人ひとりに人生があるように，慢性の痛みにも1人ひとりに「痛みのストーリー」があります．痛みや出来事など，「その人が，そのことを，どのように意味づけ，とらえているか，その人の体験を知ること」で，患者の中の事実と外的要因や医療者側との関係性など，何が患者のつらさの元になっているのか，「患者の全体像」がみえてきます．さらに，「生活者の視点」で患者をとらえ，その人が痛みとともに生活を営み，社会復帰できるよう支援していきます．

　経過の中で「心理社会的因子」により痛みへの修飾が起こる可能性はあるので，長い経過を聴取し整理しながらひも解いていく作業は大変です．しかし，慢性疼痛患者を理解する上で欠かせない大事な作業であり，これは看護師の腕の見せ所です．

2）壮年期の慢性疼痛患者に対する看護のポイント

❶ 痛みを尊重して関わり，信頼関係を築く

　まず最も大事なことは，「痛みは目に見えず主観的なもののため，その人の痛みを尊重し

第1章　実践編 事例から学ぶ慢性疼痛のケアの実際 ❶

て関わることです」．稀に，痛みが改善しないことで医師から「気持ちの問題」と言われて傷つく方がいます．国際疼痛学会（IASP 2020）が，痛みは「実際の組織損傷もしくは組織損傷が起こりうる状態に付随する，あるいはそれに似た，感覚かつ情動の不快な体験」であると定義しているように，痛みは「からだ」だけでなく，主観的，意識的な「こころ」の要素があります．痛みの理解だけでなく，実際にその人がつらいと思っている「痛みがあること」を理解し，同じように大事に対応することで，信頼関係が築けます．ただし，稀に痛みがあることで仕事を休めたり，補償のお金が入るなど「疾病利得」[※]がありますので，慎重な痛みの評価も必要です．患者に巻き込まれすぎずに，客観性も持って対応してください．

❷ 今の患者だけをみない　病みの軌跡：過去・現在・未来もみる

　慢性疼痛患者の対応においては患者の「今」だけでなく，過去にも注目して対話をすることで痛みを含めたつらさの中身がみえてきます．壮年期では，複数の役割を担っており，たとえば，母，妻，社会人，嫁，女性としての「私」があるように，さまざまなアイデンティティを持ち生活しています．さまざまな「私」と痛みの関連性を，「過去」から「現在」につなげて聴くことで「今」の患者の理解につながります．管理職になったと同時に痛みが増強した方や，子どもの受験と義母の通院と介護が重なった後に痛みが増したなど，さまざまなケースがあります．痛みとの関連性について本人は気がついていない場合もあるので，話を聴きながらその出来事の際の痛みを聴いていくと，その人の痛みのストーリーがみえてきます．

　慢性疼痛のゴールは痛みを完全になくすことではありません．痛みがありながらも生活を営んでいけるよう，その人が実現可能な対応を一緒に考え，今の痛みが1割でも軽減し生活がしやすくなることが評価の視点になります．5年後，10年後のその人を見据えて今から準備していけると，慢性疼痛を増強させずに老年期に入ることができるかもしれません．

❸ 家族関係とともに，生育歴を知る

　慢性疼痛患者の対応において，人としての基礎が形成される幼少期～学生時代の小児期，つまり「生育歴」を知ることは重要です（牛山実保子ほか，日本ペインクリニック学会誌 2020 p.318-22）．幼少期の痛みや情緒的体験は成人になっても影響を及ぼすことがあります（加藤　実，子どもの「痛み」がわかる本．医学書院，2023）．小児期の思考に影響を及ぼすのは，親や兄弟姉妹など身内のほかに，友人，同級生，学校教員，近所の人などもあります．厳しい親からの過干渉や愛着形成不全，ネグレクトやDVの経験（身体的，精神的，性的等）など安心できるはずの家で気が休まらないことなどから，ストレスにさらされ，感受性が高く傷つきやすくなります．自己肯定感が低く，承認欲求が強かったり，できない自分を責めたり，0-100思考もみられます．これらの小児期に培われた思考の傾向は，痛みの閾値を下げ，痛みを感じやすくする素地をつくり，大人の慢性疼痛につながります．この

2. 壮年期

ような方たちは，自分自身のことに鈍感で体の変化や能力に気づかないことがあるので，客観的な見解と改善点を具体的にフィードバックし，本人の優れている点，できている部分を「自分の力」だと認め，自分をほめるポジティブシンキングへ思考をシフトできるようにサポートすると良いでしょう．

3 事　例

1-1. 事例1

50歳代の女性，主婦．夫と娘と同居．体重増加のため20歳代に実施した脂肪吸引術後から両下腿に痛みが出現し，整形外科や形成外科を受診しCRPS*（複合性局所疼痛症候群※）を指摘されましたが，対応困難と言われていました．

看護師診察開始時から腕を組み不機嫌そうに座り，看護師からの質問に「問診表に記載していることは答えたくない」と言います．

看護の実際と経過：

〈1〉あなた自身の言葉で聞きたいと伝えると，不機嫌ながらも多くの返答がありました

Ns Assessment（看護師の評価）：

自分の伝えたいように話さないと落ち着かない方．医療者に聞いてもらいたいという患者特性があると判断しました．

〈2〉今の患者に適した聴取に修正

・まず，患者のペースで話してもらう．

・次に痛みの部位を丁寧に聴取して，つらさに寄り添う．

・痛みと長期間付き合い対応してきたことを労う．

・経過を聴きながら患者の気持ちに寄り添う声かけをする：大変だったでしょう？/そんなことあったんですか/痛みがある時，お仕事はどうされていましたか？/すごいですね！

→徐々に患者の気持ちがほぐれ始め，適宜患者の話を「要約」し，患者に確認しながら進めていきました．

聴取内容：

〈1〉既往歴

上肢骨折，腰痛，片頭痛．

〈2〉生活歴

教師であり尊敬する父と主婦である母の家庭で育ちました．大学卒業後，会社員として勤め，真面目で責任感が強く仕事への意欲を持っていました．結婚後の家族仲は良好で，仕事は痛みが増強したため現在休職中，仕事への復帰を願っていました．

---

* CRPS：complex regional pain syndrome の略．

〈3〉痛みの様子

両下腿痛（L＞R）灼熱感．50歳から痛みが増強しました．

・緩和因子：マッサージ．

・増強因子：立位，寒さ．

Ns（看護師）太った背景は？→　Pt（患者）食事が合わずお菓子を多く食べたことで20kg太りました．

Ns）実際に吸引した部位は？→　Pt）覚えていません．

Ns）痛みの出現時期は？→　Pt）（考えた後）…直後には痛みはなかったです．

Ns）ではどのくらい後に出現した？→　Pt）徐々に痛みが出現していった…と思います．

〈4〉実施した医師への対応に不満が多い

・脂肪吸引との関連性を強固に信じ，調べた情報によって誤った意味づけを重ねていたこと．

・整外外科，形成外科などの受診の際に，医師に理解されないこと，医師の投げやりな態度への不満を持っていたこと．

〈5〉明らかになった患者特性

・主訴に対し経過が不自然：実は術直後に痛みはなく，吸引部位と痛みの出現時期は不明瞭という，手術と痛みの関連をかたくなに信じているが詳細は不明瞭なことが多いこと．

・被害的にとらえる：執刀医への不信感がとても強いこと．

・原因を他者に求める：食事が合わなかったせいでお菓子を食べて太ってしまったと思っていること．

・自己中心的傾向，思い込みが強い：「普通〇〇じゃないですか～，でも◇◇だったんです！」

・思考のとらわれ（破局的思考※）：脂肪吸引との関連性を強固に信じ，誤った意味づけを重ねていること．

・痛み体験が多い：上肢骨折，腰痛，片頭痛．

・痛みを理解してくれるはずの医師からの傷つき体験を重ねる：医師に理解されず投げやりな態度をとられたこと．

・自己実現できない，理不尽感：痛みで仕事ややりたいことができないこと．

・性格：患者自身⇒几帳面，真面目，やさしい．

　　　　　Nsの判断⇒完璧主義，過剰適応，神経症器質，0－100思考．

→本人へフィードバック：今の状況に対して目標とのギャップや過剰適応な傾向を指摘しました．行動力がありできていることを認めて評価すると，「実は，痛みがこのままではいけないと考えて散歩を開始している」と，うれしそうに報告されました．看護師からのポジティブフィードバックは，患者のレジリエンスや自己対応力を高める効果があったと考えられます．

さらに，実は前医で慢性疼痛の機序を説明されていたが，納得していなかったことが判

明しました．医師への不信感のため，患者が医師の説明に耳を傾ける土台＝信頼関係ができていなかったと思われます．

〈6〉結果

痛みの出現が実は術後6年目であったことが確認でき，これには患者自身も驚き，医師の診察によって手術との直接的な関連性はないことが明確になりました．被害的感情からの思い込み，痛みのとらわれから誤った認知を30年間も持ち続け，「痛覚変調性疼痛」（第3章❶−1を参照）となってしまいました．

このように「痛み」だけではなく「患者自身」に注目した言葉のやりとりが，医療不信があった患者の心の扉を開き，語りが促され真相が判明し，医療者の言葉を受け入れられる状態になり，認知の修正につながったと思われます．

❶−2．支援を振り返って

〈1〉実践をしながら方向性の修正

聴取の始めに患者特性をとらえて，まずは患者の話したいように話してもらうという方向性の修正が功を奏しました．

・看護師は話を聞いてくれる人だと認識され，患者が安心して話せていました．

・語られた内容を看護師の言葉で要約して患者へ確認する行為によって，自分が正しく理解されたという実感から信頼感となり，患者の語りがさらに促進されていったと考えられます．

〈2〉患者−看護師の対話

患者の痛みと，患者の信じている事実を尊重しながら対話を続けたことが，信頼関係の構築につながっていました．「対話」とは，お互いの価値観を持って新しい価値観を想像していく交流であり，双方向です．聴取の中で看護師が感じたものを大事にし，それを質問へつなげたり，意見として伝えます．質問や意見を伝えるタイミングも重要で，患者の表情や口調，動作など非言語的な情報を観察しながら，患者がどのような心理状態にあるのかなど，心理的距離も推測し対応していきます．患者が自分のつらさや経過が看護師に理解されたと実感すると，看護師からの言葉の重みが変わってきます．この事例の患者は，散歩など適切な慢性疼痛への対応をしていることを看護師が伝えることで，「認めてもらえた」といううれしい感覚を得て自信となり，対応力の向上につながっていました．

この事例のように，痛みにとらわれ「破局的思考」が強い方には，気をそらす，意識をずらすdistractionが痛みの軽減に有効です．頭の中を痛みだけで占めるのではなく，仕事や楽しみなども増やしていくことで頭の中の痛みが占める割合が減り，痛みを意識する時間が減り，たとえ痛み自体が変わらなくてもつらさの軽減につながります（図1）．

❷−1．事例2

50歳代男性，運送業．妻より電話相談がありました．胃がんの術後1年半経過し，す

第1章　実践編　事例から学ぶ慢性疼痛のケアの実際❶

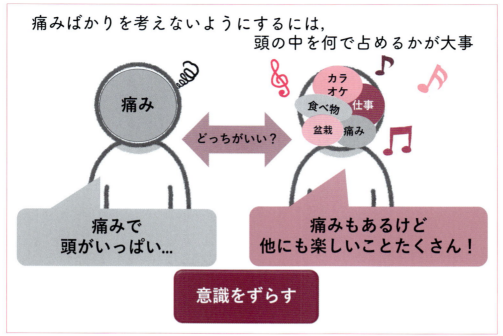

図1　患者に説明するときに使用しているスライド

でに社会復帰していましたが，数か月前から手指の痛みが出現，非ステロイド性消炎鎮痛薬（NSAIDs，第3章❶-5を参照）の効果を認めませんでした．ペインクリニックを2，3件受診し，ブロック注射（第3章❶-6を参照）や弱オピオイドでも効果がなく，ついに強オピオイドのオキシコドン徐放製剤が処方されますが，それでも痛みは改善せずに困り果てていました．

〈1〉既往歴

胃がん．

〈2〉生活歴

術後の抗がん剤治療はなく，術後の体力が回復し，1年前に職場復帰しました．手指の痛みが出現してからは，荷物の移動が痛みを伴い，オピオイドの眠気により車の運転ができず，業務にも支障をきたしていました．

妻と2人暮らし．妻は痛みが改善せず，つらそうな夫を心配していました．

〈3〉痛みの様子

・痛みの部位：両手指〜手関節に限局，軽度腫脹あり．
・医師に勧められて使用したオキシコドン徐放製剤の効果がなく，眠気あり．
・痛みと，車の運転ができないため休職中．
・胃がんの病状：転移・再発なく落ち着いていました．

〈4〉看護の実際と経過

妻よりがんと現在の痛み双方の経過と状態について具体的に聴取し，状況を整理しました．

Ns Assessment：

・がんの再発はなく，進行期でもないこと，痛みは両側性の手指のみであること．

・がん治療の主治医にも相談したが，効果的な薬物療法はなかったとのこと．

・オピオイドが効果を認めておらず副作用が生じていること．

→がんの転移は考えにくく，がん由来の痛みでない可能性が高いと思われます．

・局所ブロック注射が効果を認めていないこと．

・いずれの医療機関でも痛みの原因の説明はされなかったこと．

→オピオイドの中止も含め，現在の痛みに応じた薬剤選択の必要性を感じました．

→痛みセンターと膠原病内科の受診を勧めました．

〈5〉結果

　痛みセンターの受診で膠原病内科の受診を勧められ，リウマチであることが判明しました．

2-2．支援を振り返って

　この事例は，奥様からの電話相談でしたが，看護師の丁寧な聴取と，がんと非がん性慢性疼痛の知識，鎮痛薬の知識から解決の糸口が見つかったケースです．

　壮年期は身体的衰えや生活習慣病など身体的変化が起こり，がん好発年齢の60歳を迎えます．さらに，仕事や家庭内の社会的役割も増え，痛みの増強因子となる心理社会的修飾因子も増えます．複雑に絡み合った状況を整理し，痛みと修飾因子の関連性を患者と一緒に考え，気づけていけるとよいでしょう．

　がんサバイバーに限らずがん治療中の患者であっても，他の疾患を罹患したり，がんとは別の原因で痛みを生じることは普通にみられます．しかし，「がん患者の生じる痛み」というだけで，医師がオピオイドを処方する抵抗感が弱くなり，がん由来の痛みと同定されなくても処方されてしまうことがあります．

　また，がんサバイバーの長期オピオイド使用も米国などの出来事だけではなくわが国でも問題となっています．わが国においても，慢性疼痛患者のオピオイドの不適切使用は，非がん患者よりがん性慢性疼痛やがんサバイバーの割合が高かったと報告されています（Takasusuki T ほか，Pain Ther 2022 p.987）．外来で長期間同じ処方が繰り返される患者に，その人の「今」の痛みに適切な治療や生活行動がとれているか，定期的に評価する必要があります．がん治療が日々進歩し，がんサバイバーが増加している今だからこそ喫緊の課題であり，がん患者をみている医師も看護師も薬剤師も非がん性の慢性疼痛を学ぶ必要があります．

（牛山実保子）

第1章　実践編 事例から学ぶ慢性疼痛のケアの実際 ❶

コメント

　多くの熟練看護師は牛山先生のように，患者特性を把握しながら動機づけ面接の手法（動機づけ面接，第3章❷-1，2を参照）である「聞き返し」「要約」をしつつ，フィードバックする看護実践を自然に行っているように思います．この関わりによって患者は，より「理解してもらった」と実感されます．また，図1のように，「できていること，楽しいこと」に焦点を当て，できていない自分でなく今できていることに意識をずらす支援も看護師の大きな役割です（一見患者さんと雑談をしているように見えますが，この雑談こそ大事です）．事例2ではがん看護専門看護師としての視点から，がんサバイバーの長期オピオイド使用の課題，また，慢性疼痛患者さんをみる際，常に red flags※の可能性を考えながらアセスメントする重要性についてもご指摘いただきました．

（安藤　千晶）

3. 老年期

1 老年期の痛みの特徴

1）高齢者の痛み

　加齢による筋力低下や関節拘縮などで，高齢者は腰，膝，肩などの痛みを抱えています．日本の 58 市町村 12,883 人の介護を要しない自立高齢者を対象とした調査で，慢性疼痛有症率は 39％にみられることがわかりました[*1]．ここでは要介護高齢者や，入院中や施設入所中の高齢者は調査に含まれていませんが，それらの高齢者はさらに有症率が高いだろうと推察されます．

　慢性疼痛患者にみられる痛み以外の主な症状・症候として，抑うつ，不安，睡眠障害，ADL 低下，自己価値観・自己効力感の低下などが挙げられており，慢性疼痛があることでの相互作用で痛みが難治化し，不動化や廃用により ADL の低下を引き起こす[*2]ことが指摘されています．

　疾患や加齢による身体変化が元となる痛み以外にも，人生経験を積んできた高齢者には，その経験や家族を含む他者との関係性，配偶者を含む親しい人との別れ，孤独感，喪失感，だれもが未経験である自身の死への不安など，人生の最終段階にいることで抱える苦悩からくる精神面を基盤とした痛みが存在することも考慮する必要があります．

2）高齢者の痛みへの向き合い方

　「我慢強い」という言葉をほめ言葉ととらえる人は多いでしょう．戦争や物のない時代を体験し，我慢は美徳という時代を生き抜いてきた高齢者は「痛い」と口に出すのを良しとしない価値観を持つ人が多いと感じます．痛みの有無を尋ねて「我慢できないほどではない」と返答されることもあります．我慢することのないように痛みを抑えて，休んだり，活動したりしてほしいということの意味についての説明が必要です．

　歯を食いしばるほどの痛みに耐えている高齢者に鎮痛剤の服用を勧めたときに「これまで家族に迷惑をかけ続けた罰としてこの痛みに耐える」と返答されたことがあります．

　また，安心するだれかと一緒にいると痛みが和らぐ，やらなければならないことや役割があると一時的にでも痛みを忘れるという体験から，環境を変えたり，社会参加を継続したりという高齢者の話を聞くこともあります．

　痛みのとらえ方は多様で，今ある痛みをどうとらえてどう向き合うか，「高齢者それぞれの経験に基づく考え方」があるのだと感じます．

[*1]：井関雅子，日本の地域高齢者における慢性運動器疼痛の記述疫学．https://mhlw-grants.niph.go.jp/system/files/report_pdf/202115003A-buntan8.pdf（参照 2024 年 3 月 1 日）

[*2]：「慢性の痛み診療・教育の基盤となるシステム構築に関する研究」研究班（監修），慢性疼痛治療ガイドライン．https://www.mhlw.go.jp/content/000350363.pdf（参照 2024 年 2 月 27 日）

第1章　実践編 事例から学ぶ慢性疼痛のケアの実際 ❶

3）認知症のある高齢者の痛みのとらえ方

　認知症の方が，けがをしているのにもかかわらず力強く動いたり，疲れを知らないかのように歩き続けたりする様子を見て，認知症になると身体感覚が鈍くなり，痛みを感じなくなると勘違いする方がいます．認知症の方には「痛みが痛みと知覚されにくい」「痛みを知覚しても痛みと判断できない」「痛みを言葉で表現できない」「痛みを記憶したり，予測することも難しい」という特徴があります（鈴木みずえほか，認知症の人の「痛み」をケアする．日本看護協会出版会，2018）．

　認知症の方はいつから痛みがあるかを答えるのは難しくても，今，痛みがあるか，ないかは答えられることが多いと感じます．認知症の段階に応じて理解しやすく答えやすい言葉で質問したり，食事がとれているか，動けているかなどの日常生活状況を見たり，バイタルサインの変化や機嫌から痛みをアセスメントすることができます．

　また，アビー痛みスケールや，日本語版 DOLOPLUS-2 を使って，自分で痛みを訴えることが困難な認知症の方の痛みを観察し評価することができます．認知症の方が，痛みがあるのに訴えなくても，反対に痛みを過剰に訴えても，本人には「痛みの治療を受ける権利」がある（鈴木，認知症の人の「痛み」をケアする．2018）ということを忘れずに，関心を寄せる必要があります．

4）薬物療法・非薬物療法上の注意

　高齢者は，加齢による薬物感受性の増大や服薬数が多いことから，薬物有害事象が発生しやすい状況にあります．運動器に関連した慢性疼痛のある高齢者には非ステロイド性抗炎症薬（NSAIDs，第3章❶-5を参照）が処方されることがよくあります．上部消化管出血のリスクを高めること，腎機能障害をもたらすリスクがあることを考慮し，腹痛や食欲不振などの消化器症状，尿量の減少や浮腫，倦怠感の有無などの観察が必要です．経皮的に薬剤が吸収されるテープ剤（湿布）も内服薬と同様の注意を要します．

　慢性疼痛に温罨法が効果的なこともあります．適度な温熱刺激によって筋肉の緊張がほぐれ，リラクセーション効果により痛みが緩和されます．ただし，高齢者は皮膚が脆弱で，血流の乏しい皮下組織は，低温であっても長時間の接触で熱傷を起こすことがあるので注意が必要です．

　また，自分で動くことが難しくなってしまったり，動きを制限されてしまったりした高齢者には，動かないことによる不動の痛みが生じることがあります．血行不良や関節拘縮による痛みは，食事や排泄などの日常生活動作時に少しでも体を動かす，マッサージをするなどで予防や緩和に努めましょう．

❷ 看護師支援の実際

1）看護師の役割・支援の目標

　慢性疼痛は，器質的要因よりも非器質的要因がその痛みの構成要素として大きく関わる

3. 老年期

ため，痛みのない状態にすることが難しい[*2]といわれています．そうであれば，看護支援の目標は，「痛みがありつつも日常生活を送ることができる，痛みと付き合いながら生活の質を維持・向上できる」ということだと考えます．

　高齢者はこれまでの人生の中で，さまざまな困難に対処してきています．困難への向き合い方を聞くことで，慢性疼痛にどのように向き合いたいか，具体的にできることは何かを主体的に考えていただくきっかけになったり，困難を乗り越えてきた経験を思い出し，「痛みに翻弄されるのではなく，痛みをコントロールし，付き合いながら日常を送っていく」意欲を喚起できる可能性があります．

　看護師には，「高齢者の痛みや対処法を理解し，強みを引き出し，痛みとともに送る日常を支持していく役割がある」と考えます．

2）老年期の慢性疼痛患者に対する看護のポイント

- あなたの痛みを理解したい，という思いで，真摯に話をうかがう．
- 痛みを訴えることを良しとしない方が多い世代であることを踏まえて，言語だけでなく，表情や生活状況からも痛みをアセスメントする．
- 既往歴や痛みの状況の変化から，手術や放射線などの治療が可能な痛みである場合も考慮し，適時医師に報告・相談する．
- 痛みがありながらもできていることを支持する．
- 痛みに対する考え方を知り，痛みとの付き合い方を支持する．
- 痛みの緩和方法や，痛みがありながらも動ける方法をともに探す．必要や希望に応じてセラピストなど，他職種の介入をコーディネートする．
- 安静にしすぎて廃用をきたすことがないようにする．
- 日常生活の不自由を軽減あるいは解消するために，ヘルパーなどの支援（家事支援）やデイサービスの利用（入浴や食事の支援）について情報提供し，希望があれば調整する．

3 事　例

❶ A さん

　80 歳代前半の男性．要介護1．

既往歴：高血圧，心不全，胆石で服薬中．通院月1回．

生活歴：生活保護を受けて，アパートで独居生活を送っています．結婚歴はありません．兄弟はいますが音信不通です．幼少期からの視力障害（詳細不明）によって物の輪郭がわかる程度で，1人で外出はできますが，外で体の一部が物にぶつかったり，転倒したりして，擦過傷や打撲跡がよくあります．慣れた店での買い物はでき，栄養と値段を考えて満足のいく買い物ができると，買った物を見せながらうれしそうに話してくれます．介護保険のサービスで，訪問看護週1回30分未満（健康状態の確認と助言），訪問介護週2回45分未満（生活支援）を利用しています．

痛みの様子：左上肢から肩にかけて痛みがあり，精査しましたが原因は不明で，セレコキシブ（セレコックス®，第3章❶-5を参照）と湿布薬が処方されました．

　ある日訪問すると，なんとなく機嫌が悪い様子で，生活状況を尋ねても言葉少なくイライラと返答があるのみでした．いつも惣菜の空容器や食べ物のパッケージが捨ててあるゴミ箱は空で，冷蔵庫の上にいつもあるパンや果物もありませんでした．買い物に行っていない，食事も摂っていないのではないかと思い聞いてみると「缶詰の魚を食べた」と返答がありました．調子が悪いのかと尋ねると，Aさんは，「痛いと言ったら何とかしてくれるのか」とどなるように返事をしました．いたたまれない思いになりましたが，Aさんから帰れとは言われなかったので「それほどつらいんですね」と言ってしばらく黙っていました．すると「痛み止めを飲んでも全然効かない．病院に行っても年だからしょうがないと言われる」とぶっきらぼうに話してくれました．

看護の実際と経過：

　まずは，いつものように買い物に行けない中，保存食として買っておいた缶詰を思い出して食事ができていたことを労いました．食べる物がなく，Aさんからおにぎりを買ってきてほしいと頼まれました．買い物は看護師の役割ではないので，ヘルパーさんに頼むように言って断ろうかと考えましたが，規則的な生活をしているAさんの食事時間がずれること，このタイミングでAさんの依頼を断ると，痛みについて話してくれない状態が続くだろうと考えて，おにぎりを買ってきました．依頼を受け入れたことで，Aさんはさっきまでの怒りが落ち着いたようでした．そこで，いつ鎮痛剤を服用したかを確認しました．Aさんは，薬袋を箱に入れてベッド下に置き自分で管理していましたが，同時期に処方された鎮痛剤と下剤を間違えていることがわかりました．手元の物は顔の近くに持ってきて見たり，ルーペで拡大して見たりしていますが，薬袋には商品名しか記載されておらず，いったん鎮痛剤と誤認してしまった下剤を毎日服用していました．当然便は軟らかくなり，下剤と誤認している鎮痛剤は服用しなくなっていました．

　まずはAさんに鎮痛剤と下剤を取り違えていることを伝え，薬袋に大きく「痛み止め」と書き，処方どおり1日2回服用すること，胃薬も服用して消化器症状を予防することを伝えました．また，処方された下剤（マグネシウム製剤）は鎮痛剤の効果を下げるので，同時には服用しないことも伝えました．ケアマネージャー，ヘルパーとも情報共有し，痛みの状況，服薬の確認，食事や動きの様子などを共有しました．

　1週間ほどで下痢は治まり，痛みもいくらか緩和する時間が持てるようになりました．訪問時に機嫌が悪いことは少なくなり，昔の話をしてくれるようにもなりました．若いころは解体業に従事していたこと，視力のせいでできる仕事は限られ，物を作るようなことはできなかったが壊すのはできたと笑っていました．体を使う仕事なので，腰や肩の痛みに悩まされることがあり，痛いと言ったら仕事を外されてお金に困ったことがあったそうです．その経験から，「痛い」とこぼしても良いことはないと思うようになったと話してくれました．

　年齢を重ねてますます視力は低下し，筋力も落ちてきました．転んだり，ぶつかったり

することも日常茶飯事になり，役所や病院の職員，友人からも施設に入るよう勧められるようになりました．ここで痛みを訴えるとやはり1人で暮らすのは無理だと思われてしまうので，受診時以外は痛みがあることを言わないようにしていたそうです．

　看護師の助言で鎮痛剤をきちんと服用できるようになったことで，いくらか痛みは緩和しました．これまでは痛みについての質問には答えてもらえませんでしたが，痛む時間は一定ではなくビリビリした痛みであること，散歩をしているときは忘れていること，物を取るときや更衣のときに腕を動かしたことがきっかけで痛み始めることが多いことなどを教えてくれるようになりました．Ａさんの痛みは神経系の痛み（神経障害性疼痛，第3章❶–1を参照）である可能性を考え，受診時には，看護師に話してくれたように詳細に医師に伝えるように勧めました．Ａさんは気が短い方で，医師のちょっとした態度が気に入らないと何も伝えずに怒って帰ってしまうこともありました．痛みの状況を十分に伝えることは難しいと考え，Ａさんに了承を得て，病院の連携室に電話で相談をしました．Ａさんは病院の職員も気になっている患者さんで，次回の受診時に医療ソーシャルワーカー（medical social worker：MSW）が同席し，痛みの詳細について，本人が医師に伝えるのをサポートしてくれることになりました．受診後，病院から帰宅したＡさんは「連絡しておいてくれたから，病院の人が待っていてくれたよ．診察室にも入って，医者に口添えしてくれた．新しい薬［プレガバリン（リリカ®），第3章❶–5を参照］も出してもらったよ」とうれしそうに報告してくれました．

　痛む箇所に触れることを許してくれるようになったので，マッサージや温罨法を施行しました．衣類の着脱時は痛むほうの腕から先に着て，痛くない腕から脱ぐことで痛む腕への負担を減らしました．痛みが生じにくい下垂した状態で手を握る，肘を曲げるなどの筋力増強運動も行いました．また，重い物の買い物や洗濯はヘルパーさんにお願いしました．インフォーマルな支援として，Ａさんは近所に住む昔の飲み友達に，電球の交換や遠方に外出するときの付き添いを頼み，代わりに，お酒をおごったりしていました．

　Ａさんは自分で買い物に行き，栄養バランスを考えた食事をし，体力を落とさないようにと5,000歩以上歩くことを日課にするようになりました．日常生活動作が楽になり，ベランダで花を育てる余裕も生まれました．適宜痛みの状況を確認し，痛みながらもできていること，できるようになったことを共有し，これからも続けていきたいことを話し合いました．Ａさんの願いは，視力の不自由さや痛みがあっても，自分でできることは自分で行い，できないことはいろいろな人の手を借りながら，これからもこのアパートで生活していきたいということでした．

❷ 支援の振り返り

　これまでの経験から，痛みがあることを他者に伝えるのを良しとしてこなかったＡさんが，痛みについて語り，他者の支援を受け，0にはならない痛みを受け入れて生活し，今後の望みを語ってくれるようになりました．Ａさんの痛みに関心を寄せ，Ａさんが怒っていてもその大変さを労いながらそばにいたこと，すなわち，「なんとかしたいと思案しなが

第1章　実践編 事例から学ぶ慢性疼痛のケアの実際 ❶

ら支援する人がいる」という事実が，Aさんの心の平安につながったのだと考えます．また，病院の職員と連携し，医師とのコミュニケーションをサポートするという形で，Aさんの役に立てたことで，他者の支援を受けるメリットを感じていただけたのだと思います．そのことで，温罨法やマッサージなどのケア，重い物の買い物はヘルパーさんに頼むことを受け入れてもらえ，いくらかでも痛みが緩和したことで信頼を得られたと考えます．

　痛みについて話し合うことで，Aさんがどのように生きてきたか，どのように困難に向き合ってきたかがわかりました．視力障害がある中で，人に頼りすぎることなく自分のことは自分でしようという力，フォーマルなサービスだけでなく，ちょっとしたことなどに手を貸してもらえるインフォーマルな関係も培ってきた力のある方だということもわかりました．食品の買い物や身の回りの整理を自分ですることがAさんの誇りであり，そのほうがAさん自身の好みに合い便利な生活が整えられます．そうやって独居を続けてきたのです．

　痛みがありつつも日常生活を送ることができる，痛みと付き合いながら生活の質を維持・向上できるという看護支援の目標は，Aさんのこれまでの経験や考え方を知ることで，Aさんとともに達成していく下地ができたと考えられます．

（多田　信子）

コメント

　多田先生の支援の振り返りにある「なんとかしたいと思案しながら支援する人がいるという事実」こそ，看護の真髄だと思います．「買い物は看護師の役割でない」と心の中で考えながらも，いったんAさんの怒りや訴えをすべて受け入れたからこそ，関係をつなぎ次のステップへと進むことができたのではないでしょうか．さらに，その次のステップにおいても，非常に細やかなアセスメントによって，本人の状況に合わせて段階的に対応を工夫されている姿が非常に印象に残りました．Aさんが栄養バランスを考えた食品を買い，5,000歩以上歩くことを日課にするようになったのは，まさに看護師はじめケアマネージャー・ヘルパーの連携した支援によって，「痛みをコントロールし，付き合いながら日常生活を送っていく『意欲』を喚起できた」からではないでしょうか．

（安藤　千晶）

コラム 1 看護実践を言葉にするとは

　みなさんには，看護実践を自分で振り返ったり，あるいは同僚と語り合ったりする機会はありますか．医療の現場では技術の進歩はますます加速し，医療は高度化が進んでいます．複雑な背景を持った患者さんも増え，ケアを実践されているみなさんの仕事は多忙を極めていて，実践を振り返る余裕も時間もないという方がほとんどではないでしょうか．さらに，新型コロナウイルス感染症の流行以降，休憩時間や食事会などでのカジュアルなコミュニケーションも難しくなったという声，管理職の方からは「働き方改革」を背景に，深夜明けでも早々に帰宅するよう促しているので，以前のように夜勤明けの休憩室での会話もなくなったという声もよく聞きます．看護実践やケアについて振り返ったり語ったりする機会は減っているのが現状ではないかと思います．みなさんの周りではいかがでしょうか．

　このコラムの共著者の山本が中心となって開発を進めている『ケアの意味を見つめる事例研究』の研究グループは，訪問看護ステーションでの「事例検討会」や，総合病院のラダー研修の一環として「事例研究」の取り組みに参加しています．第一線でケアを実践しているみなさんに，『ケアの意味を見つめる事例研究』のステップ（図2）を通して，ご自分の看護実践にじっくりと向き合い，看護実践を意識化・言語化していき，「看護実践を言葉にする」ことの意味や大切さを実感していただく機会をこれまで多く経験してきました．

　事例検討会や事例研究に参加された方からは，「改めて日頃の看護実践に手ごたえを感

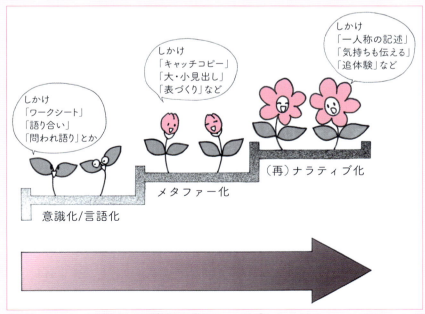

図2　事例研究のステップとしかけ

33

じた」「自分の看護観に自信が持てた」などの感想が寄せられました。事例に向き合い看護実践を意識化・言語化することによって，実践者のみなさんが自信を持ち，元気になっていることが伝わってきます。なぜ，このような気持ちの変化が生じるのでしょうか。その理由は以下の3つではないかと考えられました。

1．自分や同僚の実践の意味を意識化・言語化することで自分の仕事の価値を再認識し，それが看護のやりがいにつながる

　第一線で活躍しているみなさんは，たくさんの事象が複雑に交じり合う臨床現場の中で直感的な判断を基に，瞬時にケアを提供されていると思います。たとえば，強い痛みを訴える患者さんには，患者さんの訴え，動き，表情など多くの情報を統合し，知識，エビデンスを頭の中で駆け巡らせて判断しながら，まるでジャズのセッションのように瞬時にケアを提供されていると思います。経験が豊富な実践者ほど経験知に基づいた直感的な判断を活用して実践をしているでしょう。しかし，なぜこの実践はうまくいったのか，実践にはどのような意味があったのかなどと振り返られていますか。自分の行っていることの意味を考えられない理解できないという状態が続くと，気持ちが疲弊し「仕事の有意味感」を得られなくなってしまいます。

　『ケアの意味を見つめる事例研究』では，事例について知らない同僚から「どのようにケアを実践したのか」「どうして，その時に行ったのか」などと問われながら語ること，「問われ語り」を繰り返します。このような対話を通じて，実践に含まれていた意味を深く追求していきます。対話を始めた段階では，経験の豊富な実践者ほど，問いに対して「意識せずに当たり前に行った」と口にします。しかし，少し距離を置いてこれまでの経過を振り返り実践を語ることで，なんとなく当たり前に行っていた看護実践の意味が少しずつ浮かび上がり，実践の意味を味わうことができるようです。また，ある実践者から「自分がやっていることを見失っている時に，自分の看護というものを『見える化』できたのはすごくよかった。モチベーションの維持につながった」といううれしいコメントをいただいたことがあります。自分の実践を言語化することは，その実践を承認すること，自身の看護実践の価値を再認識・再評価することにつながり，エンパワーされていることが考えられました。

2．自分や同僚の思考や実践を言語化できるようになることで，同僚や後輩と，効果的な実践の方法について共有できる

　「あの先輩がやると，なんかうまくいくな…」と，思ったことはないでしょうか。先輩のように実践したいと思っても，周囲から見ているだけではなかなか実践の意味やコツが見えてはこなかったり，「この場合はこうする」といった表面的なテクニックとしてとらえてしまったりするかも知れません。しかし，実践の意味やコツが言語化されれば，新人や経験年数の浅い看護師にも実践の知を共有することが可能になります。先人の素晴らしい看護実践が言葉，文字になり共有・伝播されることで，同僚や経験の浅い看護師でも意味の

理解とともに，同じような素晴らしい看護実践を多くの患者さんに提供できる職場になっていくことが期待できますね.

3. 実践を言語化することが自分や同僚の実践に関する内省を深め，新たな患者観・世界観を持つことに至り，その中で実践がさらに進化・深化することから，実践者としての成長を実感していける

『ケアの意味を見つめる事例研究』のプロセスでは，先ほどお伝えした，「問われ語り」のプロセスを大切にしています. 問われ語りでは，看護実践の行動のみならず，その時の思考，時には対話の中で実践者が持つ価値観，看護観も言語化されます. 「自分の思い，信念みたいなものに気づくことができた」「看護師人生において大切にしたいと思い，後輩へも伝えていきたい」とコメントをいただいたことがあります. 「問われ語り」により言語化が進む，それは内省を深めることにもつながり，見方や考え方に対する変化をもたらし，ご自身の看護観が拡張されたようでした.

ここまで，看護実践を言葉にすることの意味について述べてきました. 納得された方もいれば，「むずかしい」と思われた方もいると思います. 看護実践を言語化することは，自分自身の看護実践の価値を再認識・再評価することにつながり，実践者としての成長を実感することができると考えます. また，言語化・見える化された看護実践の知は，他の看護師たちと共有することができ，職場はもちろん，看護全体の実践力の底上げに貢献することになると思っています.

まずは少しの時間でもよいので，自分はどうしてこの実践をしたのだろうと問い，言葉にして答えてみてください. 自分で気がついていなかった実践の意味がたくさん浮き上がってくるでしょう. みなさんが，ご自身や同僚の看護実践の意味について再認識し，元気にやりがいを持って看護を実践くださるとうれしいです.

（仁昌寺貴子／山本　則子）

❷ 患者とその家族が慢性疼痛をセルフマネジメントするために―外来, 病棟, 在宅での看護師支援の実際

1. 外 来

1) 看護面接

　診療前に行う看護面接には, 情報収集を行うことで診断につながる「診断的意義」, 看護師の積極的傾聴や感情表出を促す関わりによって患者との信頼関係が築かれる「ケア的意義」, 看護師との対話の中で医療情報が提供される「教育的意義」の3つの意義があります(篠崎惠美子ほか, 看護コミュニケーション―基礎から学ぶスキルとトレーニング. 医学書院, 2022).

1 慢性疼痛を持つ患者への看護面接の実際

　看護面接の際は, 以下のことを注意しながら進めています(篠崎ほか, 看護コミュニケーション. 2022)(日本がん看護学会, NURSEを用いたコミュニケーションスキル. 医学書院, 2015).

1) 面接の準備
❶ 環境調整
　患者のプライバシーの確保と苦痛が最小限となるような環境調整を行います.

❷ 看護師の準備
　清潔感のある身だしなみ, 礼儀正しい態度で接し, コミュニケーションに影響を及ぼす因子となる看護師自身の個人的問題, 価値観, 先入観を取り除き自己の感情を整えます(篠崎ほか, 看護コミュニケーション. 2022).

2) 面接の開始
　苦痛に合わせた入室への配慮を行い, 自己紹介をして患者を尊重した態度で接します(日本がん看護学会, NURSEを用いたコミュニケーションスキル. 2015). また, 診療の予定や看護面接の目的について説明します. 面接は, 医療者側の威圧感を軽減しコミュニケーションを円滑に進めるために, 看護師と患者の距離は0~45cmとなる密接距離(感染対策を行いながら), 両者がリラックスできるとされる90°~120°の角度で座れるように配慮します(篠崎ほか, 看護コミュニケーション. 2022).

1. 外　来

3）情報収集

・受診の経緯（医師の紹介や知人の紹介，自分で検索など）.

・受診，治療への期待.

・慢性疼痛に対する理解度.

・主訴.

・痛みへの対応〔受診歴，対処行動（安静を保つなど）〕，緩和因子・増強因子.

・既往歴，治療歴，内服歴.

・社会的活動（家事，仕事，学業，交友関係，趣味）.

・1日の具体的な生活行動，痛みによる変化，運動習慣.

・性格.

・生育歴，家族や他者との関係.

・ストレス（家庭，仕事，学校，交友関係），それに伴う感情.

　患者が語りにくい負の体験（家庭内交流不全，学校や職場でのいじめられ体験など）は，「痛み以外の気になることも聴かせてください」というメッセージを送り，痛みと心理社会的側面の関係について説明することで体験の語りを促します. また，「それはつらい出来事でしたね」などの受け止め，「身体が痛い中でも〇〇をされていて，すばらしいと思います」などの賞賛，「その時どう感じましたか？」などの「感情探索を行うことで，感情表出を促進させます」（日本がん看護学会，NURSE を用いたコミュニケーションスキル. 2015）.

4）患者自身の気づきを言語化してもらう

　面接中に患者の感情の探索を行うことは，最も強力な患者−医療者関係の構築につながるだけでなく，言語化を促すことで患者自身が自らの感情や真のニーズに気づき，自己の課題と目標を明確にすることにつながります. この明確化は，患者が自己の能力に気づき，それを発揮させていくプロセスの1つです. また，「医療者ではなく，患者自身によって明確化されることが行動変容に効果的であるため，患者自身に気づきを言語化してもらうことが重要になります」〔日本がん看護学会，NURSE を用いたコミュニケーションスキル. 2015／安酸史子ほか，成人看護学（3）：セルフマネジメント. メディカ出版，2022〕.

5）面接の振り返り

　面接での内容を要約し，看護師の受け止めを返し，患者と認知や生活面の問題点の共有を行います.

6）面接の終了

　伝え忘れたことがないか確認し，面接での語りに感謝を伝え面接終了の挨拶をします. 面接時間は，時間的制約や患者の苦痛の程度により調整が必要になりますが，一般的な認知行動療法の面接時間や集中力から述べられている時間を参考にし，1回の面接は45〜60分以内を目安に行っています. しかし，ドアノブコメントのように面接終了の際にとて

37

第 1 章　実践編 事例から学ぶ慢性疼痛のケアの実際 ❷

も重要なことを語られる場合があります．その際は，その語りをしっかりと聴くようにします．著者も 60 分以内を目安に面接を進めていますが，面接の振り返りが終わり，最後の確認の際に最も重要な語りが始まるという経験が少なくありません．

　看護面接は，患者が病気を有することによって引き起こされる患者自身の反応に気づき，どのように病気と向き合っていけばよいかを意思決定し，行動できるようになることを目的とするセルフマネジメント（安酸ほか，セルフマネジメント．2022）を高める場になると考えます．

2 事　例

❶ A さん

　40 歳代女性，専業主婦の事例を紹介します．

主訴：右肩甲骨下縁を中心に上下に広がるうずくような痛み，右鼠径部から大腿部までの重だるさ．

受診への期待：「痛みの原因を知りたい」「痛みをなくしたい」．

痛みの様子：

　X−5 年に健診で委縮性胃炎を指摘され，ピロリ菌除菌を推奨されています．できるだけ自然治癒したいという希望があり，抗菌薬での除菌を拒否されました．X−4 年に右肩甲骨下縁に違和感を自覚し E 病院消化器科で採血，画像検査や消化管内視鏡検査を行いました．そこで「異常なし」の診断を受け，安心し症状が気にならなくなったようです．しかし，X−3 年になると同部位の違和感が痛みに変化しています．そのため，S 病院総合内科を受診し，内科医より「検査で異常はないので，気持ちからくるもの」と言われましたが「ずっと痛みの原因を追求したけどそっち？　心の病気なら自分でどうにかできる」と思い，処方されたロフラゼプ酸エチル（メイラックス®）内服を拒否されています．しかし，その後疼痛が増強しました．そのため，X−1 年より M 病院消化器科，S 病院泌尿器科を受診しましたが「異常なし」の診断で，N 病院心療内科を紹介受診しています．心療内科医より「痛みとともに生きなさい」と言われましたが「痛みとさよならしたい」と思い，自ら検索し，当院の痛みセンター受診に至っています．

　疼痛増強因子は身体を温めることで，入浴を例に挙げられています．疼痛緩和因子は友人とのおしゃべりと話されています．

看護の実際と経過：

　初診時に看護師による面接をはじめに行いました．面接環境はプライバシーが確保され，語りやすくなるよう個室の診察室を使用しました．入室を促し，看護師の自己紹介と氏名の確認をしています．痛みの程度により椅子だけではなくベッドでの面接も可能なことをお伝えし，当院痛みセンターの診察の流れ，役割，おおよその予定時間を説明し承諾を得ました．A さんと看護師は 90°の角度，45 cm ほどの位置に座り，電子カルテへ入力しながらではなく，A さんへ視線，身体を向けながら看護面接を進めました．まずは，受

診の経緯，受診・治療への期待など，前述の情報収集の項目に沿い話を聴いています．その際に，痛みに対応してきたことへの労い，共感，疼痛部位の触診を行うなど，信頼関係を構築しながら聴きました．そして，看護面接前後の様子を観察しながら面接を行いました．面接時間は60分を目処にしていましたが，面接の後半でＡさんからの重要な語りがあったので対話を進め，90分の面接となっています．Ａさんは面接前の待機中，診察室入室時，面接中，退室時の動作はスムーズで苦痛様表情はありませんでした．以下が，Ａさんへの聴取内容のポイントになります．

〈1〉社会的活動
・製造自営業の経理の手伝い．
・友人との交流（集会）には定期的に参加．
・会話中は「気が紛れ痛みが軽減する」が，コロナ禍で交流の機会が減少．

〈2〉1日の生活行動
・家事，犬の散歩，買い物，製造自営業の経理の手伝い．
・食事は3食摂取．
・睡眠は7時間程度で眠剤使用なし．中途覚醒なし．
・運動習慣なし．

〈3〉生育歴
・幼少期から両親との関係も良好．過干渉やネグレクトなし．いじめ体験なし．

〈4〉家族構成，家族との関係
家族4人暮らし．
・夫；製造自営業「仕事一本の人」と表現．
・息子；高校1年生．
・娘；小学5年生．Ａさん「娘には痛い姿を見せたくない」．
・両親；近所に在住．実母；6年前から認知症を発症．実父；全面的に母の介護をしている．

〈5〉事前記載の質問紙
・「家族に関するストレスやトラブルはありますか」の解答欄に「ある」と記載．

〈6〉性格
・真面目（掃除は細かいところまで気になり，料理は手作りでないと負けた気がする）．
・明るい性格．

〈7〉触診
・背部の筋緊張あり．

ここまで一通りＡさんの語りを聴きました．その中で看護師が感じた違和感を把握するため，また，事前の質問紙の「家族に関するストレスやトラブル」が十分に表出されていないと思い感情探索をする必要性を感じ，さらに対話を続けています．対話の際には，Ａさんの語りから看護師が感じた率直な思い（驚き，共感，疑問など）を返すことも心がけ，

第1章　実践編 事例から学ぶ慢性疼痛のケアの実際 ❷

感情探索を行っています.

看護師：背中の違和感だけで病院受診までするのは不思議に感じたんですが，その時に何
　　　　か思ったことはありますか？
Ａさん：なんで胃炎を放っておいたのか.　死んだらどうしようと思ったんです.　同じ時期
　　　　に芸能人ががんで亡くなり，不安が強くなりました.
看護師：背中の違和感を胃炎と結びつけて，死に直結する病気だったらどうしようと恐怖
　　　　心が出たんですね.　しかも，芸能人もがんで亡くなったから余計に不安が強く
　　　　なったんですね？　その後，痛みに変化する時期がありましたが，その時に生活
　　　　には何か変化はありましたか？
Ａさん：関係ないとは思いますが…，実は息子が3年前の中学1年から不登校で荒れてい
　　　　て…強いストレスでした.　高校で落ち着いたんですが引きこもりになり…息子の
　　　　将来が不安で….　娘には我慢させて申し訳ない気持ちです….
看護師：痛みとストレスや負の感情はとっても関連しているんですよ.　話してくださって
　　　　ありがとうございます.　Ａさんの場合は，息子さんとの親子関係のストレスや娘
　　　　さんへの申し訳なさがあり，痛みの修飾因子になっているかもしれませんね.　で
　　　　も，最初は胃炎を放っておいたから背中の違和感を病気かもしれないと怖くなっ
　　　　ていたようですが，今も感じていますか？　話しているとそんな印象を受けない
　　　　ですが.
Ａさん：そうですね.　痛いけど死なないとわかりました.　でも，痛みがなかったら違う生
　　　　活が送れていたのではないかと考えるんです.
看護師：そうなんですね.　私，Ａさんのその言葉を聞いて，「自分の人生こんなはずじゃな
　　　　かった」と聞こえてきたんですよ.　しかも，こんなはずじゃないって思ってる
　　　　のが痛みだけじゃないように聞こえるんですが.
Ａさん：…そうですね….　自分が思い描いていた息子像と違うんです…，そのことに向か
　　　　い合えてない自分がいるんです….　話していて，私，子育てがうまくいかなかっ
　　　　たことを痛みのせいにしてきたのかなって感じました.
看護師：息子さんの子育てのことを痛みのせいにしていたのかなって感じたんですね.
Ａさん：そうです….　でも…このままじゃいけないですよね.　このまま痛みと向き合うの
　　　　ならいろいろ調べたいです.　前を向きたいって思います.

　痛みセンターの多職種診察において，患者の痛みは筋筋膜性疼痛※からの中枢性感作※と
診断されています.　Ａさんの「背部の違和感・痛み」の心理社会的な背景としては，① 胃
炎と関連づけられた心気的不安，② 息子との関係が緊張状態にあるが回避していること，
③ 痛みのため十分に関われていない娘への申し訳なさ，が考えられました.　これらを語る
中で，背部痛への心気的な不安はすでに消失していること，痛みがあるものの日常生活は
送れていること，子育てがうまくいかないことを痛みのせいにしていた自分の気持ちなど

1. 外 来

へ気づきが得られました．また，今後は痛みと付き合いながら前向きに息子と向き合い，慢性疼痛の治療に積極的に取り組もうとする態度へと変化しています．

❷ 支援の振り返り

　この事例においては，看護師は感情表出を促す関わりにより信頼関係を築き，Aさんの病い体験の語りを促進しています．そのことによりAさんは自己を客観視し自己の考えや感情に気づくことができています．看護師がAさんの気がかりを明確化し，自己効力感※を高める関わりを行った結果「痛みと付き合う」と決意し，痛みと生活との「折り合い」をつけながら，なんとかうまく対処しようとするAさんのセルフマネジメントを促進させたと考えます．

（塚原　美保）

コメント

　塚原先生は，Aさんの語りを聴き，「『自分の人生こんなはずじゃなかった』と聞こえてきたんですよね」と返しています．自身の感情を内省しつつ，「看護師が感じた率直な思い（驚き，共感，疑問など）を返す」という関わりです（プロセスレコードの詳細は第3章❷-7を参照）．この面接において意図的にAさんへまなざしや身体を向けることで，Aさんがこれまで痛みに対応してきたことへの労いや共感を視覚的に示したり，痛みの部位の触診を行いながら触覚を通していたわりの気持ちを伝えたりするなど，諸感覚を総合した看護師ならではの傾聴を行うことで，患者との信頼関係構築の基盤となることもみてとることができます．座る位置，時間の枠といった面接構造を守ることも非常に重要です．

　怒りをぶつけてくる患者に対し，本書第1章をご担当いただいた佐藤今子先生は，「自分の器にすべて入れてもらえるよう」面接前に自分自身を整え準備する，と述べています．心理的な問題を抱えることが多い慢性疼痛患者へ面接を行う際には，自分1人で抱え込まずチームで情報を共有し統一した対応を行うとともに，スタッフによる患者へのコンパッションを高めることも大切です．家族の問題（子育て）など社会的な問題には，看護師が要となることで，心理士やソーシャルワーカーと連携してAさんを支えていくことができるでしょう．

（安藤　千晶）

第 1 章　実践編 事例から学ぶ慢性疼痛のケアの実際 ❷

2）電話相談

■1 急性増悪が起きた時の遠隔看護（テレナーシング）の実際

1）慢性疼痛患者に対する遠隔看護（テレナーシング）の役割

　テレナーシングとは，情報通信技術を用いたコミュニケーションによる遠隔地からの看護実践を指しており，新しい看護の提供方法です（亀井智子，緩和ケア 2021p.164）．近年のインターネットやモバイル機器の発展がさまざまな医療サービスの発展をもたらした一方で，デジタルリテラシーの乏しい慢性疼痛患者や高齢者の患者・家族は利用することができません．古くからだれでも使えて最も早く簡単に情報を伝えられる情報通信・遠隔支援は，今も電話によるテレコミュニケーションです．本項では電話による慢性疼痛患者からの急な相談への対応について述べます．

　慢性・難治性の痛みに苦しむ患者の多くは心理社会的要因を抱えており，その傾向が強くなればなるほど治療は難渋します．

　このような慢性疼痛患者やその家族が，集学的痛みセンターを受診すると「やっといい病院・治療が見つかった」「いい先生に巡り会えた」と安堵する人も多い一方で，逆に抱え続けてきた破局的思考※や行動がそう簡単に変わるはずもなく，安心感を求め，従来の疼痛行動※（ドクターショッピング，多剤服用）が促進されてしまうこともあります．

　次回の受診予約日を待てずに，「薬を飲んだのに効かない」「薬の副作用が不安で飲めない」「神経ブロックをしたのに改善しない」「予約を早めてほしい」「明日までに診断書を書いてほしい」や「紹介状を書いてほしい」と，さまざまな相談を受けます．疼痛行動の強化，病院依存につながる受領行動の支援は患者の回復を阻害してしまう可能性もあります．そのため，門前の電話で対応するテレナーシングの果たす役割は大きいと考えています．

2）慢性疼痛外来における電話相談の意義

　慢性疼痛外来におけるテレナースは，疾患の知識のみではなく，これまでの看護の経験から患者やその家族をアセスメントし，コミュニケーションを通して抱えている痛みや気持ちのつらさに耳を傾け，ともに考えを整理する役割を担っています．痛みに振り回され，過度な疼痛行動を繰り返す患者に対し，看護師が電話相談に対応していくことで，緊急性の判断（急性症状の有無）や不安の軽減を図ることができます．

3）電話相談で緊急性の判断や不安の軽減を図れるようにするために

　電話相談を有効に活用するためには，通院時における患者の観察が欠かせません．初診時の問診や痛みの評価を行いながら，患者の話し方や待合室での様子を観察していくことで患者の特徴をとらえていくことができます．痛みがあることで，身なりや振る舞いに支

1. 外　来

障が出ているのか，座って待っていることができるのかなど，あらゆる角度から観察していくことが重要です．「痛みを診るとはその体験を共有することであり，それはその人に『感心』を払い，痛みをいろいろな視点から診ることによって可能になる」（春原啓一，こころとからだにチームでのぞむ 慢性疼痛ケースブック．医学書院，2021）というように，患者を観察することは看護師だからこそできる技術の1つです．普段の受診時に患者・家族との信頼関係を築くとともに，普段の患者の話し方や雰囲気，待合室での様子を観察しているからこそ，電話相談時に緊急性の判断・安心を提供することが可能となります．

4）電話相談記録用紙を使用する

　電話対応には電話相談記録用紙を使用すれば，患者の何を聞いていけばいいのかがわかりやすく項目に分かれており便利です．それを基に状況を判断（アセスメント）でき，適切なアドバイスを提供することができます．看護師だけではなく看護助手が電話対応することもありますが，電話相談記録用紙を用いることで看護師が内容を確認し，判断することができます．また，医師に報告しやすくなります（図3）．

2 事　例

1 Aさん
　60歳代，男性．
既往歴：糖尿病，高血圧，前立腺肥大疑い．
手術歴：痔手術（2回）．
生活歴：現在は無職ですが，長年建築現場の監督として働いていました．毎日，飲酒をしていましたが，徐々に体調が悪くなり飲酒量が減り，「眠れない」と睡眠薬を飲むようになりました．家族関係としては，独居による不安によって兄弟の家に交互に寝泊まりしている生活状態でした．
心理的要因：不安が強く，いつも気持ちは沈みがちであり「死にたい」と思うこともあると話されていました．
痛みの様子：初診時は姉と来院されました．間欠的に焼けるような術後肛門部痛があり，座位困難と夜間の不眠を主訴に受診されました．当院受診前に泌尿器科や肛門科で検査するも器質的な問題はなく，原因は不明と言われ，漢方薬や鎮痛剤処方も効果なく，難治性会陰部痛として紹介されました．痛みが出ると救急車を利用して受診し，痛みの原因を探すドクターショッピングを繰り返されていました．
看護の実際と経過：
　初診時，外来待合室では円座を持ち歩き，座位や立位を繰り返し落ち着かない様子でした．問診では言いたいことがまとまらず，不安そうな表情も見られました．問診時の患者の話し方や待合室での様子を観察しつつ，何が不安で何に困っているのかを整理していきました．また，家族からの情報収集を行いながら不安な思いに共感し，アドバイスを行っ

43

第 1 章　実践編 事例から学ぶ慢性疼痛のケアの実際 ❷

電話相談記録

○電話対応時間：R　　　年　　　　月　　　　日　　　（　　　：　　　～　　　：　　　　）

○氏名：　　　　　　　　　　年齢：　　　　　生年月日：Ｔ　Ｓ　Ｈ　　　年　　　月　　　　日

○相談内容

・いつから：　（　　　　　　　　）前　（　　　）歳～

・痛みの部位：

・痛みの経緯：

・これまでの検査：　　無

有　（　　　　　　　　　　　　　　　　　　　　　　　　　）

・痛みに対する治療：　無

有　（内服　注射　手術　リハビリ　鍼　整体　その他　　　　　　　）

○その他：

○かかりつけ医：　無　・　有　（　　　　　　　　　　　　　　　　）

○当院受診歴：　無　・　有　（　　　　　　　）科

○受診を希望するきっかけ：

・他院からの紹介：（　　　　　　　　　　）情報提供書：　無　・　有

・以前通院していた：　旧南部　　旧豊見城　ID（　　　　　　　）

・ネット検索　・　口コミ（誰から：　　　）

○住まい：　南部（　　　　　）　中部（　　　　　）　北部（　　　　　）

離島（　　　　　）　県外（　　　　　）

○電話の相手：　本人　・　家族　（続柄：　　　　　　　）

○対応 Ns：

（　）紹介状がある方　→　紹介先の病院へ連絡し地域連携を通すよう説明。

（　）当科受診歴のある方　→　空き枠へ予約 or 一般受付を案内(受診日の朝に電話で確認してから来院案内)。

（　）旧豊見城受診歴のある方　→　一般受付案内(受診日の朝に電話で確認してから来院案内)。

（　）その他　→　かかりつけ医、病気を診断された病院、検査された病院へ相談し、当科へ紹介される場合は紹介先の病院から当院の地域連携室を通すように伝える。

○受診：　　有（　　　年　　　月　　　日）　・　　無

図 3　電話相談記録用紙

ていきました．診察前に医師に情報提供し，チームで共有していくことも行いました．診察が終わり内服処方されるも，数日後に電話で激痛の訴えがありました．

1）電話相談1回目

Aさん：「肛門痛があるので救急車を呼んでいいですか？」

看護師：患者の話を聞きながら状態を把握していきます．患者の不安な気持ちを受け止めつつ，声や話し方などから緊急性がないことを判断し，本人へ明日の受診を促し，不安を軽減していきました．

　内服調整するも副作用や効果への不安が強く，電話相談の回数が増えるようになりました．

2）電話相談3回目

Aさん：「脱力感がある．睡眠薬のせいではないですか？」

看護師：薬についての不安を聞いて，医師に確認後，内服中止の説明をしていきました．様子を見て大丈夫であることを伝え，安心していただきました．翌日の受診で相談できることを話して，不安の軽減に努めていきました．

3）電話相談6回目

家族（姉）：「時々，手の震えがあるが薬を飲み続けて大丈夫ですか？」

看護師：どのような状態か詳しく情報収集していきました．医師に確認後，緊急性はないことを説明し，様子を見て大丈夫であることを伝え不安軽減に努めました．

　電話相談で患者の訴えを受容していく中で，声や話し方から緊急度を検討しつつ，困りごとを整理していく作業を行いました．状況によっては早期の受診を促し，医師の診察につなげることで不安の軽減に努めました．毎回，医師に電話相談の内容を報告し，カルテに記載をしました．

4）チームカンファレンス

　多職種（麻酔科医，精神科医，公認心理師，運動療法士，看護師）で患者の情報共有を行い，看護師がコーディネーターとして今後の治療や情報提供について話し合っていきました．精神科での内服調整や行動療法的なアプローチが必要ではないかと検討しました．

5）定期受診

　診察待ち時間に疼痛増強があり，落ち着かない状態であることから，運動療法士へ情報提供し，呼吸法指導の介入を依頼しました．介入後に患者は「だいぶ痛みが和らいできました」と話されました．待合室での患者の変化に気づき，今できることを提供することで，痛み軽減につなげることができたと考えられます．また，本人だけではなく家族の不安をよく聞いた上で丁寧に説明していくことを繰り返し行い，信頼関係を築いていきました．

第1章　実践編 事例から学ぶ慢性疼痛のケアの実際 ❷

　徐々に痛みによる不眠への訴えにシフトしていることから，不眠や焦燥感へのアプローチを精神科と連携して対応しました．精神科の薬・睡眠薬の調整で，痛みからくる不安や不眠が落ち着き，電話相談がなくなり，肛門痛も軽減しました．その後の経過として，以前は痛みが強くなるか不安だったが，今は「痛みはあるが調子はいい」状態になり，1人で受診するようになりました．その後，睡眠薬を飲まなくても眠れるようになり，食事や運動もできるようになっていき，終診に至りました．

❷ 支援の振り返り

　痛みからくる不安に対し患者の思いを傾聴し，ともに考えを整理し，治療をサポートしていくことで，痛みに振り回されず疼痛行動※を改善することができました．また，多職種で情報共有を行うことにより，患者に適切な情報や治療を提供することができ，「チーム医療のコーディネーター」として看護師は重要な役割を担っていると考えられます．「テレナーシング（遠隔看護）の提供により，増悪・救急受診・再入院・在院日数の減少効果があると報告されている」（名越泰秀ほか，精神科医が慢性疼痛を診ると．南山堂，2019）というように，看護師が電話というツールを通して患者の不安に耳を傾け，気持ちに寄り添い，信頼関係を築くことで治療を継続できたと考えられます．

（砂川　望美）

コメント

　長年「抱え続けてきた破局的思考や行動がそう簡単に変わるはずもなく」，思考のとらえ直しや生活習慣の変更といったセルフケアの再獲得が行われるまで，「継続看護の一環」としての電話相談は非常に有効で，症状の軽減につながると考えられます．「痛みが出ると救急車を利用しドクターショッピングを繰り返していた」患者と家族に対して，まず不安の軽減と信頼関係を築くことが日常生活の調整よりも重要であるとアセスメントし，看護師が意図的に関わったことで，集学的アプローチの土台となったと思います．また，看護助手や運動療法士へ情報を提供するといった実践を通じて，看護師はチーム医療のコーディネーターとして「つなぐ」役割も果たしています．電話トリアージ（red flags※の有無の判断）を効果的に行うためには「組織化する」ことが重要であり，電話相談記録用紙の活用は，他職種との連携を行う際にも有効です．

（安藤　千晶）

1. 外 来

3）外来診察，神経ブロックの看護

1 外来看護の実際

　慢性疼痛患者は，長く続く痛みを早く取り除いてほしいと強く希望してペインクリニックを受診します．傷などの他覚症状がないことも多く，他人に痛みを理解してもらえず苦悩している場合もあります．また，痛みを自分の言葉で表現することを難しく感じていることも多くみられます．

　外来（ペインクリニック）での看護師の役割は，① 患者が訴えを表出しやすい環境を作り，痛みを訴える患者の言葉に耳を傾け，その中で患者が医師に伝え切れていないところは補足し，「診察が円滑に行われるように介助」すること，② 神経ブロック（第3章❶−6を参照）などの治療法やそれに伴う副作用などについて，医師からの説明を患者が理解できていないようであれば補足し，患者の不安を取り除くよう支援すること，③ 神経ブロックなどの治療が清潔に行われるよう準備し，安全に終了するように状態観察を行い，急変時には適切な対応ができるように準備しておくことは何より重要です．

　また，ペインクリニックでの診療・治療は，医師と看護師だけで行うものではなく，受付事務や放射線技師，理学療法士や臨床心理士，薬剤師など「他職種との連携」も重要となります．看護師はその連携の橋渡しができるよう，常に他職種とのコミュニケーションを図り，円滑に診療・治療が進むようにする役割を持つと考えます．

1）診察時の看護師の役割

① 待合室にいる患者の状態を把握します．

　疼痛が強く，座位で待っていることが困難な患者や体力が消耗している患者は処置室に案内し，ベッドに臥床して待ってもらうなど配慮し，診察はベッド上で行ってもらうよう医師に連絡します．

　待合室にいる患者の状態把握が難しい場合は受付事務に協力してもらい，つらそうな患者がいる場合は連絡をもらえるようにしておきます．

② 患者の中には痛みで気分が落ち込んでいたり苛立っている方もいます．優しい態度で接し，言葉遣いに注意して丁寧に対応します．また，マスクを着用した職員の表情が患者にはわかりにくいことが多いです．明るく大きく発声することも大切です．

③ 診察時，特に初診時には衣服の着脱をすることが多いため，患者に羞恥心を起こさせないように配慮する必要があります．診察を円滑に進めるためにある程度の介助は必要ですが，表情や姿勢による痛みの出現など，患者の状態を観察できる場面でもあるので，過度な介助はせず見守りが必要な場合もあります．

④ 医師の視触診・神経学的検査の手順を理解し，それに応じた介助ができるようにします．たとえば帯状疱疹の診察では健側との比較評価のため，患部のみ露出するのではな

く両側の診察をすることを患者に説明しながら介助します．

⑤ 医師の診察時は，患者の表情や口調，姿勢や態度などを観察し，説明が理解できていないようであれば説明の補足を行います．また，患者の希望を聞き，必要な時は医師に連絡するなどの対応も必要となってきます．

2）神経ブロックなどの準備

ペインクリニックでの治療は，硬膜外腔や交感神経節，関節内などに針を刺し薬液を注入する治療が多いです．この部位に感染を起こしたり血腫を形成すると，入院治療や外科的処置が必要になり，患者に更なる苦痛を与えることになりかねません．

それらを回避するために治療に必要な物品は清潔操作で準備し，物品の保管方法や処置室の環境整備にも配慮が必要となります．処置室内には医師・看護師以外の職員も出入りしているため，どの職員も清潔操作について十分に理解しておくことが大切です．

また，患者の内服薬にも関心を持ち，抗凝固薬や抗血小板薬，ステロイド薬や糖尿病薬を飲んでいないかを医師とともに確認していく必要があります．出血のリスクがある患者への処置の場合，圧迫固定を想定した準備も事前に行っておきます．

超音波画像診断装置を用いる場合，基本は医師がセッティングを行いますが，左右の取り違えなどがないように看護師も確認を怠らないよう注意します．部位に応じた装置の配置とプローブの選択の介助を行います．

3）処置室への誘導から処置の準備まで

・患者の取り違えがないように本人確認を徹底します．当院では患者が診察券を入れたファイルを持っており，診察後に出力された診療録（カルテ）で呼び出します．診療録記載の氏名と，診察券を照らし合わせて確認してから誘導しています．

・処置ベッドへ案内したら，処置（ブロック）を受ける部位を患者自身に確認します．診療録に左右の記載はされていますが，当日，別の部位の症状が強いと訴える場合もあります．診療録と患者の訴えに差異がある場合は，処置前に主治医にも確認します．

・処置の内容と併せて処方薬の指示が出ていたら，内容と処方日数を患者自身に確認します．診察室での聞き忘れや次回受診までの過不足がないか処置前に確認することで，受付・会計での問い合わせを減らすことができます．高齢者や理解力の低下がある患者には，呼び出しの時点で付き添い人に確認を行う場合もあります．

・処置（ブロック）する部位をあらかじめ露出させておきます．穿刺部位から広範囲に消毒が必要なことを患者に伝えて協力を得ます．羞恥心や寒さを感じさせないよう，保護する配慮も大切です．

・処置（ブロック）に応じた体位をとる介助をします．痛みにより思うように動けない患者もいるため，できる範囲で協力が得られるよう，説明しながら体位作成をします．仰臥位で行う処置では枕を外すと痛みが増強する患者や，円背で体位作成が困難な場合もあるため高さの違う枕を用いるなど調整が必要なこともあります．

1. 外　来

・急変時に対応するため，救急カートや酸素吸入の物品配置を常に把握しておきます．

4）処置の介助
・処置（ブロック）前に医師が穿刺部位を消毒します．清潔操作が必要なため，消毒後は患部に触れないように患者に説明します．
・超音波ガイド下で実施の場合は，清潔野に触れないように注意してプローブの受け渡しを介助します．
・穿刺時には医師が声かけをしますが，体位の支持や手を握るなど処置中に患者が動かないような介助が必要なこともあります．処置終了まで動かないように随時説明します．
・穿刺部には絆創膏の貼布や圧迫による止血を行います．患者自身に圧迫してもらう場合は，患者の手を誘導して確実に押さえてもらい圧迫に必要な時間を伝えます．
・処置が終了したら安静時間を伝え，リラックスして休むよう説明します．気分不快がないかを聞いておき，安静中に不快症状があれば知らせるようにナースコールを患者の手元に置いておきます．

5）安静中の観察
・当院では硬膜外ブロック・星状神経節ブロック・傍脊椎ブロックを受ける患者にはモニタリングを行っています．局所麻酔薬アレルギーやブロックされた範囲によっては血圧低下，呼吸困難，運動神経麻痺が生じる可能性があるため，ブロック後 30 分は数値の観察を行っています．また，常に処置室内をラウンドし患者の状態観察を行っています．
・血圧低下時は意識レベル，運動神経麻痺の有無と程度を観察し，下肢挙上などの体位調整をします．同時に医師に報告し診察を依頼します．呼吸困難を訴えた場合，酸素飽和度の低下があれば即時医師に報告し指示を仰ぎます．数値が安定していても不安を訴える患者もいるため，その場合はゆっくりと腹式呼吸を促し心配ないことを伝えて安静を促します．
・モニタリングをしない処置（ブロック）でも運動神経麻痺による体動困難や，麻痺があっても無理に動こうとしてベッドから転落する恐れがあるため，不安定な体位になっていないかをラウンドにより観察し安静中の事故を防止します．
・麻痺の生じた範囲によっては失禁する可能性もあります．患者には時間経過とともに感覚が戻ることを説明し，不安の解消に努めます．排泄・更衣介助時には羞恥心を与えないよう配慮します．
・安静時間はタイマーで管理していますが，終了前に起きたり立ち上がったりする患者がいないかに注意します．安全面の配慮のため，処置終了後はカーテンを開放していることを説明し，患者の理解を得ます．

6）安静解除時の観察
・処置（ブロック）の安静時間終了時には，処置をした範囲のしびれや脱力の有無を確認

します．それらの症状がある場合は消失するまで安静時間を延長します．

・星状神経節ブロックではホルネル徴候や嗄声が生じる場合があります．時間により消失することを説明し，不安があれば安静時間を延長します．飲食も安静解除の時間から30分は時間をあけること，少量飲水してムセがないか確認してから食事をとることを説明します．

・特に，腰椎以下の硬膜外ブロックを行った患者には，しびれや脱力はないという場合でも起き上がりから運動状態を観察し，脱力が見られた場合は立位にせず安静を促します．立位になる時は患側に付き添い，ふらつきや膝折れなどの転倒の可能性がある場合に対処できるようにします．

・万が一転倒した場合は意識レベル低下の有無，打撲部の痛みや外傷の有無を観察し，主治医に報告，診察を依頼します．帰宅後に何か異常があった場合は連絡いただくよう説明します．事故についての記録を残し，再来時にも経過を観察します．

　当院外来での一般的な介助について述べましたが，若年者や障害により杖や車椅子を使用している患者などには個別の対応が必要な場合もあります．また，はじめにも触れましたが理学療法や臨床心理士の面接を併せて受けている患者もおり，直接関わる時間の多い看護師は医師を含む各部門の状況に目を配り，できる限り不安を少なく安全に処置を受けられるような支援に努める必要があります．

　外来には心疾患や脳疾患，糖尿病患者やがん患者など，急変が起こりうる患者も多く来院するので，救急カートの点検やAEDの点検を常に行っておく必要があります．また，急変は診察室や処置室だけで起きるわけではなく，待合室や面談室，リハビリ中などに起きることも考えられます．急変時には早期に対応できるよう，あらゆる医療従事者がBLS (basic life support) の方法やAEDの使用方法を学び定期的にシミュレーションする機会を作っていくことも大切です．日々の業務に追われるため時間を作ることは難しいですが，こういった機会を設けることで医療従事者間のコミュニケーションが増え風通しも良くなり，連携へとつながるのではないかと考えます．

2 事　例

❶ 70歳代の女性

　小児麻痺による歩行障害があり車椅子使用，介護タクシーを利用して通院．

　コミュニケーションは良好にとれ，ベッドへの移動介助を要する程度でした．

　左上肢痛を主訴とした頸椎症性神経根症の診断で定期通院し，星状神経節ブロックを行っていました．症状が軽快し2年以上受診歴がありませんでしたが，今回は持続する右胸部痛があり受診されました．

　受診時のお話では2週間前に転倒してから痛みが続いていること，近医外科でのX線検査では骨折所見はなかったことをお聞きしました．当院でもX線撮影を行い新たな骨折は

認められませんでしたが，体動時の痛みの訴えが強く，移動や体位作成もこれまで以上に介助が必要でした．以前にも転倒後肋骨骨折の既往があり，「また痛くなったら」と強い不安がうかがえました．診察の結果，続発性肋間神経痛の診断で肋間神経ブロックを行うことになりました．

看護実践として，持続する痛みによる強い不安に対しては，受傷後の痛みがあっても自宅でのADLは維持できていたこと，骨折の所見はないので心配しなくてよいことを伝え，引き続き当院で治療していきましょうなどと励ます言葉を多く伝えることを心がけました．その後は2週間に1度のブロック治療で徐々に症状は軽減し，今回の転倒前と変わらない活動ができるようになりました．

また，処置中に，小児麻痺による歩行障害に加えて持続する痛みがあり，転倒転落の危険がありました．ベッドへの移動やブロックの体位作成は看護師2名で介助し，安静時間中はベッドサイドに車椅子で柵を設けるなどして事故を防ぐことができました．

❷ 実践の振り返り

急な症状変化により思いがけない行動をとり，転倒転落事故を起こす可能性があります．また，強い不安から治療についての要望を強く訴えたり，実際はできていることも痛みのためにできないと依存する場面が増えることがあります．本事例はブロック時の安全対策をしっかり行ったこと，症状を傾聴し共感を示すことで不安の軽減を図ることができたと評価し，治療効果を期待する上で有効だったものと考えます．

(朝日田秀香／高橋　　円)

コメント

安楽（comfort）の前提条件として「安全」があり，「安全」がないと安楽は成り立ちません．神経ブロックなどの診療補助で最も重要なことは，医師が行う治療が「安全」に行われるよう物品・環境を整えるとともに，急変の可能性に備え，細やかな患者の状態観察やリスク予防への対応を行うことです．

治療・薬剤の副作用の観察など気の抜けない診療補助の中で，患者が持続する強い不安を抱えていることに「気づき」，患者ができていたことをほめ，励まし，予期不安を軽減するケアは，熟練看護師の実践であると思います．

また，「患者が医師に伝え切れていないことを補足し，診察が円滑に行われるように支援する」といった医師への橋渡し，また「受付事務や放射線技師といった多職種とのコミュニケーションを図り，円滑に診療・治療が進むようにする役割を持つ」という点も欠かせません．

(安藤　千晶)

第1章　実践編 事例から学ぶ慢性疼痛のケアの実際 ❷

2. 病　棟

　ペインセンター通院中の慢性疼痛患者に対し，侵襲が大きく外来では実施できない治療を行う場合や長時間の安静を必要とする時，また，リハビリテーションを目的とした場合は入院治療を行います．特殊な治療として脊髄刺激療法（spinal cord stimulation：SCS，コラム2を参照）があり，試験刺激や器機の植え込み，電池交換や抜去の際にも入院を行います．

　病棟では，検査・手術などの急性期の患者や重症度・介護度の高い患者が多くを占め，看護師は1人で複数の患者を担当し，安全・安楽に留意しながら，さまざまな診療治療の補助と日常生活ケアを行っています．また，病棟は交代勤務でありスタッフ全員で関わることになるため，治療方針や関わり方を病棟全体で統一していくことと，記録や情報共有のためのカンファレンスが重要になります．

　処置や検査の多い患者や日常生活の介助を必要とする患者には多くの時間と人手が必要です．一方，慢性疼痛患者はADLが自立している方が多いため，そのような病棟の状況の中では「ゆっくりと時間をかけて患者の思いを聴く」「患者の訴えることを整理して患者に還元する」という時間を作ることは容易ではありません．しかし，患者は入院することで普段の生活から分断され，不慣れな環境の中での生活を強いられるため，たとえ短期間の入院であっても，自分の思うようにできないジレンマを抱えることになります．そのため，計画的に時間的な余裕をもってベッドサイドに赴き，意図的に関わることは重要ですが，何気ない時間に声をかけ，「あなたのことを気にかけていますよ」というサインを示すことも看護のポイントになります．

1 病棟での看護のポイント

1）急性期看護

　手術のような急性期治療を受ける患者に対しての安全・安楽な看護の提供として，バイタルサイン・全身状態や創部の観察，薬剤による身体への影響，感染対策，術後の安静などの制約や不安に対する急性期の基本的なケアを行います．

2）痛みへのアプローチ

　慢性疼痛患者の入院治療時の痛みへのアプローチとして認識しておくべきことは，慢性疼痛患者は鎮痛薬の使用に対して，長期服用により鎮痛効果に期待度が薄い方や鎮痛薬の使用に抵抗感を持っている方がいるということです．医療者は「痛い」と言われると，痛みの軽減を目的に鎮痛薬の調整などを提案することが多いです．術後の急性痛に対して医師と薬剤の使用法を確認し，「この痛みに対してはこの鎮痛薬は効果がある」というような適切な情報を提供することが必要です．また，冷罨法・温罨法，マッサージ，話を聴くこ

と，そばにいることなど，看護の力で痛みが癒される時があります．痛みの状態をしっかりと聞き，適切な疼痛管理が行われることが患者の安心につながります．

3）入院環境の調整

入院環境を整えるためには入院病室についての配慮が必要です．介護度の高い患者が同室にいると患者の訴えが多く看護師の出入りも多いことから，慢性疼痛患者が自分以外のことに神経をすり減らすことになりかねません．不眠や不安に陥ることが多く，ストレスフルになり負の連鎖に陥りやすくなります．個室を希望されない場合，できる限り静かな病室が準備できるように考慮します．

4）病棟内での情報共有

入院中はその所属のスタッフ全員が関わることとなるため，患者との接し方を一定にし，患者と接した記録を残すことは情報共有として大変重要です．ADL が自立しており接する時間が短いからこそ，その時間を有意義に生かし，患者へ適切な対応ができるように，患者と接する時間を大切に考え，患者から発信される情報を共有できるようにしていく必要があります．入院中にスタッフが患者の変化に気づき声をかけるなど，連携して実践した患者を支えるきめ細やかな看護は，患者の気持ちの支えにつながります．

5）慢性疼痛患者への精神的な支えを必要とする看護

患者にとって入院生活は環境の変化による不便を感じるとともに，痛みが軽減したこれからの生活に対する期待と不安を併せ持っています．何気ない時間に声をかけ，「あなたのことを気にかけていますよ」というサインを示すことも看護のポイントになります．少しでも患者の不便さやつらさを理解したいという姿勢で関わることで，患者の満足度が上がります．

2 事 例

脊髄刺激電極挿入術（SCS：脊髄刺激療法）を受ける慢性疼痛患者に対し，入院中に看護師が実施したケアの実際を紹介します．

● A さん

50 歳代，女性．

既往歴：10 年前に腹腔鏡による手術を受け，その後内臓痛が出現．複数の医療機関で検査を受けるが原因不明．ペインセンターを紹介され硬膜外ブロックや内臓神経ブロックで一時的な効果が得られました．

生活歴：内臓痛が発現してからは思うように動けず家事もできないため母親と同居．夫は近隣に在住．兄弟はなし．もともとは明朗な性格．

痛みの様子：ペインセンターで硬膜外ブロックや内臓神経ブロックを受け一時的な効果が得られたため，SCS の試験刺激を実施．著効したため埋め込み術を行うことになりまし

第 1 章　実践編 事例から学ぶ慢性疼痛のケアの実際 ❷

た．SCS 試験刺激で効果が得られた時は気分も良く，効果を実感していたようです．

看護の実際と経過：

　SCS の試験刺激を受けた結果著効したため，SCS の植え込み術を受けるために入院することになりました．外来では処置の介助などで関わることはありましたが，必要以上に会話をすることもなく，今回の入院に際しても特別相談を受けることもありませんでした．入院時は不安そうな表情が見受けられたので「外来でお会いしていますね．体調はいかがですか？　何かありましたらお声がけくださいね」と伝えたところ，「私のことを知ってくれている方がいるのですね．よろしくお願いします」と少し笑顔が見られました．

　SCS 恒久的植え込み術が実施され，術後は感染防止と創部痛（急性痛）のコントロール，神経刺激状態の観察を行いました．術後の痛みに対しては，鎮痛薬の服用を勧めましたが積極的には服用されませんでした．鎮痛薬に対しては患者独自の考え方が影響するため，患者の意思を尊重し，様子を見ながらの服用になりました．また，SCS の効果で熱感（血流が良くなることでのぼせのような症状）が出現しました．血流が良くなったということは良い経過であるということと理解されていましたが，今までなかった症状の出現にとまどっている様子がうかがえました．医師の許可もあり，希望時はアイスノンを使用して冷却していました．また，SCS の刺激については専門スタッフと相談しながら調節を行っていました．

　術後 2 日目に，「こんなこと言ってはだめだと思うけど，この部屋の環境がしんどいです」と，表情が険しく泣きながら訴えられたことがありました．入院病室には，介護度の高い患者がおり，訴えも多く看護師の出入りも頻繁でした．しばらく話をうかがうと，自身の術後創部痛がある上，同室者の発する声や音にストレスを感じ，ほとんど入眠できていないということがわかりました．A さんの ADL は自立しており術後経過も安定していることから，ナースステーションから離れた総室に転室しました．病室を移動したのちは穏やかに過ごされ，夜も眠れるようになったようです．

　また，A さんから「入院中は運動不足になるため少し動きたい．入院中でも気分転換ができればうれしい」という訴えがあったことから，運動や気分転換の方法について相談しました．その日の担当看護師が検査や用事のある時間をあらかじめお知らせするので，その時間は病室に待機していること，病棟外に出る時は声をかけること，院外に出ないこと，スマートフォンを持参し急遽連絡が必要になれば電話での連絡を行うということを相談して決めました．院内で通行可能な範囲を説明し無理のない範囲でのウォーキングを勧め，そのことをほかの看護師と共有し A さんのタイミングで院内のウォーキングができるようにしました．

　「病室のトイレは気になってゆっくりできない」という訴えについては，ウォーキングの時に病棟外のトイレの使用を勧めてみました．ただし，休日や時間外の外来付近などの人気（ひとけ）の少ないところは，何かあった時に対応ができなくなるため使用を避けていただきたいことをお伝えしました．

　病棟スタッフには，A さんと関わる際に，院内ウォーキングしていることを称賛し，無

理しすぎないようにと気遣いながら関わりを持つように提案しました．歩行量が増えると便秘も改善傾向になり，患者の思いがかなったことで表情が明るくなりました．患者が思っていることを言葉にしてもらい可能な範囲でかなえていくことは，患者にとって「自分のことを理解してくれる人がいる」という気持ちになり，入院による不便さや不安感の軽減につながったと考えます．術後16日目に自宅退院されました．

❷ 支援の振り返り

　この事例を通して学んだことは，「急性期治療の術後看護と慢性疼痛患者へのきめ細やかな看護を並行して行う必要性」です．急性期看護では，バイタルサイン・全身状態や創部の観察，薬剤による身体への影響などの観察とそれに伴うケアを行いました．慢性疼痛患者への看護では，不慣れな環境の中で今つらいと思っていることや不安について傾聴し，患者の思いに寄り添ったケアを行うことができました．看護師の「あなたのことを気にかけていますよ」というサインを患者に送ることで信頼関係の構築につながり，患者のセルフマネジメントへ向けた基盤づくりのきっかけとなったのではないかと考えます．外来からの関わりが「私のことを知っている看護師」として関係性を築き，安心して入院生活を送ることにつながった事例でした．

（坂田　幸代）

コメント

　第一に，Aさんが「この部屋の環境がしんどいです」と「つらさ」を言語化し，自らとらえ直すことができたことが重要です．同時に感情を表出することを看護師が積極的に強化することは，慢性疼痛患者へのケアには欠かせません．また，坂田先生がペインセンターに所属する看護師として，病棟スタッフに対してAさんとの関わりを統一し，できていることを積極的に称賛する関わりを提案されたこともすぐれた取り組みだと思います．

　整形外科・外科混合などの急性期病棟で，慢性期（精神科）看護の性質を併せ持つ慢性疼痛患者へのケアを行うことは，容易なことではありません．ADLが自立しており，重症度が軽度の場合は，一見看護師のケアが不要にみえます．しかし，痛みの原因となっているのは，仕事や介護における他者との摩擦や，怒りといった感情のフラストレーションであることが多くみられます．そのため病棟看護師にも，患者の日常生活の調整や思考パターン・感情のマネジメント，ストレッサーへの対処法など幅広い看護支援が求められます．また，他者とのコミュニケーションが不得意な慢性疼痛患者が少なくありませんが，看護師が安心を提供しつつアサーションとしての関わり（雑談でも可）を持つことが欠かせません．

　時間がなく，5分と傾聴できない場合であっても，視線を合わせ笑顔で対応するだけでも十分効果があります．大事なことは坂田先生の言葉にもあるように，「あなたのことを気にかけている」というメッセージを意図的に送ることではないでしょうか．

（安藤　千晶）

コラム 2 脊髄刺激療法（spinal cord stimulation：SCS）の看護

　SCSは硬膜外腔に刺激電極リードを挿入し，脊髄を電気刺激することにより鎮痛効果を得る治療法です（図4）．当初に考えられた鎮痛機序は，脊髄を通る痛覚の電気信号を電気刺激により変調させ紛らわせることなので「痛み＝0」ではなく，疼痛緩和が目的となる治療です．さらに，血管拡張や中枢神経への影響，神経伝達物資の分泌の変化などさまざまな作用が明らかになりつつあります．適応は，腰椎手術後疼痛症候群や複合性局所疼痛症候群，末梢神経障害性疼痛，幻肢痛，脊髄損傷，重症四肢虚血などで，通常の内服治療やブロック治療で痛みの軽減が不十分な慢性疼痛患者に施行が検討されます．もともと難

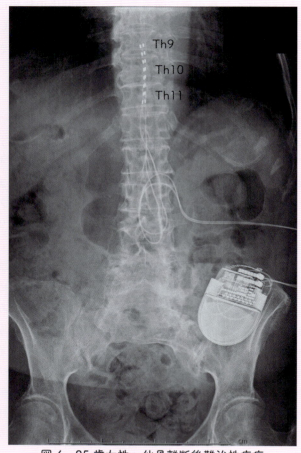

図4　85歳女性，仙骨離断後難治性疼痛
胸腰椎移行部（T12/L1）から2本のリードが先端T9下端まで硬膜外腔に挿入されている．リードは皮下を通って腹部に至り，非充電式の電池に接続され埋め込まれている．電池の埋め込み部位は臀部や背部，腹部，前胸部など患者に応じて選択される．

コラム2 脊髄刺激療法 (spinal cord stimulation：SCS) の看護

治性疾患が対象のため，鎮痛効果の乏しい患者もおられます．

電極リードを持続硬膜外麻酔の要領で，X線透視下に硬膜外針を通して硬膜外腔に留置します．基本的に痛みの部位に電気による刺激感が得られるようにリードの位置を調整します．一期的に電池とリードを植え込む手術をする方法と，リードのみを先行して留置して治療効果を確認（トライアル）後に刺激用電池を植え込む方法があります．さらに，トライアルは，針の穿刺のみで留置する方法（パンクチャートライアル）と，皮膚切開を行いリードが抜けないよう深部にくくりつける方法（サージカルトライアル）に分かれます．

トライアル期間中は，効果確認の補助をするとともに，リードの事故抜去や皮膚の観察（感染や被覆材によるかぶれ），刺入部が汚染しないような清拭に注意が必要です．さまざまな刺激様式が開発されていますが，大きく分けて，患部に刺激感のある方法（トニック刺激）と刺激感のない方法があります．特に高齢者では，機器の操作法の理解が難しいこともあり，刺激感のない方法が用いられる傾向がありますが，時折，確実に刺激がなされているかのチェックを行います．トニック刺激では姿勢により刺激強度が変わることを患者に説明し，対応方法を伝えます．

植え込み手術前には，電池を挿入する部位や，充電可能な機器にするかなどを患者と相談します．植え込み手術は低侵襲ですが，通常の周術期の看護が必要です．術後には，機器の操作方法，充電，MRI撮影時の注意などの説明が医師や臨床工学士からなされますが，患者の理解が得られているか確認することが必要です．退院されてからの生活について，患者の不安や悩みを聞き取り主治医にフィードバックすることも重要です．

慢性疼痛治療にはブロック治療以外にも薬物療法，心理的アプローチ，リハビリテーションなどがあり，SCSはその1つにすぎません．SCSの効果が乏しくともほかの治療は継続されます．しかし，SCSを受ける患者さんにとっては，SCSが最後の治療のように錯覚され，焦燥感の強い方もおられます．特に，トライアルは効果がなければ植え込み手術には至らないので，患者さんの期待と不安についてのケアが必要です．SCS治療への患者さんのチャレンジをサポートするとともに，無効時にも治療継続の支えとなるケアを行うことが重要です．

（渡邉　恵介）

第 1 章　実践編 事例から学ぶ慢性疼痛のケアの実際 ❷

3. 訪問看護

　訪問看護では，利用者の疾患に関する情報や症状の訴えのほか，性格や普段の生活の様子，体の動かし方や癖など，その人との関わりの中で得てきた情報，そして，家族やヘルパー，ケアマネジャーなどの利用者に関わる人から得た情報などから，その人の生活全体を想像し総合的にアセスメントしていきます（健和会訪問看護ステーション（編），訪問看護アイデアノート．照林社，2021 P.13）.

1 在宅での看護のポイント

❶ 利用者本人や家族が自ら対応できるよう，「予測し」ケアを組み立てる

　病院では利用者の状態に合わせていつでも検査をしたり，薬剤の種類や量を調整することが可能ですが，在宅ではタイムリーに診察を受けたり，処方の追加や変更をすることが難しい場合もあります．日中の訪問時は安楽に過ごしている様子でも，夜間に痛みが強くなり，連絡が入ることもあります．現状を適切にアセスメントし，さらに今後起こりうる変化も予測して，医療者がいない時間帯も利用者や家族が慌てずに対応できるように整えておくことが大事です.

❷ 言葉での訴えだけではなく，生活障害から痛みをアセスメントする

　訪問看護では高齢の利用者が多く，認知機能の低下などから，痛みを感じていても「痛い」と言葉で表現できないこともあります．また，時間の失見当や記憶障害から，痛みそのものを忘れてしまったり，痛みの程度や性状を自分でうまく説明できない人もいます.

　痛みがある場合には，単に「痛み」だけでなく食欲低下や不眠などの身体的変化や，イライラや不安，抑うつなどの心理的変化，人付き合いの機会の減少や行動範囲の縮小などの社会的変化などが複合して生じやすいといわれます．痛みの存在が明確ではなくても「痛みがあるのかもしれない」という視点を持ちながら，利用者の行動や表情，生活の変化を観察していくことで「痛み」に気づくこともあります．場合によっては，予防的に鎮痛薬を使ったり，足浴や温罨法，マッサージなど非薬物療法などを実施してみて，介入前の状態と比較し，「痛み」の有無を判断できることもあります.

❸ 個々の利用者の痛みの特徴と生活スタイルに合わせ，多角的にアプローチする

　膝関節の痛みや圧迫骨折後の痛み，帯状疱疹後神経痛など，完全に取り除くことが難しい慢性化した痛みは「うまく付き合っていく痛み」でもあります．適切な鎮痛薬の使用や，姿勢や動き方の工夫で痛みが緩和できる場合もあります．個々の利用者の痛みの特徴と生活スタイルに合わせた服薬時間の調整や，体の動かし方・生活動線の見直し，手すりや車椅子，クッションなど状態に合わせた福祉用具の選定，生活の中で継続可能なリハビリ

3. 訪問看護

テーションの提案なども検討していきます．「痛み」そのものに対するアプローチだけでなく，痛みがあることによって生活にどんな支障が生じているのかを明らかにして，生活全般を見直し，多角的に介入していきます．

④ 家族・多職種と協働し，痛みのケアに取り組む

　看護師が自宅を訪問して，直接利用者の様子を確認できる時間は週に数時間程度です．看護師のいない時間は，家族のほか，ケアマネジャーやヘルパー，訪問入浴や通所介護のスタッフ，福祉用具専門相談員など，さまざまな職種の人が利用者に関わっています．それぞれの職種の視点を尊重し，苦痛緩和につながりそうな情報や提案は躊躇なく教えてもらえるよう，日頃からの関係作りが大切になります．

　ここで，他職種と一緒に関わったケースを紹介します．

2 事　例

❶ Ａさん

　70 歳代後半，女性．

既往歴：左乳がん（60 歳代に左乳房全摘出），左上肢リンパ浮腫．

生活歴：Ａさんは息子さんと 2 人暮らしで，リンパ浮腫による不自由さを感じながらも，おおむね身の周りのことは自分で行うことができていました．家事は嫁いだ娘さんや親族が訪問し，サポートしていました．料理が好きで，遊びに来た孫に食事をふるまうことを楽しみにしていました．また，書道の指導者で，自宅で書道教室を開き，季節ごとに自身の作品を展覧会に出展していました．

痛みの様子：左乳房の全摘出術を受けた 5 年後に，左上肢の続発性リンパ浮腫が出現しました．左上肢全体に慢性的な疼痛としびれの自覚があり，挙上するには右手での補助が必要でした．右手に比べて，物を握ることや指先の巧緻作業にしにくさがありました．痛みに対して非ステロイド性抗炎症薬（NSAIDs，第 3 章❶ –5 を参照）の定時服用，弾性スリーブの着用，就寝時の左上肢の冷罨法を行っていました．

看護の実際と経過：

　左乳房全摘出術より 13 年後，1 人で外出中に屋外で転倒してけがをしたことをきっかけに，体力の低下を心配した娘さんより当事業所に相談があり，訪問看護を開始しました．以降，体調管理，リハビリテーション，リンパ浮腫ケアの目的で，週に 1 回，看護師または理学療法士か作業療法士が交互で訪問していました．

　訪問開始より約 2 年後に急な発熱があり，腎盂腎炎の診断で約半月間入院しました．退院にあたり，娘さんより毎朝の弾性スリーブの着用と，寝間着からの更衣に 1 時間を要し，結果，痛みが強くなってしまっていると相談がありました．そこで，退院直後にＡさんと娘さん，関係者間での話し合いの場を設けて状況を共有し，更衣介助を目的に訪問介護が開始になりました．弾性スリーブの着用は，作業療法士から装着補助具の使用を提案

し，ヘルパーに使用方法を習得してもらうことでスムーズに着用できるようになりました．過度に患肢を動かすことなく，短時間で朝の身支度を済ますことができるようになったことで，更衣による痛みの増強は回避できるようになりました．

　ヘルパーがケアに入り，Ａさんが家事をする様子を実際に見る機会を得たことで，左上肢の痛みと浮腫に伴う動かしにくさにより，洗濯物をハンガーにかける作業や，調理時の鍋の移動，包丁で食材を刻む際の左手の把持などに苦労していることがわかりました．Ａさんは家事を家庭においての自分の役割としてとらえており，今後も自分で続けていきたいと考えていました．そこで，それらの家事を無理なく継続するためにはどうしたらいいかを，Ａさんとともに考えました．ヘルパーはどのようなことを手伝えるかを具体的に伝え，Ａさんに選んでもらいました．洗濯では衣服をハンガーなどに固定し，物干しにかける作業はヘルパーが担い，洗濯物をたたむ作業はＡさんが担当しました．調理については食材のカットや下ごしらえなどをヘルパーが担当し，Ａさんは主に味付けを担当することになりました．役割を分担したことで，左上肢への負担が減り，痛みの増強を避けながら無理なく家事を行うことが可能になりました．Ａさんは「料理や書道に集中している時間は痛みを忘れることができる」と話し，これらの時間を持つことは，Ａさんにとって，意図的に「痛み」から意識をそらす手段として有効であることがわかりました．

　その後は，家族や友人との外出や外食に出かける機会なども増え，活動的に生活できるようになりました．Ａさんは浮腫の程度や動きなどとの関連性を踏まえて，痛みや痺れの具合を伝えてくれる機会が増え，それによって訪問看護師は苦痛緩和のための対応をタイムリーに考えることができるようになりました．

2 支援の振り返り

　Ａさんは気丈で，弱音を吐くことがほとんどない方でした．また，長期にわたる療養生活の中で，左上肢の痛みや動かしにくさは，我慢すべきで仕方がないことととらえるようになり，自ら発信する機会がさらに少なくなっていたと思われます．看護師は浮腫の増減や痛みを継続的にモニタリングし，痛みによって困っていることを聴取していましたが，ヘルパーの目が入ることで，痛みによって難渋し，かつ痛みの増強の誘因になっている，Ａさん個別の生活動作を具体的に知ることができました．

　訪問看護では，医療職だけでなく，利用者や家族，介護職などを含めたおのおのが知識や経験，専門性を出し合い，それらをうまく活用できるようにアセスメントし介入することで最適な看護が提供できます．今回，鎮痛薬の使用などと並行して，Ａさんにとって身体への負担が少なく，安楽に行える家事の方法を，Ａさんが「どうしたいか」「何を大事にしたいか」を主軸にとらえて皆で検討し，役割分担して実践していきました．これらはＡさん自身の疾病に対するセルフマネジメント力を高め，その後のタイムリーな疼痛コントロールや生活意欲の向上にもつながりました．

　これらの介入はＡさんとご家族，在宅チームの共通の成功体験となり，在宅療養を継続する上で，お互いに相談しやすい関係を維持し，発展させることに役立ちました．サービ

3. 訪問看護

ス導入早期から，チーム全体で対象者の生活をトータルで看ていく視点を持つことは，その人らしい生活を守り維持していく上で重要であると考えます．

（鈴木　晶子）

コメント

　気丈で弱音をほとんど吐かなかったAさんとのパートナーシップを築き，Aさんのセルフケア向上を図るには，おそらく鈴木先生の細やかなケアが存在していたと想像されます．訪問看護では看護師が自宅を訪問して，直接利用者の様子を確認できる時間は週に数時間程度です．そのため，増強因子（調理時の鍋の移動など）・緩和因子（書道など）の痛みのアセスメントも多職種で観察した事項を集め，生活全体を想像するとともに，「Aさんが『どうしたいか』『何を大事にしたいか』を主軸にとらえて」，家族や各専門職から知恵と工夫を集めて，痛みによって生じる生活障害への対処が求められます．

　Aさんが「家庭においての自分の役割としてとらえている」家事を，痛みの増強なく継続できるようにチームで検討し，Aさんに提案したことを，「Aさんが選び」，改善点を「ともに考え」，生活調整を行っていきました．その結果，負担が軽減したことで，Aさんは家族や友人との外出や外食に出かける機会なども増え，楽しみや生きがいにつながりQOLが向上しました．まさにICF（リハビリテーション，第2章❶−2を参照）を基盤とする「本人を主体とした自律性（autonomy）を尊重した関わり」であり，慢性疼痛の看護で目指す姿であると思います．

（安藤　千晶）

看護師が活躍する場とは ～管理者としての立場から～

　私は大学病院の看護師長としてこの春で3年目を迎えます．「スタッフのモチベーションにつながる働き方とは？」を日々模索し悪戦苦闘している私にとって，今回このような機会をいただけたことは自己を振り返るきっかけとなりました．ここでは自部署の現状をご紹介しながら，私の管理者としての思いを少しお話しさせていただこうと思います．

　私が勤務する奈良県立医科大学附属病院は県内唯一の特定機能病院であり，高度・先進医療を担う地域の基幹病院となっています．看護配置基準は7：1看護であり，看護提供方式は固定チームナーシングを実践しています．

　管理する病棟は脳神経内科・口腔外科・ペインセンターの3科混合病棟となっており，病棟と外来双方を一元管理しています．病棟は後輩指導や業務フォロー体制が円滑に遂行できるよう，取得ラダーを参考にしながら勤務調整をしています．また，外来は勤務者を固定せず，病棟スタッフが日替わりで外来勤務を担います．脳神経内科・口腔外科・ペインセンターそれぞれの外来に毎日2～3名の看護師を配置し，各科外来の曜日別の処置や予約患者数・看護師の経験年数を踏まえ外来メンバーを構成しています．新人看護師を除く2年目以上の看護師は見習い期間を経ていずれかの外来勤務に就き，3年目以上になるとさらに幅広い知識を養うことを目的に2科以上の外来を経験できるようにしています．外来勤務が可能な人員を確保することで，退院後初回受診時の状態変化を把握したり，退院前に指導した内容が問題なく継続できているかなどの確認を行うことができています．また，急な勤務交代や，多忙時の外来間での応援機能の役割を果たすこともでき，円滑に業務遂行することにつながっています．外来看護では効率的なコミュニケーションや迅速な処置・判断が求められ，病棟看護では病と向き合う患者との長期的な関係を築く能力が必要となります．病棟と外来おのおの必要とされるスキルは異なりますが，双方の看護を経験することで看護師の能力向上につながっていると思われます．また，看護師間で情報共有することは患者・家族の安心感につながり，切れ目のない患者支援体制構築に活かされています．

　現在，慢性疼痛外来はペイン外来も担える優れた看護実践能力を有した主任2名とラダーⅢを取得した看護師2名を中心に構成しています．さらに，慢性疼痛外来看護師には院内開催の「対人関係の心理学研修」1コース5回を受講してもらっています．これらは対人関係に関する理論やコーチング，心理学を活用したコミュニケーション技法を学ぶことにつながっています．患者の深い思いに耳を傾け，身体的精神的苦痛に寄り添い，ともに目標を見出すことは慢性疼痛外来にかかわらずすべての領域において非常に重要となります．そのため，若いスタッフにも慢性疼痛外来で看護を学ぶ機会を提供していきたいと思っています．

　看護師は専門的視点で患者を観察し，患者と向き合う時間がどの職種よりも長いのが特

コラム3 看護師が活躍する場とは ～管理者としての立場から～

徴です．それゆえ，チーム医療のキーパーソン的存在で多職種連携の仲介役でもある看護師の情報が，患者の生活をよりその人らしく豊かにできるのではないかと考えています．患者との関わりで得られる言葉一つ一つがスタッフのモチベーションにつながると思われ，師長はスタッフが活躍できる場を少しでも切り開いていけるよう支援していく必要があると感じます．

　師長にとって，スタッフの目標管理面談は重要な任務だと考えています．看護観はもちろん，実践したい看護や今後チャレンジしたいことを言葉に出すことでより明確化することができ，実現可能なものへと変化していくと思っています．これからもできる限りスタッフの思いを導き出し，その思いがあらゆる場で活かされるようバックアップし続けていきたいと思います．

（乾　　悦子）

第2章

解説編
痛みとともに生きることを支える基本的概念

❶ 基本的概念

1. セルフマネジメントとライフサイクルに応じた支援

　慢性疼痛患者とその家族にとって，長期にわたり生活習慣や思考のパターンを改善することで，痛みを上手にコントロールし，急性増悪を防ぎ二次障害を予防するという考え方が重要となります．この項目では，看護師が慢性疼痛患者とその家族を支援するための基本的概念である，セルフマネジメントとライフサイクルに応じた支援について述べます．

1 セルフマネジメントの前に
－患者とのコミュニケーションとアセスメント－

　看護学は病い (illness) に苦悩する人間に深く関わり，人間を生物的・心理的・社会的・実存的な存在としてとらえる人間観に支えられた学問です．多くの慢性疼痛患者は，痛みを医療機関にも家族にすら理解してもらえないため心理的に深く傷ついています．そのため看護師は，寄り添うことにより安心を提供するコミュニケーション方法（傾聴・共感）と，問題解決型のアプローチにより患者が抱えている問題の解決を図るコミュニケーション方法（積極的傾聴）を，患者の状況と目的に合わせて行います（第3章❷-7を参照）．特に，疾病の自己管理としてのセルフマネジメントは，実行や継続が難しいものであり，その支援は医療者が患者の体験を聴くことから始まります．医療者は，患者が目指す生活の状態を共有し，うまくセルフマネジメントが継続されるよう患者自身の問題解決のスキルを高める，つまり，「問題を抱えながらも何とかやっていける対処法を患者とともにみつけて，可能性を広げていく」ことが重要となります．

　また，セルフマネジメントに向けて，目標の明確化と将来の目標設定を患者と共同で行うために，病気，生活史，日常生活活動の視点から，慢性疼痛となった現在までの経過と症状のパターンを「積極的傾聴」により明らかにし，これらに患者自身が気づく関わりをすることが重要となります．なぜなら，患者は今までの対処の方法や価値観に従って，自分の現在の慢性疼痛に反応しているからです．この時，患者が慢性疼痛についてどのように認識・理解をしているかを明らかにすることも大事となります．また,「この疾患は恐れ

第 2 章　解説編 痛みとともに生きることを支える基本的概念 ❶

ているほど重症ではない」という希望につなぎ，認知の修正を行っていくことが大切です．

　また，日常生活の中で慢性疼痛患者が遭遇する問題・苦しみの対処の大部分は家庭で行われていることや，家族間の問題が痛みに関係していることもあるため，対象を患者にとどまらず，家族のライフスタイル，目標や願い，家族間での相互作用の特徴（強みと同時に阻害する要素はないか）などもアセスメントすることも大切となります．

2 慢性疼痛への対処と適応

　看護師には患者が QOL を最大限に維持し，慢性疼痛の存在に集中するのではなく，痛みにとらわれず，慢性疼痛がありながらも自分の人生を最大限に生きるという視点が大切です．また，看護師には患者自身が対処できるよう，時に「何度も調整を繰り返しながら，そのプロセスに寄り添う姿勢」が求められます．

1）セルフマネジメント：問題解決アプローチと自己効力感

　看護師には慢性疼痛患者自身が病気の治療・療養をしていく主人公であることを自覚し，生活の中で病気とうまく折り合いをつけてやっていく自信を持てるように支援することが求められています．

　セルフマネジメントとは，「患者と医療者が協同し，慢性疾患に生じる課題に対して問題解決的アプローチを用いて，自己効力感※を高めながら患者が主体的に取り組むプロセスである」と定義されています．ローリッグ（Lorig KR, Ann Behav Med 2003 p.1）は，慢性疾患を有する患者は「① 病気の医学的側面のマネジメント，② 病気に伴う役割変更を含む生活における役割のマネジメント，③ 慢性疾患の心理的な影響のマネジメントの 3 つの課題に対処することが求められ，これらの課題に対処するために，④ 問題解決アプローチや⑤ 自己効力感を高め行動を起こすスキルが必要である」と述べています．

❶ 病気の医学的側面のマネジメント

　これは運動療法，薬物療法などの病気や治療に関する知識を学ぶことを指します．具体的には，症状マネジメント，サイン・マネジメント，ストレス・マネジメントに分けられます．これらの能力を身につけることにより，患者はセルフマネジメントできるようになっていきます（Lorig KR, Ann Behav Med 2003 p.1）．詳細は後述します．

❷ 生活における役割のマネジメント

　慢性疼痛があっても日々の生活を維持し人生を楽しむために，腰痛のある人は，ガーデニングやゴルフなど好きなスポーツのやり方を変える必要があるかもしれません．また，1 日の中の活動と休息のバランスを保つために（ペーシング※），やることを減らし，他の家族へ理解を求め役割を依頼することが必要となってくるかもしれません．一方で，職場での役割を減らすために，職場の同僚と役割を調整するために必要なコミュニケーション

技術や，生活の中で折り合いをつける方法を身につけることが課題となります．

❸ 感情のマネジメント

怒り，恐怖，フラストレーション，抑うつといった感情は，慢性疾患を持つ人が一般的に経験するものであり，したがって，これらの感情を管理することを学ぶことは，患者の状態を管理するために必要な作業の一部となります〔Lorig KR, Ann Behav Med 2003 p.1〕．

❹ 問題解決アプローチ（図5）

慢性疼痛を有する患者が直面しているこれらの課題に対処するために，問題解決アプローチが重要です．この時，患者の病気や治療への主体的取り組みを促すため，「患者の力を信じ」，パートナーシップの関係を基盤とした治療共同体として機能させることが大切です〔安酸史子（編），ナーシング・グラフィカ．成人看護学（3）．メディカ出版，2022〕．また，一見小さな事柄であっても，患者自身で決めるという「意思決定（自己決定）支援」〔安酸，成人看護学（3），2022〕もセルフマネジメントにおいて重要な視点です．患者とその家族に対し「第一に安心・安全な環境を提供する」ことで，継続的治療ができるよう土台を整えます．その上で，「患者自身が感情に触れる，感情を表出できるように援助する」ことが慢性疼痛治療において重要な意味を持ちます．

〈1〉患者の困っていること，気になっていることの明確化

患者らしく生活していくには何が大切で何が必要なのか明らかにするために，患者の生活習慣，セルフマネジメントに関する考え方や価値観に耳を傾け，現在困っていること，気になっていることを傾聴します．この関わりは信頼関係を良好にすることにもつながり

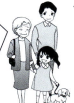
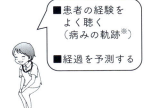

図5　セルフマネジメントの概念図
〔安藤，近藤 作成（2024）〕

ます. この時, 現在だけに焦点を当てるのではなく, 「慢性疼痛がどのように作られてきたのか理解するために」過去の経験で医療者との関係はどうだったのか, 周りの人の反応はどうだったのか, どのように過ごしてきたのか, 患者の経験をよく聴くこと (病みの軌跡: illness trajectory※) が重要です.

　また, 問題を整理するだけではなく, 発症の原因の理解, 痛みを強める・弱める要因の理解など, 「患者自らが解決のための方策を気づき考えることができる」ように援助します.

〈2〉行動変容段階モデル (transtheoretical model) の活用 (3 章❷-1 を参照)

　慢性的な痛みが不適切な生活習慣によって引き起こされている場合は, 長年にわたり身についた食習慣・運動習慣など習慣そのものを健康的な行動に変えなければなりません. 健康的な生活習慣へ行動変容を促すためには, 行動変容段階モデルが有効となります.

　患者が今, どのステージにいるかをアセスメントし, そのステージに合った変容プロセスを用いて看護を展開していきます. たとえば運動習慣がなく, まったく慢性疼痛のことがわからない「無関心期」であるとアセスメントできた場合は, 働きかけとして意識を高めるために, 慢性疼痛の病態と運動を関連づけた知識を提供することが必要となります.

〈3〉共同目標の設定

　最初は身近なところのできそうな目標 (スモールステップ法: 1 つひとつ階段を上るように学習を進め, 小さな「できた」という成功体験を積み重ねていくこと) を設定し, やる気を維持しながら, はじめは短期間で「現実的」かつ「実行継続可能」な目標をともに設定します.

〈4〉アクションプランの設定の援助

　実現可能性の高い具体的なアクションプランの立案を援助するために, 具体的な増悪時の対処を含む体調管理, 服薬, 感情・ストレスの対処方法, 日常生活の動作法, 身体活動や運動, 栄養などに関して患者個々の生活状況をとらえながら, 「適切に継続するための具体策を, 話し合いながら実行できるよう支援する」ことが求められます. たとえば, 今週は月, 火, 木曜日の昼食前に 1 回歩くといった目標を設定します. つまり, 今週中に「その行動を達成できるはずであり, かつ, その人が自信を持って達成できるもの」を設定します (Lorig KR, Ann Behav Med 2003 p.1).

〈5〉症状マネジメントへの支援

　症状マネジメントとは, 痛みやしびれなどの自覚症状をどう判断してどう対処したらよいかという知識・技術のことです. 患者は自分の体の出す信号に注意を向けることによって, 早期に症状を把握でき対処できるようになります. この例として, ラジオ体操をした後, 股関節痛が和らいでいる身体感覚などです.

〈6〉サイン・マネジメントへの支援

サイン・マネジメントとは自分の体調を自分でモニタリングし，その変化を自分で把握し対処法を決定する指標にすることです．医療機関での測定，検査データ（X線や血液データなど）のほか，自宅で観察できるデータ（歩数，活動や休息のバランス）や兆候（痛みや吐き気などのサイン）の意味をアセスメントし，対処する方法を身につけることを目指します．この例として，今朝痛みが強いのは前日歩きすぎたから，今日は歩数を調整しようなどです．加えて慢性疼痛患者の場合，身体の状態のモニタリングだけではなく，「自らの思考のパターンや感情を患者自らモニタリングする」ことが非常に重要となります．

〈7〉ストレス・マネジメントへの支援

ストレス・マネジメントとは，原因となるストレッサーが何かを自覚し，ストレスとうまく付き合っていく方法を身につけることです．その方法として，①ストレッサーを減らす方法を考える，②ストレッサーの受け止め方を変える，③ストレスの対処方法を変える，④ソーシャルサポートを活用する，があります．この例として，ストレスの原因が親の介護であり，そのつらさが身体化してくる場合は，社会資源を上手に活用する方法を身につけるなどを指します．

看護師は患者が実行したことを評価できるように患者自身の行動や方法をともに振り返る場を持ち，うまくいった点や改善点を一緒に考えて，フィードバックします．この時，「患者のちょっとした変化をとらえ，患者とともに喜び称賛しポジティブな反応を高めること」は，患者の良い行動を強化することにつながります．多くの患者は職場や家庭で役割を果たせないことで自己評価の低下や，周囲への心苦しさを体験しています．また，医療者や家族などの他者から励まされたり褒められたりするだけではなく，成功体験をした時は患者自身に「よく眠れるようになった」「足の痛みがなくなった」などの言語化を促す，つまり「ポジティブな生理的・情緒的反応について患者自身の認知の変更を促すこと（リフレクション）」が援助のポイントとなります．また，看護師との対話により患者自身が行動や方法の改善点に気づき，行動の修正ができるよう支えることで，患者が次第に健康的な行動の実践とその方法を身につけ，習慣化できるようになります．これにより，病気とともに生きることができるよう「患者自身が自信を持てるような関わり」を目指します．

5 自己効力感※を高める

前述したように慢性疼痛患者は，痛みのために何かができないなど自己効力感（自分への自信）が失われ，自尊心が傷ついていることが多いです．自己効力感が強化されることは，ある行動ができるという見通しを持つことであり，行動変容につながっていきます．

自己効力感を高める具体的方法として，実際にその行動を実行し成功体験を重ねること（①遂行行動の達成），他人の成功や失敗を観察することにより学習すること（②代理的経

験），言葉による励ましを受けること（③ 言語的説得），セルフマネジメントしている時に生理的にも心理的にもリラックスしていること（④ 情動的喚起），これらの方略を組み合わせて自己効力感を高める関わりが看護師にも求められています．

2）慢性疼痛患者と家族のライフサイクルに応じた支援

　ハヴィガースト（Havighurst RJ）は，人間が健全で幸福な発達を遂げるためには，人の成長段階において達成しておかなければならない課題，発達課題があることを提唱しました．エリクソン（Erikson EH）の発達理論は，人間の自我発達に焦点が当てられており，人間のライフサイクルに特有の心理・社会的危機を通して，健全なパーソナリティーが段階的に開かれ成長していくとしています．エリクソンの理論は発達課題が克服されれば「発達」の契機となり，そうでない場合は「危機」にもなることを，対立する要素の「葛藤」という形で示しています．そして，前段階の課題の達成の上に次の課題の達成がなされるという漸成的に自我発達が進むことを示しており，課題達成の成功や失敗は，次の段階の課題達成に影響を与えるとしています．

　慢性疼痛患者が各ライフサイクルにおける発達段階についてどのような課題を抱えているのか，また，そのことが痛みの心理社会的要因として病態にどのように影響を与えているのかをとらえることは重要です．

❶ 学童期～青年期（第 1 章 ❶－1 を参照）

　学童期は自己に関する健全な概念を発達させる時期です．学習活動での経験，教師の態度と言動，教科書などの教材，友人たちの態度と言動，親の態度と言動，テレビ・ラジオ・新聞・雑誌から，自己受容や自己規定が作られます．

　慢性疼痛を持つ子どもたちは，同世代の子どもと比べて，身体障害，不安，抑うつ，睡眠障害，学業不振のレベルが高いと報告されています．小児の慢性疼痛ガイドラインでは，慢性疼痛を持つ子どもとその家族と介護者に対して，痛みを単に生物医学的な問題としてのみ扱うのではなく，生物学的に加え，心理学的，社会的要因から生じる複雑な多次元的経験として認識し，ケアされなければならないと述べられています．たとえば，小児線維筋痛症の発症の契機として，頭部打撲，足打撲などの外的誘因だけではなく，両親の入院や祖父母の死，中学受験失敗，小学校卒業前のストレス，親の離婚といった心理社会的誘因があるとされています．こういったことから子どもにおいても発達課題を理解し，心理社会的要因の評価と対応の必要性が強調されています．

　青年期は男女とも身長，体重，胸囲，骨格など身体的に急速な発達が見られ，また，性ホルモンによる男女の差の特徴が大きく現れます．また，自己を形成し，自分らしい生き方を実現していく過程で「自分が自分である」という意識，アイデンティティ（自己同一性）が確立されていきますが，心理状態が不安定となりやすい時期です．

　慢性疼痛患者の場合，幼少期の養育環境（過干渉・低ケア，虐待，愛着障害，両親の不和，家族内交流不全など安心感のない生活環境）が，現在の対人交流や医療者との交流に

1. セルフマネジメントとライフサイクルに応じた支援

も悪影響を及ぼしていることもあります．また，小児期の痛み体験が成人の慢性疼痛へ影響を及ぼす可能性を示唆した報告が数多くなされています．つまり，成人の慢性疼痛患者の一部は，子どもの痛み対応を積極的に行うことで減らせる可能性も考えられています．

❷ 壮年期（第1章❶-2を参照）

成人前期は親から自立する時期でもあり，試行錯誤しながら自分の生き方や職業を決定し，20歳代前半以降は市民としての責任を果たしつつ異性との交際を通して家庭を築く時期となります．成人としての社会的地位を固めつつ，対人関係スキルやマネジメントスキルも身につけていきます．さらに，成人後期（壮年期）になると身体機能の衰えを徐々に感じ始め，生活習慣病（糖尿病，脂質異常症，高血圧症など）に関連する疾患が増加し，身体機能の変化を受け入れなければならない一方で，家庭においては子どもを育てるという役割を果たしつつ，職場や地域などで役割拡大が求められ責任ある立場や後進の育成を任される時期となります．さまざまな生活上の変化によりストレスの高い時期であり，ストレス（職場での問題，劣等感，過労，子どもの養育の問題，配偶者との交流不全，両親の介護の問題など）と対面しながらの生活を余儀なくされる時期となります．心理社会的ストレスは，ストレスが痛みとなって身体化するなど症状のきっかけとなる，または症状を修飾する場合も多いため，痛みとは一見直接関係のないライフイベントについても，看護師が痛みと日常生活との関連に関心を寄せて積極的傾聴を行うことは重要です．

❸ 老年期（第1章❶-3を参照）

老年期は身体的には成人期に引き続き臓器の機能は低下し病気にり患することも多く，身体機能の低下を生じます．さらに，関節症などの慢性的な痛みを伴う筋骨格系のり患率も多く，機能障害に合わせた日常生活に調整していく必要があります．これらの健康の喪失だけではなく，心理社会的には退職などの役割の喪失，配偶者の死，経済基盤の変化，自らの死の恐怖など，「喪失」体験が多く重なる時期です．

しかし，豊かな人生経験と強さを活かし，日常生活上でうまく折り合いをつけながら，これらの危機に絶望するのではなく，人生の「統合」に向けて高齢者は発達すると考えられています．疾患や生活機能の状態がどのような状況であれ，看護師は常に高齢者の意欲を引き出すとともに，知恵といった高齢者の強みを生かし，必要に応じて社会資源の活用も検討するとともにQOLの維持・向上を目指します．

慢性疼痛患者は痛みの発症前と異なる現実の体や生活を受け入れて，「これもまた自分なのだ」という現状を肯定的に再解釈する一方，「痛みのある自分を受け入れがたい」葛藤を体験しています．一生を通じて発達を遂げるためには，その両価性を理解しながら，その人自身が自らの健康を管理し問題を改善していく力を育み，「すべての発達段階において人の成長，自己実現を助ける関わり」が慢性疼痛の看護には求められています．

❸ 慢性疼痛患者における家族支援：家族療法の視点から

早川（早川 洋，心身医学 1995 p.206）は，慢性疼痛は，心身症の中でも家族や治療者を含めた周囲の人に対するコミュニケーションとしての性質を強く持っていることを指摘しています．この例として，学童期の児童が慢性疼痛になり，両親が患児のケアに協力することによって，それまでの両親の不和が改善されるなど，慢性疼痛が結果として患児をめぐる家族関係の改善が得られることがあるなどです．このように慢性疼痛の症状を患者だけの問題としてとらえるのではなく，「家族を1つのシステムとしてとらえる※」考え方が必要となります（早川，心身医学 1995 p.206）．家族は各成員から構成され，家族単位での発達課題があるとされています．家族成員が慢性疾患を発症するということは，家族の発達課題の達成に影響し，家族がその機能を維持していくために家族として対処しなければなりません．ここでは，家族療法の考え方が参考になるため，紹介します．

家族療法では，①個人の問題ではなく「家族関係の問題として問題を定義」し，家族の変化への資源を最大限に引き出し，家族関係を変化させ，症状や問題となる行動を消去・軽減する心理療法です．また，②現在の家族員間の関係を扱うだけではなく，ジェノグラムを用いるなどして過去から現在に至るまでの家族関係をも視野に入れて介入することが特徴です．さらに，③介入の対象は個人のみならず家族全体のコミュニティーへの適応も視野に入れます．ジェノグラム（図6）とは家系図とは異なり，家族構成や家族間の関係性をわかりやすく視覚化したものです．同時に家族員間の心理・物理的距離とパワーバランス（あるいはヒエラルキー）に注目します．

上記について，事例を用いて具体的に説明したいと思います．ここで取り上げる事例は早川（早川，心身医学 1995 p.206）によって紹介されたものを，著者によって本書の意図に基づいて改変したものです．

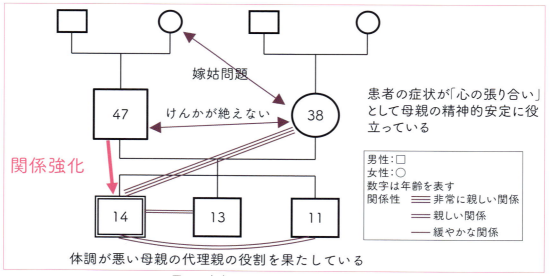

図6　患者をめぐるジェノグラムの例

● 事　例

14歳，男子，中学3年生.

主　訴：腰痛.

家族構成：父（47歳），母（38歳），弟2人（13歳，11歳）の5人暮らし.

現病歴：X年Y月頃より腰痛のため登校できないことが多くなった．同年Z月頃整形外科を受診し腰椎分離症と診断された．その後，症状悪化のため歩行困難，股関節の屈曲が不能となり臥床状態になったため入院となる.

心理社会的背景：患者は3人兄弟の長男，両親は共働き．患者の幼少期より嫁姑問題のため，両親はけんかが絶えなかった．母親はめまいで寝込むことが多く，その時は患者が母親代わりになって弟たちの世話をしていた.

入院時経過：① 器質的要因として腰椎分離すべり症を認めたが，その程度は軽度である．② 夜間睡眠中に股関節は屈曲できている，③ 昼間もベッドから起き上がる際に股関節が屈曲している時が見られる.

対　応：父親との関係を強化すること（たとえば面談時に患者から離れて座っていた父親と，隣合って座っていた患者と母親の座席の位置を交代させることなど）で，母親との依存関係を弱くする．その結果，父親と母親の関係性が修復され，親の役割と子どもの役割を明確にすることでバランスの取れた家族関係が構築されることになる.

　家族看護の定義として，鈴木は「家族がその家族の発達段階に応じた課題を達成し，健康的なライフスタイルを維持し，家族が直面している健康問題に対して，家族という集団が主体的に問題解決し，対処し，適応していくように，家族が本来持っているセルフケア機能を高めること」（鈴木和子ほか，家族看護学．日本看護協会出版会，2012）としています．看護師が患者だけでなく，家族としての発達課題にも関心を向け，家族全体の健康課題への対処能力を育成することに積極的に関わることも，慢性疼痛看護では重要であると考えています.

（安藤　千晶）

2. リハビリテーション

1 リハビリテーションの概念

リハビリテーションの言葉は本来,「身分の回復・地位の回復」,「復権」,「権利・資格・名誉の回復」などの広い意味で一般用語として使用されています. 語源的には,「re」(再び)＋「habilis」(適した, ふさわしい)＋「ation」(〜にすること) というラテン語がベースになっており, 病気やけがなどで障害を抱えてしまった方が, 再びその人らしい生活を取り戻し, 豊かな人生を送ることができるようになることを意味しています (上田 敏, 標準リハビリテーション医学. 医学書院, 2023 p.1).

1981 年に WHO (World Health Organization：世界保健機構) は,「リハビリテーションは, 障害者を訓練してその環境に適応させるだけでなく, 障害者の直接的環境および社会全体を介して, 彼らの社会統合を容易にすることを目的とする. 障害者自身, その家族, そして彼らの住む地域社会は, リハビリテーションに関係する諸種のサービスの計画と実施に関与しなければならない」と定義しており, リハビリテーションが包括的に関わる必要性を述べています.

このようなリハビリテーションの概念は, 時代とともに変化し, 現在では単に身体的機能の回復だけを意味するのではなく, 身体的・精神的・社会的・経済的な早期の社会復帰を指し, 一言でいえば,「人らしく生きる権利の回復 "全人間的復権"」といえます (上田, 標準リハビリテーション医学. 2023).

2 リハビリテーションに用いられる障害の考え方

リハビリテーションの対象疾患は, 従来から運動器疾患, 脳卒中や神経筋疾患, 脊髄損傷, 切断, 脳性麻痺, 長期臥床による廃用症候群などが主流でしたが, 近年では, 呼吸器疾患や腎疾患, 心臓疾患などの内部障害を対象としたリハビリテーションも急速に発展し, その障害も多岐にわたります.

障害の考え方として, これまでにいくつかの分類が提案されてきました. 初めて世界的に統一された分類法として, 1980 年に WHO より ICIDH (International Classification of Impairments, Disability and Handicaps：国際障害分類) が発表され, 1985 年頃からわが国でも用いられるようになりました. ICIDH は,「機能・形態障害 (impairment)」「能力障害 (disability)」「社会的不利 (handicap)」の 3 つの障害に分類し, それぞれの障害に対してどのように治療すべきかを系統立てて考えることがしやすくなりました. しかしながら, 疾病や外傷が身体の機能障害を招き, これが日常生活の能力を障害し, 社会生活上の不利を招くといった段階的な考え方に偏りやすいことや「障害があるから〜できない」という障害重視でマイナス面の考え方になりやすいことなどが指摘されました. そこで,

2. リハビリテーション

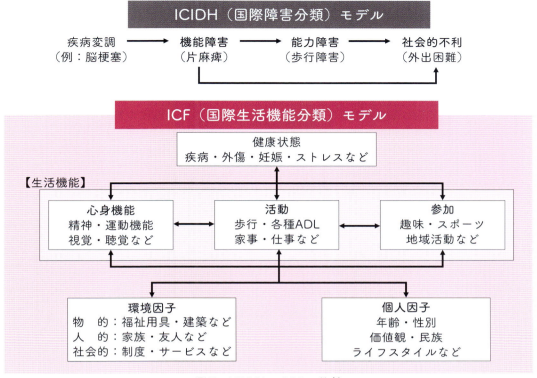

図7 ICIDHとICFの比較

WHOは2001年「第54回世界保健会議」において，ICIDHの改訂版となるICF (International Classification of Functioning, Disability and Health：国際生活機能分類) を採択しました．ICFでは，「心身機能・身体構造 (body function & structure)」「活動 (activity)」「参加 (participation)」の3つのレベルを包括したものを生活機能ととらえ，各生活機能レベルと健康状態・環境因子・個人因子のすべての要素が，それぞれの要素と関係し合う相互作用モデルになっています．その特徴は，障害による不利だけにとらわれず，残存機能などをプラスの視点でとらえ，生活再建を中心とするように考えが変わりました．

これら2つの分類（図7）を有効に利用することで，支援の方向性を見出すことが可能となります．たとえば，障害そのものの改善を目指し，能力低下や社会的不利に対して代償手段や環境整備などで対処しようとする考え方が基盤にあるICIDHは，急性期や亜急性期を担う医療現場で問題点を分析し治療方針を決定するのに活用しやすく，一方，ICFは在宅福祉の現場などで生活再建とQOL (quality of life：生活の質) の向上などを計画する時に有用と思われます（土肥信之ほか，リハビリテーション概論．永井書店，2021 p.19）．

3 リハビリテーションの対象となる痛みの種類や特徴

2012年，わが国での慢性疼痛の実態調査によると，有症率22.5%，患者数は2,315万人と推計されており，失職や退学，家族関係の破綻，うつ状態，自殺率上昇，および10

第2章　解説編 痛みとともに生きることを支える基本的概念 ❶

表1　急性痛と慢性疼痛の分類

	急性痛	慢性疼痛	
		急性痛を繰り返す慢性疼痛 急性痛が遷延化した慢性疼痛	難治性慢性疼痛
痛みの原因	侵害受容器の興奮	侵害受容器の興奮	中枢神経系の機能変化 心理社会的要因による修飾
持続時間	組織の修復期間を超えない	組織の修復期間をやや超える	組織の修復期間を超える （3か月＜）
主な随伴症状	交感神経機能亢進 （超急性期）	睡眠障害，食欲不振，便秘，生活動作の抑制	睡眠障害，食欲不振，便秘，生活動作の抑制
主な精神症状	不安	抑うつ，不安，破局的思考	抑うつ，不安，破局的思考

年生存率の低下を招くことが報告されています．また，筋骨格系の疼痛治療にかかる医療費は2.6兆円で，医療費全体の約8％にもおよび，循環器系の疾患，新生物に次いで第3位であり，医療的・社会的・経済的に深刻な社会問題となっています．

リハビリテーションの対象となる疾患の多くは痛みを有することが多く，運動器疾患のみならず，CPSP（central post-stroke pain：脳卒中後の疼痛）やがん患者におけるがん性疼痛などが報告されています．

痛みは「からだ」から発せられる警告信号であると同時に「こころ」から発せられる警告信号でもあります．痛みはそれ自体が問題となるだけでなく，痛みに伴って生じるADL（activities of daily living：日常生活活動）の障害およびQOLの低下が問題となることも多くあります．

痛みは時間的な経過で急性痛と慢性疼痛に分類されます．急性痛は組織損傷に伴って生じる痛みであり，因果関係が明らかで，組織損傷の治癒に伴い寛解が期待できるものをいい，代表的なものは術後痛や外傷後痛が挙げられます．急性痛は通常3か月以内に改善するとされていますが，それ以上痛みが持続する場合や組織損傷が治癒しているにもかかわらず疼痛が残存している場合は，慢性疼痛と定義されています（表1）．さらに，痛みの種類には，侵害受容性疼痛，神経障害性疼痛，痛覚変調性疼痛があります（第3章❶-1を参照）．侵害受容性疼痛と神経障害性疼痛は器質的な組織の損傷など原因が明らかにあります．一方，痛覚変調性疼痛は2017年に国際疼痛学会に用語として採用された新しい痛みの概念であり，「侵害受容器を活性化するような損失やその危険性のある明確な組織損傷，あるいは体性感覚神経系の病変や疾患がないにもかかわらず，痛みの知覚異常・過敏により生じる疼痛」と定義され，線維筋痛症や複合性局所疼痛症候群，原因不明の腰痛などの疾患が挙げられます．よって，疼痛の病態を理解した上で，適切な治療を行っていく必要があります．

4 慢性疼痛に対するリハビリテーションで行う包括的評価

慢性疼痛患者は，痛みの体験により「破局的な思考（痛みに過剰な恐怖心や不安を抱く，

2. リハビリテーション

表2　慢性疼痛の多面的評価

1. 痛みの強さ，部位，性質，パターン，経過，日内変動，増強・軽減因子
2. 心理状態：不安，抑うつ，怒り，恐怖，無力感，破局的認知，不公平感，不信感などを問診または質問票を用いて聴取
3. 1日の過ごし方，日常生活支障度，睡眠の状態
4. 生育歴，家族歴，家族構成や現在の状況
5. 精神領域の疾患や病態
6. 物質依存歴の有無
7. 学歴，職歴，仕事内容や状況
8. 補償や訴訟
9. 運動習慣
10. 食事，体重変化

痛みを否定的にとらえる歪んだ認知）」になりやすく，さらに痛みに対する不安や運動への恐怖心を引き起こし，痛みを回避する行動をとることで，日常生活の不活動や抑うつなどを招き，痛みの増悪や慢性化といった悪循環〔fear-avoidance model：恐怖－回避モデル（第3章❸-1を参照）〕に陥っています．これらのことから，慢性疼痛に対しては全人的な痛み（トータルペイン）として痛みを理解し，身体的・精神的・社会的な要因などの多面的評価が重要になってきます（表2）．たとえば，リハビリテーションを行う上で日常生活におけるさまざまな活動がどの程度，痛みによって障害されているかを評価するのに，PDAS（Pain Disability Assessment Scale：疼痛生活障害評価尺度）を用います（付録を参照）．日常生活活動に関する質問が20あり，どの程度の苦痛，困難を伴うかを0〜3点で回答します．合計点数は最低0点，最高60点となり，10点がカットオフ値でそれ以上の場合，ADLが痛みによって有意に障害されていると判定します．これらのリハビリテーションに関係する痛みの多面的評価により，痛みの強度や性質のみでなく，痛みに影響する要因などを包括的に把握することが可能になります．疼痛そのものを評価するだけではなく，患者が「本当に困っていること」，つまり疼痛によって損なわれた社会的役割，楽しみ，希望など真の生きがいを再獲得するために必要な評価であるといえます．

❺ 慢性疼痛におけるリハビリテーション医療のエビデンス

リハビリテーションは，慢性疼痛に対する非薬物療法として，2021年に発刊された『慢性疼痛診療ガイドライン』にそのエビデンスが示されており，複数ある治療の中でも運動療法単独，さらに，「CBT（cognitive behavioral therapy：認知行動療法）と患者教育を組み合わせた運動療法は強く推奨」されています（慢性疼痛診療ガイドライン作成ワーキンググループ（編），慢性疼痛診療ガイドライン．真興交易医書出版部2021 p.127）．

運動療法は，有酸素運動，筋力増強運動やストレッチングなど一般的な運動を指しており，エビデンスレベルは高いものの運動療法単独のみでは，QOLの向上までは期待できないとされており，他の治療と併用する必要があります．一方，運動の種類によって効果に

差が認められないことから，実施する運動の種類については生活習慣に取り込みやすく，患者自身が「これならできそう，やってみたい」と思えるものを選択することが望ましいとされています．

　CBTと教育を組み合わせた運動療法は，運動療法単独に比べて疼痛や機能障害の改善，QOLの向上などに有用であることが示されています（慢性疼痛診療ガイドライン作成WG（編），慢性疼痛診療ガイドライン. 2021）．著者らは慢性疼痛患者に対して，認知行動療法に基づく運動促進法を行うためのツールである「いきいきリハビリノート（https://www.jamp.so/rehabilitation/)」を2014年に開発し，その有用性を邦文，さらに英文としても報告しています．本ノートへの記載を通して，患者のADLやQOLの向上を目標に，認知の変容および運動，社会参加の推進を促すことを目指します．本法に関しては，別項「コラム（5）いきいきリハビリノートの活用」に詳細を記載します．

6 慢性疼痛におけるチーム医療の重要性

　慢性疼痛に対する集学的治療は，「慢性疼痛を有する患者に対して，単独医療者ではなく，共通の目標を持って多分野・多職種の専門家が対応する治療介入」とされており，『慢性疼痛診療ガイドライン』でも強く推奨されている治療法の1つです．集学的治療に関わる職種は，医師，看護師，臨床心理士，理学療法士，作業療法士，管理栄養士，薬剤師，ソーシャルワーカーなどで，施設によって構成される職種が異なります．

　慢性疼痛治療においては，「痛みを含めた症状の軽減のみではなく，社会活動を促進し，自己効力感※（それをうまく遂行することができる自信の程度）およびQOLの向上を重視」します．そのため，痛みのコントロールのみを医療者が行うのではなく，患者が自ら痛みのセルフマネージメントをできるように導く介入が重要であり，各専門職間でコミュニケーションを密に，できれば合同カンファレンスを定期的に行いながら連携して診療にあたります．チームメンバーの中でも看護師は，単に療養上のケアや診療の補助を行うだけでなく，患者と接する機会が多いことで，患者の症状に対する苦痛や苦悩，日常生活の悩み，治療に求める希望や不安・恐怖心など，他の医療者に打ち明けられないことも，看護師には話せるということもしばしばあります．看護師はそういった患者の思いや声を傾聴し，支持的な声かけなどの心理的サポートをしていくことで，目標に向けて患者が高いモチベーションをもって，治療を進めることが可能となります．看護師が得た情報は，チームにとっても有益な情報であり，他職種へ情報発信することで，問題解決の糸口になることもあります．そのため，チーム全体としても，患者が医療者に安心して話ができ，考えや感情などを表出できる環境や信頼関係作りが大切になります．また，職種によっても患者の印象が異なる場合があるため，客観的なデータだけでなく，主観的な部分も共有し，さまざまな角度から支援方法を考えることが重要です．

（田村　友典/木村　慎二）

「いきいきリハビリノート」の活用

　慢性疼痛患者は，長引く痛み以外にさまざまな苦悩や問題を抱えていることがしばしばあります．痛みを誘発する原因が明らかな場合には，その原因に対する治療で痛みは軽減しますが，原因不明な痛みが持続する場合は，痛みに囚われて痛みのことばかり考えたり，痛みを誇張してとらえて恐怖や不安を抱えたり，痛みに対して自分は何もできないと感じていたりする破局的思考に陥ってしまうことがあります．このような思考は，心身の活動性の低下を生じさせ，それに伴う機能障害や廃用は，更なる痛みを増強させる悪循環を引き起こします．

　このような低下した心身の活動性を再び回復させるために，リハビリテーションは重要です．慢性疼痛診療においては，患者自身が主体的に実施する運動療法が有用であることが，最新の慢性疼痛診療ガイドラインにも明示されています．さらに，運動療法と認知行動療法（cognitive behavioral therapy：CBT）および患者教育を組み合わせることで，それぞれを単独で実施するより，慢性腰痛患者では疼痛や活動性および生活の質をより改善させることが報告されています．これらの結果から推察して，慢性疼痛患者では，痛みに付随した身体および認知や情動の問題の両方にアプローチする治療法が理想的です．しかし，CBTと聞くと，自分では実施困難と考えて敬遠してしまう医療者がいます．さらに，実際の介入方法は報告によってさまざまであり，最適なプログラムは特に決まっていません．そのため，どの職種・診療科でも利用しやすく，効率的・効果的な成果を得られるプログラムの開発が必要です．

1. 「いきいきリハビリノート」について

　「いきいきリハビリノート」は，運動療法および認知行動療法に患者教育を併用して治療効果を高めるために，2014年に開発された患者教育ツールです．毎年，日本運動器疼痛学会において，本ノートを使用したCBTに基づく運動促進法（以下，本治療法）の講習会が開催され，広く普及していくことを目指しています．

　本ノートは改訂を重ねて，現在，スマホ版も開発されています（https://www.jamp.so/rehabilitation/）．その治療効果に関しても，慢性疼痛患者に対する本治療法が，疼痛の強度，日常生活動作，生活の質，自己効力感，破局的思考等を改善させたことが報告されています〔Kimura S ほか，Healthcare（Basel）2021 p.1209〕.

　本治療法の目指すところは，患者自身が痛みに対する歪んだ思考や認知を修正しながら，心身の活動を促進させていき，自己効力感を向上させて，主体的な活動性を維持することで心身の苦悩を緩和させることです．本治療法の適応患者は，3か月以上持続する痛みを有し，内服や注射などの薬物療法の効果が乏しく，活動性が低下している方のうち，自主的な運動への取り組みやセルフケアの重要性を理解し実践してくれる方となります．

━━ コラム 4 「いきいきリハビリノート」の活用 ━━

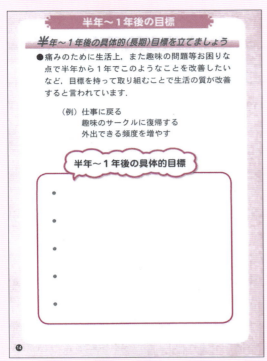 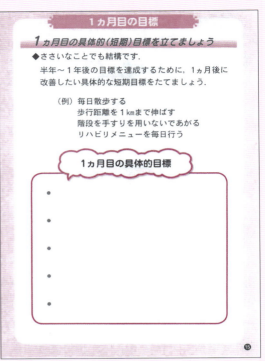

図8 「いきいきリハビリノート」の目標記入ページ

2. 「いきいきリハビリノート」の活用について

　本治療法の導入においては，患者が訴える痛みを説明できる明らかな器質的な病態がないことを診断し，心理社会的な問題も評価します．交通事故や労働災害などによる慢性疼痛は疾病利得が関与するため，本ノートの利用には注意が必要です．これらの問題がなく，本治療法の適応と判断される患者に対して，本ノートが有料であることやその活用によって期待される効果を説明していきます．説明内容を理解し，本治療の希望があれば，本ノートを購入してもらい，リハビリテーションの処方を行います．

　実際のノートの使用では，まず，①具体的な目標（長期・短期）を患者自身が医療者と一緒に設定，次に，②患者自身による日々のノートの記載，そして，③患者と医療者による定期的な振り返りや目標の再設定の構成になっています．この手順に従って利用していくことで，患者と医療者との信頼関係が構築され，患者教育や認知行動療法が自然に実践できるように工夫されています．

　まず，目標設定（図8）では，患者自身に，痛みが軽減したらやってみたい意欲の湧く内容を想像してもらい，医療者と共有しながら，半年から1年ぐらい先の長期の目標を立てます．次に，それに向けての1か月ごとの短期目標を設定し，そのための運動プログラムを個別に設定していきます．ポイントとしては，「痛みをなくす，薬を減らす」などの痛みに関する抽象的な内容ではなく，身体・日常生活・社会における具体的に実現可能な活動性に関する内容とし，さらに達成できれば，その患者に，心地良さ・喜び・快感などの前向きな快感情の湧く目標が望ましいです．その目標の達成に向けた運動プログラムを協

コラム 4 「いきいきリハビリノート」の活用

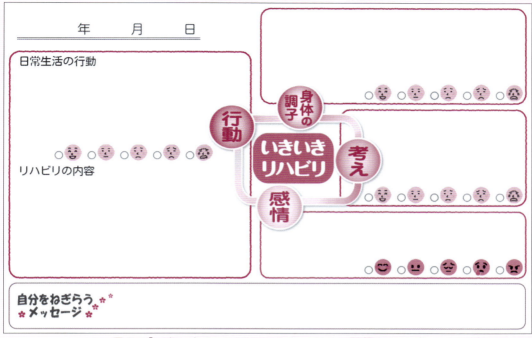

図9 「いきいきリハビリノート」の日々の記録のページ

議しながら，患者に実際の取り組みを意思決定してもらうことで，患者と医療者間に信頼関係や一体感，および患者自身の運動療法に対する主体性が生まれます．

次に，日々の記録（図9）では，「行動（日常生活の行動，リハビリの内容），身体の調子，考え，感情，自分をねぎらうメッセージ」の記入欄に，患者自身で記入してもらい，1～2週ごとの受診日に共有します．行動面として，日常生活の行動と取り組んだリハビリ内容，身体の調子を記載してもらうことで，日々の運動量や実行内容のペーシング管理などのセルフケアを目指しながら，毎日の努力の蓄積や小さな達成感への気づきを促します．ささいなことでも改善があれば称賛することが望ましいです．認知面では，患者の抱える痛みの苦悩を医療者や家族と分かち合うことで患者の安堵感につながります．また，考えや感情の記入により，ネガティブで幸福感を阻害する歪んだ認知（考え）に気づかせることで認知を修正し，最終的には感情的苦痛を和らげることが治療の目的の1つになります．さらに，自分をねぎらうメッセージを記入することで，自分の行動や認知を俯瞰的にとらえる習慣ができ，痛みを持ちながらがんばっている自分への励ましにより自尊心を高め，自己効力感が向上することを期待しています．

最後に，振り返り（図10）では，1か月ごとに医療者からの支持的アドバイスや励ましなどを記入することで，患者がモチベーションを維持できるように工夫されています．このタイミングで目標達成へ向けてのプログラム修正やペーシング調整を行いながら，長期目標を達成していき，最終的には痛みに対するセルフケアを獲得し，薬や注射などへの依存からの脱却を目指していきます．

81

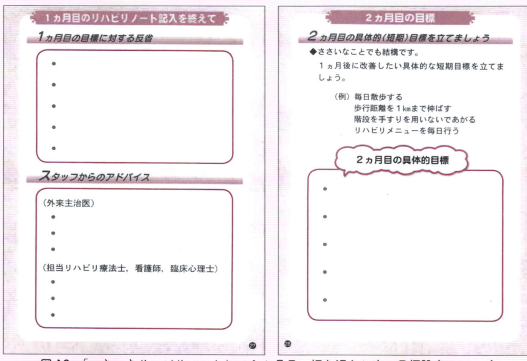

図10 「いきいきリハビリノート」の1か月目の振り返りと次の目標設定のページ

おわりに

　慢性疼痛患者に対しては，痛みやそれに付随する心身の反応による身体的・心理的・社会的な活動性の低下へのアプローチは重要です．その最適な方法は未だ確立していませんが，「いきいきリハビリノート」を利用した認知行動療法に基づく運動促進法は，患者自身による意思決定や目標設定とそれに向けた主体的な運動療法による心身のセルフケアシステムの構築に役立ち，行動面と認知面の活動性を向上させる実践的なリハビリテーションの1つとして期待されます．

（川﨑　元敬/木村　慎二）

3. 痛みを主症状とする身体症状症

慢性疼痛診療では，身体症状症の主症状として痛みが生じていると思われる患者に出会うことが少なくありません．「身体症状症（somatic symptoms disorder：SSD）」は，主に精神科などで診断される精神疾患名であるため，慢性疼痛診療を行う身体科ではあまりなじみがないかもしれません．しかし，実際のところ，多くの患者でSSDと慢性疼痛がオーバーラップしていることが指摘されています（富永敏行，精神医学2020 p.1565）.

SSDの患者は，何らかの身体疾患を思わせる症状（表3）について，症状を説明できる器質的な異常所見がみつからず，医療者が心配ないことを説明しても，身体症状を繰り返し訴えて，検査や治療を要求する病態であり，ドクターショッピングにつながりやすいとされています．

SSDの主な症状として慢性疼痛が生じている場合，心理社会的要因の関与が強く疑われるため，医療者はその治療や対応に苦慮する場合が多いです．実際，著者が心理師として勤務しているペインクリニックでも，SSDの主症状として痛みが生じていると思われる患者がいます．そのような患者では，薬物療法や神経ブロック注射の効果が限定的になることが多く，治療が難渋します．また，そのような患者は，何らかの身体疾患を疑ってペインクリニックを受診していることがほとんどであるため，心理面接や心理検査の導入などの心理的アプローチに対する治療抵抗が強く，心理社会的要因の評価をむずかしくさせます．また，痛みの器質的な異常所見が見つからないことで，いくつもの医療機関で自身の痛みを否定される，理解されない経験をしていることも多いため，医療不信も強い傾向があります．

本項では，SSDの概説に加えて，慢性疼痛診療で出会う痛みを主症状とするSSDの病態とその対応について解説します．

1 SSD の成り立ち

SSDがどのような疾患であるのかについて理解するために，名称や診断基準の変遷について少し説明したいと思います．

SSDは，かつて心理的葛藤により生じる身体的不調を意味する「転換ヒステリー」と呼ばれていましたが，1980年のDSM-III（Diagnostic and Statistical Manual of Mental Dis-

表3　SSD によくみられる身体症状

疼痛症状：頭痛，腰痛，背部痛，関節痛など	循環器症状…胸痛，動悸など
全身症状：疲労・倦怠感など	呼吸器症状…息苦しさなど
消化器症状：嘔気，腹部膨満感，腹痛，下痢など	神経症状…めまい，しびれ，ほてりなど

（吉原一文ほか，日本内科学会雑誌　2018 p.1558 より引用）

orders-Ⅲ）において「身体表現性障害」という疾患名となり，「さまざまな苦痛を伴う身体症状が長期に持続し，適切な検査を行っても身体症状を医学的に説明できる異常が認められない疾患（吉原ほか，日本内科学会雑誌　2018 p.1558）」と考えられていました．また，SSDによる痛みは，身体表現性障害カテゴリーの中の「心因性疼痛障害」という疾患名が使用されるようになります．

　1994年のDSM-Ⅳでは，身体表現性障害という疾患カテゴリーに変更はなかったものの，SSDによる痛みは，「心因性疼痛障害」という疾患名から"心因性"という表現を削除した「疼痛性障害」となります．この身体表現性障害とそのカテゴリーに含まれる疼痛性障害などの疾患は，診断する際に身体症状が医学的に説明できないと判断することが重視されていましたが，それには限界がある点や，患者の感情を傷つけてしまうといった問題から，その後の改訂につながります．

　2013年のDSM-5，2022年のDSM-5-TRにおいて，身体表現性障害は「身体症状症および関連症候群」という疾患カテゴリーに代わり，下位分類はSSDと，関連障害として病気不安症，変換症/転換性障害などとなりました．また，DSM-Ⅳにおける「疼痛性障害」はSSDに含まれるようになり，症状が痛みである場合は，「身体症状症（疼痛が主症状のもの）」と表現します．

　SSDとは，「身体症状に関連した過度な思考，感情または行動に関連があり，その苦痛を伴う身体症状が長期に持続する疾患（吉原ほか，日本内科学会雑誌　2018 p.1558）」と定義され，DSM-Ⅳのように，身体症状に対して医学的に説明できるかどうかは問わず，患者が"知覚する身体症状"に対する「不適切な認知」（病気への過度なとらわれや破局的思考など），さらに，不安などの「感情」，その苦悩に伴う「過剰な行動」を認めた場合に診断されるようになりました（富永敏行，精神科医が慢性疼痛を診ると．南山堂，2019 p.43）（**表4**）．その一方，SSDの診断に身体症状に対する医学的な説明が問われなくなったことで，過剰診断につながるリスクや，器質的評価やその後の治療に身体的アプローチは不要というバイ

表4　DSM-5-TRにおけるSSDの診断基準

基準A	1つまたはそれ以上の苦痛を伴う，または日常生活に意味のある混乱を引き起こす身体症状
基準B	身体症状，またはそれに伴う健康への懸念に関連した過度な思考，感情，または行動で，以下のうち少なくとも1つによって顕在化する ① 自分の症状の深刻さについての不釣り合いかつ持続する思考・・・〈不適切な認知〉 ② 健康または症状についての持続する強い不安・・・〈感情〉 ③ これらの症状または健康への懸念に費やされる過度の時間と労力・・・〈過剰な行動〉
基準C	身体症状はどれ1つとして持続的に存在していないかもしれないが，症状のある状態は持続している（典型的には6か月以上）．

軽度：基準Bのうち1つのみを満たす．
中等度：基準Bのうち2つ以上を満たす．
重度：基準Bのうち2つ以上を満たし，かつ複数の身体愁訴（または1つの非常に重度な身体症状）が存在する．
〔髙橋三郎ほか（監訳），DSM-5-TR 精神疾患の分類と診断の手引き．医学書院，2023 p.161 より引用改変〕

アスが医療者に生じる懸念が指摘されています．

2 慢性疼痛が主症状である SSD の病態とその対応

痛みを主症状とする SSD の複雑な病態については，図11のようにとらえると，理解しやすいかもしれません．SSD の中核症状は，痛みなどの身体症状の存在（診断基準 A）とその症状に対する不適切な認知，不安などの感情，過剰な行動（診断基準 B）です．基準 B の不適切な認知，不安（感情），過剰な行動はそれぞれ連動しており，そのうちの１つが強まれば，他の２つも強まり，SSD による苦悩も増していきます．このような＜認知＞―＜感情＞―＜行動＞のネットワークは，①生物学的な要素や，②現在の心理学的な要素，③現在の社会学的な要素の修飾を受け，複雑な病態が形成されていきます（富永，精神医学 2020 p.1565）．加えて，④痛み発症以前の心理社会的な問題が下地のように SSD に影響しています．痛み発症以前の心理社会的な問題は，幼少期の養育の問題，児童期・思春期のいじめなどの対人交流の問題，成年後の家庭や職場でのストレス，医療不信などが含まれ，それらがいくつも重なっている状態を指します（細井，慢性疼痛ケースカンファレンス．2020）．

また，痛みを主症状とする SSD 患者には，痛みを周囲に知らせる行動である疼痛行動（痛みを何度も訴える，患部に手を当てる，足を引きずるなど）がよく見られ，①注目・

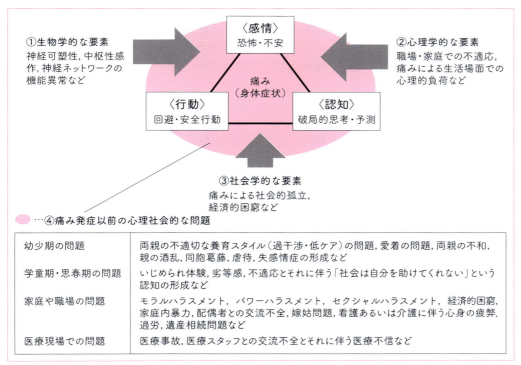

図11 痛みが主症状の SSD の病態イメージ
（富永敏行，精神医学 2020 p.1565）と（細井昌子，慢性疼痛ケースカンファレンス．メジカルビュー社，2020 p.22）を参考に著者が作成．

第2章　解説編 痛みとともに生きることを支える基本的概念 ❶

関心など重要他者からの擁護的な関わりや，② 家族や社会生活への再適応の回避（現実回避），③ 怒り・不満・罪悪感などの心理的葛藤からの回避などが疼痛行動の報酬となって（小宮山博朗ほか，慢性疼痛の臨床的特徴とその定義に関する再検討．心身医学 1994 p.489），患者の複雑な病態を維持，悪化させる傾向があります．

　そのため，医療者は SSD 患者の疼痛行動をマネジメントして，患者の主体的行動を増やしていくことが治療の大きな方向性となります．疼痛行動のマネジメントのポイントは主に 3 つあります．1 つ目は「患者の感情を言語化するような関わりを意識する」ことです．SSD 患者は感情を言語化することが苦手（「失感情症」といいます）な方が多く，痛みの経緯や現在の生活について詳しく話を聞くと，大きなネガティブ・ライフイベントがあっても，事実を淡々と話すのみで，そこに感情表現が伴わない傾向があります．そのようなコミュニケーションの特徴があった場合は，痛みを主訴とする SSD の可能性を検討してみてください．また，そのような SSD 患者に対しては，「その時，どのように思ったのですか」と感情をたずねる関わりや，SSD 患者が感情を表現できなければ，医療者が「その時，○○（感情）なお気持ちだったのですね」などと感情表現を代替する関わりをしていくと，患者との信頼関係が構築されていきます．2 つ目は，SSD 患者に複数の医療者で関わる場合，「関わり方を事前に話し合い，統一する」ことで，患者の疼痛行動の維持による病態の悪化を防ぐことができます．具体的には，強い痛みの訴えには過剰に反応しない（冷静に対応するなど），患者の話を聞く時間帯や時間を一定にする（午前診療と午後診療の間の 15 分以内とするなど），電話による頻繁な問い合わせに随時対応することは控える（医療者側の都合の良い時間に電話を掛け直す）などが挙げられます．これらの対応が医療者間で異なると，強い痛みを頻繁に訴えたり，特定の医療者に痛みを介してネガティブな感情を向けるなどの疼痛行動が増え，治療に難渋する可能性があります．3 つ目は，SSD 患者の「痛みを取り除こうとしない」ことです．前述したように，SSD 患者の疼痛行動には報酬が付されているため，痛みを取ろうとする治療や関わりに対しては心理的な治療抵抗が生じやすく，薬物療法やブロック注射の効果が限定的となり，カウンセリングや心理療法などの心理的アプローチの導入には否定的な態度を示す傾向があります．そのため，治療の目標は，痛みを取り除くのではなく，「痛みによる生活上の困難感を減らす」ことに焦点を当て，日常生活動作（ADL）の向上に患者が主体的に取り組めるよう支援することが最も重要な方針となります．ただし，そのような治療目標を患者と共有していくためには，まずは身体面の器質的機能的な評価をしっかり行い，器質的な異常がない痛みであることを患者に納得してもらう必要があります．この器質的な異常がない痛みの伝え方について，「痛みに対して脳が過敏になっているんですね」など患者にとってわかりやすい神経科学をベースとした説明が有効といわれています．患者が自身の痛みを理解した後に，医療者は「痛みで大変つらいとは思うのですが，痛みによって生活では具体的にどのようなところでお困りでしょうか」などとたずね，患者とともに治療目標を具体的に設定していくことになります．

　このように，痛みを主症状とする SSD への治療では，精神疾患として扱わず，器質的機

能的評価をはじめとする身体的アプローチを経て，心理的アプローチへ進むことで，患者が自身の痛みに対する理解が深まり，信頼関係が構築されていきます．そのため，身体的アプローチや心理的アプローチを多職種で行う「集学的治療」が欠かせないといえます．

（小林なぎさ）

4. 患者の家族支援に役立つブリーフセラピー

　痛みを抱えている方に心理師という立場で話を聴いていると，痛みに夫婦関係や親子関係などの家族との交流不全や葛藤が関与していることが多く，そのような場合，慢性疼痛診療では患者のみならず，家族を含めた治療や支援が必要になることがあります．たとえば，母親から厳しい躾や教育を受けていた子どもが，何かをきっかけに痛みが生じると，子どもは痛みがあることで一時的に母親からの躾や教育から逃れられることにつながり（これを疾病利得と呼びます），通常の治療期間を超えて痛みが持続することがあります．また，夫との関係がうまくいっていなかった妻が，交通事故などをきっかけに痛みが生じると，夫が気遣ってくれる，通院に付き添ってくれるなど一時的に夫婦関係が良好になることで（疾病利得），妻の痛みが長期間にわたって持続するということもあります．

　この疾病利得という心的な作用は，患者が意識できるものではなく，無意識に生じているものであることに加え，一般的には治療への心理的抵抗を生み出す要因とされています（西原真理，疼痛医学．医学書院，2020 p.89）．また，患者が家族関係などの重要な対人関係に葛藤を抱えている場合は，疾病利得が生じやすく，慢性疼痛治療が難渋する傾向があります．そのような患者の対人関係上の葛藤が痛みに影響している症例の場合，「ブリーフセラピー」と呼ばれる心理療法の考え方が役立ちます．

　ブリーフセラピーの大きな特徴は，問題の原因を個人病理に求めるのではなく，問題は他者との関係性（相互作用）の中で維持されているという見方の下，コミュニケーションの変化を促して，問題や症状を改善しようとする点にあります（伊東　優ほか，Interactional Mind 2019 p.10）．そのため，患者のみならず，その家族も含めて支援することを得意としています．前述した子どもの痛みに母子関係が関与している例をブリーフセラピーから考えると，子どもの痛みの原因を，子どもの個人内要因（たとえば，愛着障害，自己主張ができないなど）からとらえるのではなく，母親との関係性からとらえ，母親とのコミュニケーションの在り方を調整する（たとえば，厳しい躾や教育は控える）ことで，間接的に子どもの痛みを軽減しようと試みます．

　また，ブリーフセラピーの強みとして，「利用（utilization）」という考え方があり，症状でも，問題でも，困難でも，それを情報として治療に持ち込み，最大限利用していきます．そのため，治療に難渋する慢性疼痛患者の精神症状，疾病利得，治療への心理的抵抗も，取り除くのではなく，コミュニケーション様式として治療に利用し，処理していくことが可能です．

1 慢性疼痛診療に役立つブリーフセラピーのエッセンス

　医療者が日々の慢性疼痛診療にブリーフセラピーを活用できるよう，ここではブリーフセラピーのエッセンスと適用事例について説明したいと思います．エッセンスについて

は，伊藤・岩本ら（2019）を参考に，1）疾患モデルよりも生活支援モデル，2）直線的因果論よりも円環的認識論，3）個人志向よりも関係志向，かつ過去志向よりも現在・未来志向，4）問題志向よりも解決志向，の4つの観点から述べたいと思います（伊東　優ほか，Interactional Mind 2019 p.10）．

1）援助者は疾患モデルよりも生活支援モデルを重視する

　ブリーフセラピーでは，慢性疼痛を疾患ではなく，痛みによる苦痛や生活上の問題がある状態としてとらえ，介入（治療）対象とします．そのため，痛みについて「診断されているか否か」「診断名は何か」ということはセラピーの中では重要視されません．それよりも患者が痛みによって生活上どのように困っているのかを明確にし，セラピーを通じて患者の生活上の困り感を減らすことで「痛みがあっても何とか生活していける」状態を構築していく生活支援モデルを重視します．したがって，慢性疼痛治療にブリーフセラピーを適用すれば，線維筋痛症，術後遷延痛，原因不明の痛みなど，あらゆる痛みを生活上の問題・困りごととして扱っていくことができるのです．また，このことは，診断というラベリングによって生じやすい「（痛み，症状，現状）を変化させることは困難である」という患者と医療者双方の思い込みも低減させることにつながり，患者－医療者間の会話が建設的な内容になりやすいというメリットもあります．

　慢性疼痛患者へのブリーフセラピーでは，目標設定（介入）に向けて，まずは患者の生活上の問題や困りごとを明確にすることが重要となりますが，医療者が「痛みによって生活上どのようなことでお困りですか．具体的に教えてください」と質問しても，患者から「痛いから困っている」「痛みさえとってくれれば，ほかに問題はない」と言われてしまうことがよくあります．そのような場合は，「仮の話になりますが…もし痛みが今よりも少しでも良くなったとしたら，生活の中で何ができるようになりますか，もしくは何がしたいですか」という質問をしてみてください．これは，ブリーフセラピーの「ミラクル・クエスチョン」という技法の応用で，患者に痛みが軽減した後の生活を具体的にイメージさせることで，セラピーの目標を設定する質問方法ですが，著者の場合は，患者が「なぜ，そうなりたいのか」という点も質問していき，患者の現在の生活上の問題や困りごとを知る手掛かりにしていきます．たとえば，患者が「家事ができるようになれたらいいです」と答えたとしたら，医療者は「まず，どのような家事ができるようになったらいいですか」などと患者の痛み軽減後のイメージを具体的にしつつ，「なぜ，家事ができるようになりたいのですか」「家事ができることは，あなたにとってなぜ良いのですか」と質問し，トピックを掘り下げていきます．すると，患者は夫の両親と同居しながら就学前の2児を育てる専業主婦であり，実は痛み発症以前から，家事・育児を完璧にこなすことを家族に求められていたが，痛みを発症してからは家事・育児がこなせず，家族から責められ困っているという状況などが見えてくるかもしれません．

第2章　解説編 痛みとともに生きることを支える基本的概念 ❶

2）直線的因果論よりも円環的認識論の考え方を使ってアセスメントする

　慢性疼痛患者の生活上の問題や困りごとが明確になった後，患者の痛みと生活上の問題がどのようにつながっているのか，痛みがどのように維持されているのかについて見立てる（それをアセスメントと呼びます）必要があるのですが，ブリーフセラピーでは「円環的認識論」の考え方を使ってアセスメントをしていきます.

　直線的認識論とは，問題には原因があり，原因を取り除くことで問題が解決されるとするものの見方で，自然科学や社会科学など広く一般に浸透した考え方です. 一方，円環的認識論とは，原因（出来事A）と結果（出来事B）が相互に影響し合い，どちらも原因でもあれば結果にもなるとする考え方で，原因にも結果にもなる出来事がいくつも円環的につながって循環しているととらえます. 慢性疼痛の場合，痛みの背景に複数の要因（家族関係，職場の対人関係，学校の対人関係，学業不振，経済的問題など）が絡んでいることがほとんどであるため，円環的認識論を使ってアセスメントすると，痛みに絡む複雑な背景を整理することができます.

　また，慢性疼痛を抱えている方は，直線的認識論で物事をとらえていることが多く，「痛みがあるから，仕事ができない」などと考えてしまいがちです. しかし，痛みを唯一の原因としてとらえてしまうと，それを取り除くことでしか問題が解決されないということになってしまい，対処方法（介入方法）の幅が非常に狭まってしまいます. たとえば，「痛みがあるから，仕事ができない」と訴える患者の背景には，職場の業績不振の問題，職場の対人関係，家族関係の問題などが存在していることがほとんどです. それらを円環的認識論の視点から複合的にアセスメントすることは，痛みを取り除く以外の介入方法の幅を広げることにもつながるのです（図12）.

3）痛みの要因は，個人志向（個人内要因）よりも関係志向（システム），かつ，過去志向よりも現在・未来志向でとらえる

　ブリーフセラピーでは，患者の症状や問題を，個人の信念，思考，性格傾向，知的資質，精神疾患などの個人内要因でとらえるのではなく，家族，職場，学校などにおける重要な他者との相互作用の問題とみなし，そのような2者以上で相互作用する関係性を「システム」と呼びます（浅井伸彦，はじめての家族療法. 北大路書房，2021 p.25）. したがって，構成員が夫と妻であれば，そこには夫婦システムが存在し，父親，母親，子どもが構成員であれば家族システムが存在すると考えます.

　このシステムという考え方がブリーフセラピーのアセスメントでは非常に重要になりますので，慢性疼痛の架空症例を使ってより詳しく説明します.

❶ 症例の概要

　患児は中学3年生（女児）で，母親に付き添われてペインクリニックを受診しました.
　主訴：左膝の痛み.
　現病歴：X年4月，部活中に左膝に痛みを感じ，近医の整形外科を受診するも異常所見

4. 患者の家族支援に役立つブリーフセラピー

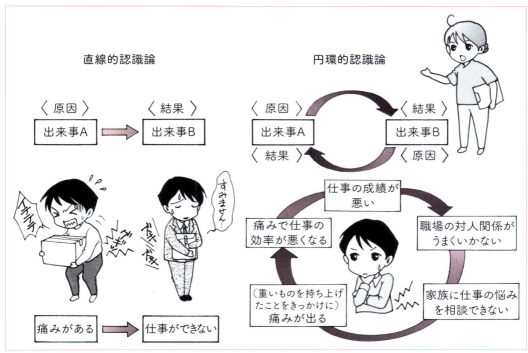

図12　直線的認識論と円環的認識論の例

は認められず，アセトアミノフェン（カロナール®）が処方されました．X年8月，痛みが改善されないため整形外科よりペインクリニック紹介となります．患児の痛みは，座学の授業中に生じている中程度の痛み（NRS：3〜4）と，外出した後や入浴後に生じる10分程度の強い痛み（NRS：9）の2種類でした．中程度の痛みについては，活動中に痛みが気になることはありますが，活動を中断せずに続けることができています．一方，強い痛みでは，活動を中断しないとならず，カロナール®を服用しますが効果は感じられません．患児は強い痛みを何とかしたいと話しています．

家族構成：父，母，姉（大学生），患児．

2 初回面接の内容（前半は患児のみの面接，後半は母子合同面接）

面接の前半，患児は次のように話していました．学校生活について，「勉強が嫌いだし，成績もかなり悪い」と言い，授業中は友人とおしゃべりをしていて担任の先生によく怒られています．その一方，運動は得意で，X年5月まで運動部の部長を務めていました．痛みがあっても学校を欠席することはありません．生活リズムについて，学校のある日は，夕方に帰宅すると疲れて20時頃まで一度寝てしまいます．20時頃に目が覚め，夕食や入浴を済ませると宿題をしなければと思いつつも，動画視聴やSNSをしてしまって，なかなか宿題に取りかかれません．そうこうするうちに眠くなり，1時半頃には寝てしまいます．朝は6時半頃に起こされるも，寝不足のせいなのか，すっきりとは起きられません．現在のストレスについては，特に思い浮かばない様子です．

91

第 2 章　解説編 痛みとともに生きることを支える基本的概念 ❶

　後半の母子合同面接では，母親が次のような話をしていました．患児の夕方の睡眠，就寝時間が遅いこと，宿題をしないことについて，母親はこれまで何度も注意，叱責してきたが，一向に改善せず手を焼いています．また，Ｘ年 3 月頃に患児と仲の良かった長女が進学のため別居となり，患児は寂しい思いをしているのかもしれません．さらに，患児の中学校の担任教諭が頼りなく，中学校 3 年生の 8 月時点でも担任教諭と患児の間で進路の話がまったく進んでいないなど，今後の受験生活がとても心配です．そのほか，小学校 6 年生の時，患児は「周囲の目が気になる」と言って 3 週間学校を欠席したことがありました．腹痛や吐き気もみられたため，病院を受診させましたが原因はわからず，処方薬も効果がありませんでした．

　この症例におけるシステムは，患児を含む 2 者以上のコミュニケーションを行う関係性となるので，主に患児 − 母親システム，患児 − 担任教諭システム，患児 − 姉システムが存在し，それらのシステムが互いに影響し合っています．実際のブリーフセラピーのアセスメントでは，影響を及ぼし合っている複数のシステムのうち，介入しやすいシステムに着目し，システムにおけるコミュニケーションの悪循環を描いていきます．そして，システムという 1 つのまとまりの中で生じるコミュニケーションの連鎖の悪循環により，痛み，症状，問題が維持されているととらえるのです．
　この症例の場合は，患児と母親が心理面接を受けていて，心理師の目の前にいるわけですから，患児 − 母親システムから見立てるほうが介入しやすいということになります．実際にこの症例をアセスメントすると次のようになります（図 13）．
　患児の「痛み」は，図 13 の＜背景＞に示されているように，「勉強への苦手意識」「成績不振」や「受験への先行きが見通せない不安」といった個人内要因に加えて，「担任教諭との折り合いの悪さ」や「慕っていた姉の別居」というシステムの影響を受けて発症していることが推測できます．これらの要因は，痛み発症に直接的な影響を与えていますが，生活リズムの乱れを巡る患児 − 母親間の葛藤的コミュニケーションには間接的な影響といえるので，紅色矢印で示されるコミュニケーションの悪循環の輪には入れていません．このように＜背景＞には，痛みの発症に直接的な影響を与えている個人内要因やシステムを記すことで，患者を取り巻く複雑な状況を視覚的に把握できるようにします．ただし，＜背景＞というのは，基本的に「過去」であり，過去に形成された関係性（システム），心理的問題，性格などに介入することは現実的に難しい場合が多いことから，ブリーフセラピーでは「過去志向よりも現在・未来志向」の視点を重視し，今，まさに目の前で生じているコミュニケーションの様式に着目していきます．
　次に，ブリーフセラピーの介入対象となる患児 − 母親システムにおけるコミュニケーションの悪循環について説明します．図 13 に示した患児の「痛み」「生活リズムの乱れ」と母親の「患児の生活態度を注意・叱責」は，他者との関係性に影響を及ぼすという点で，ブリーフセラピーではコミュニケーション様式ととらえます．患児の「生活リズムの乱れ」に対し，母親は，子どもの今後を心配し，患児の生活態度を注意します．しかし，患児は，

4. 患者の家族支援に役立つブリーフセラピー

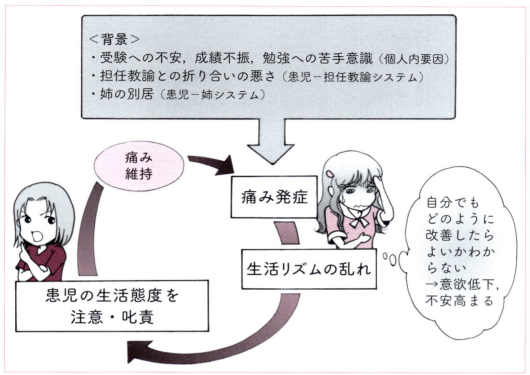

図13 患児－母親システムにおける痛みを維持するコミュニケーションの悪循環

　母親から生活態度を注意されても，なぜ生活リズムが乱れるのかわからないし，改善するべきとは理解しつつも具体的にどうしたらよいのかわからないため，生活リズムは乱れたままになります．すると，母親はまた患児を注意しなければならず，「何度も言っているのに」という思いから注意が叱責へとエスカレートしていき，叱責される患児はますます意欲がなくなり，不安が募っていく，というコミュニケーションの悪循環が形成されていきます．こうした患児－母親システムにおける生活リズムの乱れを巡るコミュニケーションの悪循環が，患児の「痛み」を維持させる要因の1つになっていると考えます．
　また，コミュニケーションの悪循環の輪に示されているコミュニケーション様式（症例では患児の「痛み」「生活リズムの乱れ」と母親の「患児の生活態度を注意・叱責」）というのは，どこか1つでも変化が生じると，システムはコミュニケーションの連鎖でつながっているため，他のコミュニケーション様式も影響を受けて変化し，システム全体が変化していくと考えます．システムが持つこの性質を利用して，ブリーフセラピーでは，介入しやすいコミュニケーション様式から変化させ，間接的に患者の痛みや症状を軽減させることを試みます．先ほどの症例でいえば，患児の「痛み」は主観的な評価によるため，他者からは変化がわかりにくく，介入しづらいといえます．一方，患児の「生活リズムの乱れ」や母親の「患児の生活態度を注意・叱責」というのは，客観的な評価がしやすく介入しやすいため，始めに介入すると良いコミュニケーション様式といえるでしょう．それらに実際に介入するとすれば，次のような介入案が考えられます．患児の「生活リズムの

93

第2章　解説編 痛みとともに生きることを支える基本的概念 ❶

乱れ」には，規則正しい生活の仕方に関する助言をする，母親の「生活態度を注意・叱責」には患児の生活態度は不安の表れだと意味づけた上で，しばらく見守るように関わるようお願いする，などです．もし，母親の「注意・叱責」コミュニケーション様式が「見守る」に変化したならば，患児は叱責されなくなることで意欲や安心感が高まり，それまでのシステムにおける悪循環が良循環へと変化する結果，間接的効果として患児の痛みが軽減すると考えられます．

4）援助者は常に問題志向よりも解決志向の姿勢を心がける

　慢性疼痛患者との心理面接において，著者はブリーフセラピーの「常に解決志向であれ」という姿勢を大切にしています．この解決志向というのは，患者の問題行動や症状を含むすべての行動は，その人なりに事態を解決しようと精一杯努力している行動や結果であるととらえる援助者の姿勢を指します（伊東ほか，Interactional Mind 2019 p.10）．

　つまり，患者が示す慢性疼痛や疾病利得も，患者なりに何かを解決しようと必死にもがき苦しんだ結果生じている行動や結果である，と援助者はとらえて患者と関わり，患者の話を聴いていくことを意味します．慢性疼痛のような長期間持続する痛みには，何かしらの心理社会的要因が，程度の差はあるものの関与しており，その心理社会的要因に対し，患者は意識的に，もしくは無意識的に解決を試みています．しかし，患者の納得するような解決がなされないため，痛みが悪化，長期化し，心理社会的要因も複雑化していく悪循環に進んでしまうのです．疾病利得も同様です．「解決志向」で考えるならば，疾病利得は患者自身が抱える心理社会的問題への無意識的な適応方略（つまり解決努力）なのです．また，このような患者の解決努力に着目する援助者の解決志向は，患者の「問題」「症状」などのネガティブな側面だけでなく，「行動力がある」「協力的な家族がいる」などの能力やリソースを見つけるのにも役立ちます．

　患者の慢性疼痛や疾病利得に対し，ブリーフセラピーでは「無知の姿勢（not knowing position）」で関わることも有効であるとしています．無知の姿勢とは，クライエントこそが，クライエントの人生（症状や問題）の専門家であり，セラピストはその専門家であるクライエントに，人生について教えてもらうという姿勢をとることを指します．これは患者に接する際の単なる低姿勢を示すものではありません．援助者自身が患者の人生，問題，症状に対しては「無知」であることを自覚して初めて，本心からの開かれた質問（open question）がなされ，それに基づく会話の営みこそが患者の問題を解決する糸口となると考えるブリーフセラピーの哲学によるものです．

おわりに

　昨今，慢性疼痛診療には心理的アプローチによる患者支援や家族支援が求められるようになってきましたが，ここでいう心理的アプローチの最も重要な点は，患者やその家族の「（言葉にならない）想いに耳を傾けて，（治療への）意欲を引き出し，寄り添う」ことだと思っています．そのような心理的アプローチというのは，慢性疼痛診療にかかわらず，看

護師が普段の診療の中で患者やその家族に関わる際に自然に行っている行為の中に数多く存在しているものです．たとえば，初診時の問診や診察までの待ち時間など，患者とその家族が緊張している場面においては，声をかけて患者らの緊張をほぐし，時には他の専門職には話せない相談に乗るなどの看護師のきめ細かい心理的アプローチによって，患者のみならずチーム医療全体が大きく支えられていると感じています．

　ただ，これまで述べてきたように，慢性疼痛を抱えている方のコミュニケーション様式は，疼痛行動，疾病利得，治療への心理的抵抗などがみられることが多く，初めて慢性疼痛診療に関わる看護師は患者との関わりに戸惑うことも少なくないと思います．このような特徴的なコミュニケーション様式を持つ慢性疼痛患者に対する看護師の心理的アプローチとして，最近では動機づけ面接法（motivational interviewing：MI）が用いられるようになってきています．

　MIの詳細については他項（第3章❷−1, 2を参照）に譲ることとしますが，慢性疼痛患者やその家族の「想いに耳を傾けて，意欲を引き出し，寄り添う」時には，MIの「4つの面談プロセス」と傾聴スキルである「OARS＋EPE」（北田雅子ほか，糖尿病などの生活習慣病におけるMI実践．医歯薬出版，2020 p.15）が効果を発揮し，信頼関係構築や意欲を引き出すことに寄与するでしょう．加えて，本項で述べたブリーフセラピーのエッセンスも併せて活用すれば，患者の痛みを他者との関係性からアセスメントすることを可能にし，それが家族支援の第一歩，つまり「寄り添う方法」を考えることにつながるとともに，慢性疼痛診療における集学的治療の指針にもなるでしょう．

　本項を通じて，慢性疼痛診療における様々な場面でブリーフセラピーが柔軟に活用され，看護師やその他の医療者による心理的アプローチが更なる発展を遂げることを切に願っています．

（小林なぎさ）

コラム 5　慢性疼痛医療で苦悩に寄り添い安心感を提供する看護の重要性

　慢性の痛みを持つ患者の「苦悩に寄り添う」看護師のケアを考えてみる時に，まずは「慢性の痛みを持つ患者の苦悩」がどういったものであるのかを理解することが大切です．通常の鎮痛薬などが奏功する患者については，一般的な看護対応で妥当な反応が得られるでしょう．しかし，慢性疼痛難治例では予想外の反応をされることもあり，看護師が困惑することもあります．本項では，九州大学病院心療内科病棟で治療を要した慢性疼痛難治例に対して，心身医学的病態評価で理解されてきた慢性疼痛患者の苦悩を紹介します．

1. 慢性疼痛難治例の心理社会的背景：苦悩の実際

1) 逆境的小児期体験 (adverse childhood experiences：ACEs) に伴う認知・情動・行動様式

　母と父方祖母との嫁姑葛藤，アルコール依存やDV傾向のある父に苦労している母，発達障害・精神障害・難治の身体疾患のある同胞のケアで苦労している母，経済的問題がある家庭の下で育った患者が，母親に遠慮して甘えられず健康な自己愛を育むことができず，「自分さえ我慢すれば周囲が収まる」と年齢不相応の我慢を強いられ自尊心が低くなり，心身の苦悩を抱えていることが多いようです．

2) 学童期・思春期のいじめられ体験

　1) に伴う自尊心の低下で，妥当な自己主張ができなくなり，他者への「八つ当たり」で発散しようとする同級生や上級生から自身がいじめられることになったり，いじめられている同級生を誰も助けない環境に遭遇し世間に対する不信感を覚えるようになったりした体験があり，根強い人間不信が根底にあるようです．入院環境では，大部屋で他患者の苦境に反応し巻き込まれやすく，過度に世話を焼いたりして疲れています．

3) 成年後の職場での不適応体験

　同僚との交流不全や，過剰適応による負担の蓄積，パワハラ体験による悔しさの抑圧などから，職業生活に戻ることへの怖れが背景にあります．痛み症状がとれてしまうと職業生活を考えないといけないという「べき思考」があり，現実回避が痛み行動の報酬になっていることがあります．

4) 現在の家族での交流不全や悩み

　配偶者の言動（モラハラ，DV，酒乱，借金，浮気など）に伴う苦悩や，夫の家族（舅，姑，小姑など）の問題行動，発達障害・精神障害などを抱えた子どもの世話での苦悩があ

ります．高齢者であれば，苦労して養育した子どもと何らかの問題を契機に交流不全が起こり，孤独感を覚えています．

5）トラウマ記憶のフラッシュバック

　現在の環境が比較的安定していても，過去に虐待やハラスメントなどの経験があり，安静時に恐怖場面のフラッシュバック体験が起こることがあります．些細な音や光に過敏になり，日常生活でも恐怖体験が起こりやすくなり不適応状態に陥りやすいです．

2．心理社会的背景から生み出された現在の苦しみ：被養育体験や家族機能と痛み

　身体的な痛みに対して，まずは妥当な医学的な対処がなされているという前提で，痛覚の感覚成分に合併している情動成分をさらに苦しくしているのは，幼少期・学童期・思春期・成年後の人生で蓄積された不快情動体験による認知−「誰も自分の苦しみをわかってくれない」「誰も自分を助けてくれない」「自分は孤独である」「自分は無価値である」−です．また，身体の痛みでしか，自身の苦境を伝えられない（自身の感情への気づきが乏しい特性：失感情症特性）タイプの患者は，実際には混乱した不快情動を「何を語っても怒られない」相手との対話で，自身の思いを言葉にして，自然に受け止めてもらう体験が，「普通の愛情を受けた人々」が考える以上にかなり重要です．

　16歳までにどのように両親から養育されたと感じているか（被養育体験）について調査する質問紙（Parental Bonding Instrument：PBI）を用いた調査では，40歳以上の日本人の地域一般住民での調査（久山町研究）では，本人の気持ちを支えるケアの因子（ケアあり・なし）と親の思いを一方的に押しつける過干渉の因子（過干渉あり・なし）の2×2の組み合わせによる4種類の養育スタイルで，ケアなし・過干渉ありの被養育体験を有する40歳以上の人が，望ましい（ケアあり・過干渉なし）被養育体験を有する人と比べて，オッズ比で父親で2.21（OR：2.21，95％ CI：1.50〜3.27），母親で1.60（OR：1.60，95％ CI：1.09〜2.36）と慢性疼痛の有症率が有意に上昇していました（Anno K ほか, BMC Psychiatry 2015 p.181）．また，同じ久山町研究で，家族機能と慢性疼痛の有症率を調べたところ，痛みが多部位にわたる人や痛みを強く訴える人で，家族機能不全が有意に慢性疼痛の有症率の上昇に影響していました（Saito T ほか, Eur J Pain 2023 p.518）．つまり，慢性疼痛難治例ほど，家族の温かさを味わえず養育されており，現在でも家庭で安心感が少ない状況にあることが理解されます．

3．慢性疼痛医療で看護師が安心感を提供することの意義

　これまで述べてきたように，慢性疼痛難治例では家庭のぬくもりを味わえずに，身体の痛みのみでなく，心理社会的背景からくる苦悩を合併していることが多いです．そのため，穏やかな笑顔，共感に満ちた眼差し，温かい声かけ，うなずきのある対応など，言語的・非言語的共感の姿勢により，安心感が得られ，それが痛み体験の苦悩を緩和することになります．苦悩に対して，医療者が具体的な対応ができなくても，苦境を正直に語ってくれ

たことを認証する（「1人でがんばってこられたんですね」「大変なご苦労をされてきて心身ともにお疲れなんですね」など）と本人の努力を労う対応が「だれもわかってくれない」と孤独感を覚えてきた患者には大きな助けとなります．

特に，心理的治療が必要な症例では，身体の痛みの訴えには医師と患者で取り決めた薬剤のセルフケアなどを促し過度に反応せずに中立的に対応し，痛みの訴えがない時に心理的な葛藤を言葉にして表明した際に，より丁寧に傾聴すると，言語的に苦境を語る練習となり，社会生活に適応していくスキルの獲得につながります（川久保宏美ほか，慢性疼痛2014 p.187）．苦境を我慢してきた症例では，直接的に思いを語ることができずに，回りくどく状況を説明し，その状況から対応を察してほしいというような願いがあることも多いですが，心理教育としては痛みを訴えていない時により多く関わり，患者が「他者にわかりやすいメッセージ」を発した時に，ほめていく対応が望ましいのです．

難治化した慢性疼痛症例では心理社会的背景が厳しいことが多く，その過酷な環境で患者本人が主体的に環境と付き合っていく対人スキル（アサーション）や不快情動体験に伴う内在する否定的認知やトラウマ記憶へ対応していく心理療法（マインドフルネスなど）へ進む動機づけが重要です．どちらにしても，安心感を覚えさせる看護師との対話が大きな力になります．対話力をつけるためには，堀越　勝先生の著書「ケアする人の対話スキルABCD」などを読まれるとよいでしょう．その安心感を生み出すためには，治療者である看護師自身が日々のストレスをケアする習慣（安心できる相手との会話やセラピー）が必要であり，自身が無理をしていると患者を受容する本当の余裕は生まれないことに留意してください．

阻害されてきた自然治癒力を活性化する看護師のケアの威力を実感できる慢性疼痛医療の面白さに，多くの看護師のみなさんが目覚めていただくことを祈念します．

（細井　昌子）

第3章

慢性疼痛のケアを実践するための基本的知識

❶ 慢性疼痛とは何か

1. 慢性疼痛の定義と分類
〜痛みの基礎から ICD-11 まで〜

痛みは，1995年に米国疼痛学会から血圧や心拍数などに続く第5のバイタルサインと提案されました．生体にとって重要な情報であり，生体を守るための警告信号ともいわれています．そのような特徴を有する痛みには定義や分類があります．

1 痛みの定義

1979年に IASP (International Association for the Study of Pain：国際疼痛学会) によって定義され，2020年に「実際の組織損傷もしくは組織損傷が起こり得る状態に付随する，あるいはそれに似た，感覚かつ情動の不快な体験」と改定されました (Raja SN ほか, Pain 2020 p.1976)．つまり，痛みは，感覚として痛く，情動としてつらく悲しいものなのです．痛みに関する情報が，上肢や下肢などの末梢の神経から脊髄を介して脳に伝わり，脳の中の感覚と情動に関係する部位が刺激され，人は痛みや悲しみなどを感じます (図14)．

2 痛みの分類

痛みにはいくつかの分類がありますが，機序 (メカニズム) や時間による分類が代表的です．まず，機序に基づいた分類では，「侵害受容性疼痛」「神経障害性疼痛」「痛覚変調性疼痛」に分類されます．これらの痛みは単独で存在する場合もあれば，複数の痛みが混在する場合もあります (図15)．時間に基づいた分類では，痛くなってから持続する期間によって急性痛と慢性疼痛に分類されます．また，痛みに心理的な要素や社会的な要素が加わることで治療に難渋するような複雑な病態になる場合もあります．

第3章 慢性疼痛のケアを実践するための基本的知識 ❶

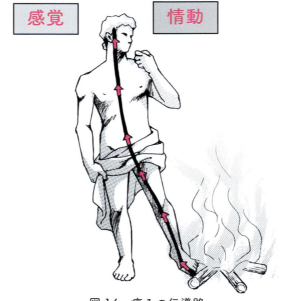

図14 痛みの伝導路

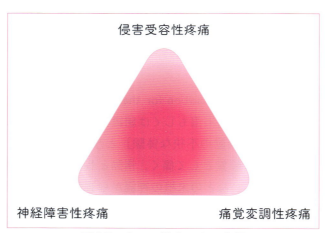

図15 痛みの機序による分類

1）痛みの機序（メカニズム）による分類
❶ 侵害受容性疼痛（nociceptive pain）
　骨折や火傷などのように体が傷つくことで発生する痛みです．このように体が傷つくと，侵害受容器という刺激の受け皿を経由して，末梢の神経から脊髄，脳へと情報が伝わり痛みが発生します．ちなみに，侵害受容器とは，末梢神経の末端（自由神経終末）であり，さまざまな要因で受けた刺激を信号に変えて神経に伝える役割があります．また，侵害受容性疼痛には分類があり，体性痛と内臓痛に分けられます．体性痛は，皮膚や骨，筋肉などの組織が傷つくことで発生し，痛みの部位がはっきりしています．内臓痛は，胃や肝臓，膵臓などの臓器が傷つくことで発生し，痛みの部位がはっきりしません．なお，侵害受容性疼痛は，生体を守るための警告信号としての役割があるといえます．

❷ 神経障害性疼痛（neuropathic pain）

　2011年にIASPによって「体性感覚神経系の病変や疾患によって引き起こされる疼痛」と定義されました．体性感覚神経系とは，痛みに関係する末梢神経や脊髄，脳であり，いずれかの部位が障害を受けることで痛みが発生し，障害された神経が分布する領域に一致して痛くなります．帯状疱疹が治った後も続く痛み（帯状疱疹後神経痛）や，糖尿病による神経障害による痛み（有痛性糖尿病性末梢神経障害）はよい例です．特徴として，自然に出現する痛み（自発痛）や，刺激によって誘発される痛みがあり，感覚が鈍くなるなどの感覚の異常を合併します．刺激によって誘発される代表的な痛みには，衣服が皮膚に触れるような刺激（触刺激）で痛みを感じるアロディニアがあります．

❸ 痛覚変調性疼痛（nociplastic pain）

　第3の痛みの病態として2016年にIASPによって提唱され，2017年に用語として採用された痛みであり，2021年9月に日本語訳として痛覚変調性疼痛と定められました．「末梢神経終末上の侵害受容器の興奮を引き起こす実際の組織傷害または組織傷害の危険性の明らかな証拠がない，あるいは，痛みを引き起こす体性感覚神経系の疾患や病変がないにもかかわらず生じる侵害受容の変調による痛み」と定義されています．つまり，侵害受容性疼痛を引き起こす組織の損傷も，神経障害性疼痛を引き起こす神経の損傷も存在しない痛みといえます．例として線維筋痛症や複合性局所疼痛症候群type I などが挙げられます．

2）痛みの時間による分類

　時間に基づいた分類では，痛くなってから持続する期間によって「急性痛」と「慢性疼痛」に分類されます．慢性疼痛は「3か月以上持続または再発する疼痛」と定義されており（Treede RDほか，Pain 2019 p.19），対して急性痛は発症1か月未満の急性期と発症1〜3か月の亜急性期に分けられます．急性痛と慢性疼痛の具体的な例として，けがをした時の痛みが急性痛であり，その後，傷がすっかり治った後も持続する痛みが慢性疼痛といえます．急性痛には警告信号としての役割がありますが，慢性疼痛におけるその役割は乏しく，病態が複雑化している場合も少なくありません．

❸ 慢性疼痛

　慢性疼痛に関しては，2022年に発効したICD-11（International Statistical Classification of Diseases and Related Health Problems 11th Revision：疾病及び関連保健問題の国際統計分類第11版，略して国際疾病分類第11版）で初めて慢性疼痛の分類コードが加えられ，慢性疼痛を一次性と二次性に大別したことが大きな特徴です[*]．ICD-11の慢性疼痛

---

[*]ICD-11 for Mortality and Morbidity Statistics．https://icd.who.int/browse/2024-01/mms/en（参照2024年12月29日）

第3章　慢性疼痛のケアを実践するための基本的知識 ❶

表5　IASP 慢性疼痛分類

> ① 慢性一次性疼痛
> ・ 慢性広汎性疼痛
> ・ 複合性局所疼痛症候群
> ・ 慢性一次性頭痛または口腔顔面痛
> ・ 慢性一次性内臓痛
> ・ 慢性一次性筋骨格系疼痛
> ② 慢性がん関連疼痛（二次性）
> ③ 慢性術後または外傷後疼痛（二次性）
> ④ 慢性神経障害性疼痛（二次性）
> ⑤ 慢性二次性頭痛または口腔顔面痛（二次性）
> ⑥ 慢性二次性内臓痛（二次性）
> ⑦ 慢性二次性筋骨格系疼痛（二次性）

の分類は，IASP の専門委員会によって作成された分類に基づいており，一次性疼痛と6つの二次性疼痛の7つに分類され，一次性には5つのサブグループが含まれています（表5）（Treede RD ほか，Pain 2019 p.19）. ICD とは，WHO（World Health Organization：世界保健機関）が作成する国際的に統一した基準で定められた死因及び疾病の分類になり，世界の死因及び疾病，傷害，健康関連問題の動向の把握や国際的な比較に用いられています.

1）慢性一次性疼痛

　1つまたは複数の解剖学的領域に出現し，3か月以上持続または再発する慢性疼痛であり，著しい感情的な苦痛（不安，怒り/欲求不満または気分の落ち込み）や機能障害（日常生活活動への障害や社会的役割への参加の減少）に関連するという特徴があります. 複数の原因が考えられ，生物学的，心理的および社会的な要因が発生に関与しています. 診断においては，慢性二次性疼痛が除外される必要があります. 慢性一次性疼痛には5つのサブグループが含まれます.

2）慢性二次性疼痛

❶ 慢性がん関連疼痛

　原発巣または転移による痛み（慢性がん性疼痛）または，その治療によって引き起こされる痛み（慢性がん治療後疼痛）です. 併存している疾患によって引き起こされる痛みとは異なり，がんまたはその治療による痛みである場合に診断されます.

❷ 慢性術後または外傷後疼痛

　手術などの外科的な処置または火傷を含むあらゆる外傷に伴う組織の損傷の後に発生し，またその強さが悪化する痛みであり，手術または組織の外傷後に少なくとも3か月持続あるいは悪化する痛みです. 痛みは手術を受けた領域や外傷の領域に発生します. 感染

症や悪性腫瘍などの他の原因による痛みや，手術や外傷の前から続いている痛みとは区別する必要があります．神経障害性疼痛の可能性が高くても手術や外傷後の痛みである場合はこの診断になります．

❸ 慢性神経障害性疼痛

痛みの機序（メカニズム）による分類の神経障害性疼痛であり，3か月以上の持続または再発する痛みです．診断には，痛みや感覚の異常などの領域がデルマトーム（第3章❶−3を参照）や末梢神経支配領域に一致しており，痛みに関係する神経に影響を与える脳卒中などの病変または糖尿病性神経障害などの疾患が存在していることが必須となります．

❹ 慢性二次性頭痛または口腔顔面痛

痛みを引き起こす可能性がある根本的な原因があり，3か月間に少なくとも50％の日に発生し，1日2時間以上持続する頭痛または口腔顔面痛です．それに対して，慢性一次性頭痛または口腔顔面痛は，1か月間に15日以上の頻度で3か月を超えて発生する痛みであり，1日2時間以上持続したり，または，1日数回の頻度で短い発作的な痛みが発生します．場合によっては，一次性頭痛と二次性頭痛を区別することが難しい場合があります．

❺ 慢性二次性内臓痛

頭頸部および胸腔，腹腔，骨盤腔の内臓疾患が原因として高く考えられる持続性または再発性の痛みです．原因となる内臓と同じ感覚神経が支配している皮膚や皮下組織，筋肉に関連した痛みを感じます．

❻ 慢性二次性筋骨格系疼痛

局所あるいは全身性の病変を伴い，骨，関節，筋肉，脊柱，腱または関連する軟部組織から生じる持続的な侵害受容性疼痛ですが，深部の体性病変にも関連する場合があり，さまざまな状態を含む慢性疼痛です．痛みは，自然に出現したり，または運動によって誘発されます．痛みが内臓病変に関連している場合は慢性内臓痛の診断を検討する必要があり，神経障害の機序が関連している場合は慢性神経障害性疼痛と診断されるべきです．

おわりに

痛みには定義が存在し，機序（メカニズム）や時間によって分類されています．時間による分類では急性痛と慢性疼痛に分けられますが，急性痛には生体を守るための警告信号としての役割がある一方，慢性疼痛におけるその役割は乏しいといえます．慢性疼痛の場合は病態が複雑で治療に難渋することも多く，病態によって適切に分類し治療を行う必要があります．

（田代　章悟）

2. 慢性疼痛のメカニズム
～感覚投射経路，慢性疼痛を抑制・促進する脳内機構～

　多くの患者は，痛みは外傷や疾病に伴う危険信号だと認識しており，痛みの軽減とともに痛みの原因となる身体疾患の特定と治療を求めて医療機関を受診します．痛みの危険信号としての役割は重要ですが，慢性疼痛の患者では痛みのメカニズムに異常が起こり危険信号の誤作動といえる形で痛みが持続していることも少なくありません．

　痛みは身体的・心理社会的な要因の影響を受けて自覚されます．そのため，個々の患者の痛みを身体，感情（不安，抑うつ，怒り，恐怖などの痛みに関連して引き起こされる感情の変化や不快感），認知（痛みに対するネガティブなとらえ方，過去に経験した痛みの記憶の影響，痛みへの注意の向け方など）および行動という4つの観点から評価して治療を考えていくことが大切で（感情・認知は心理社会的因子と関連します），これらは痛みのメカニズムとその異常に関わっています．私たちが痛みを感じる時には，体の組織が損傷を受ける時に発生する刺激（侵害刺激といいます）を末梢神経 → 脊髄 → 脳へと伝える痛覚伝達システムと，脳や脊髄における痛みを修飾する（痛覚の伝達を弱めたり，逆に痛みをより強く不快に感じさせたりする）システムが働いています．このメカニズムとその異常についての基本的な知識とイメージを持っておくと，痛みを訴えている慢性疼痛患者の中で何が起こっているのか，そして，どのような目的で治療が行われているのか，少し理解しやすくなると思います．本項では慢性疼痛の発生に関わるメカニズムについて，4つに分けて解説します．

1 侵害受容：痛みを引き起こす刺激が電気信号に変換される（図16）

1）痛みを引き起こす侵害刺激

　体の組織を損傷する，あるいは損傷を起こし得るような刺激のことを侵害刺激と呼びます．侵害刺激には機械的な刺激，熱刺激，化学物質による刺激などがあります．急性痛においては，この侵害刺激が痛みを感じる出発点となり，組織の損傷の程度が強いほど侵害刺激が強くなり，自覚される痛みも強くなるという傾向がありますが，必ずしも侵害刺激が強い ＝ 痛みが強いというわけではありません．慢性疼痛においては，たとえば関節リウマチのように変形した関節において機械的刺激や炎症による化学的刺激が長期に発生・持続して慢性的に痛みが続く場合もあれば，後述する痛覚変調性疼痛のように侵害刺激がほとんど発生していないにもかかわらず，患者が強い痛みを自覚する場合もあります．

2）侵害受容器における電気信号への変換

　全身に分布している末梢神経はニューロン（神経細胞）から伸びた神経線維の束（電気配線に当たります）でできており，ニューロンはさまざまな情報伝達や情報処理を行う細

2. 慢性疼痛のメカニズム〜感覚投射経路，慢性疼痛を抑制・促進する脳内機構〜

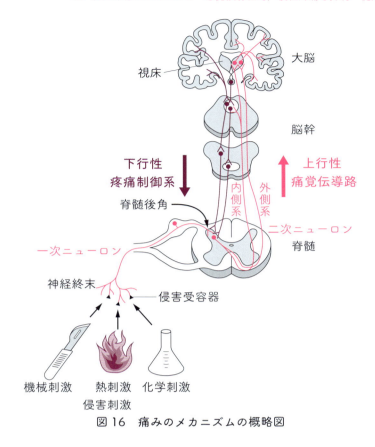

図16 痛みのメカニズムの概略図

胞です．痛覚伝達を行うニューロン（一次侵害受容ニューロン）は中枢と末梢に枝が伸びており，末梢側の神経終末（神経線維の末端部分）にはさまざまな侵害刺激に反応する変換器（侵害受容器）があります．もう一方の中枢側の末端は脊髄後角にあり，そこで二次ニューロンへの情報の伝達が行われます．そして，末梢の侵害受容器が痛みを引き起こす侵害刺激を感知すると，神経終末で電気信号（活動電位と呼ばれます）が発生します．つまり，侵害刺激が電気信号に変換され，この電気信号がもう一方の中枢側の末端で二次ニューロンに刺激を伝え，信号が脳に伝わっていきます．これを上行性痛覚伝導路と呼びます．この侵害受容器が活性化，つまり侵害刺激に対してより反応しやすくなったり，数が増加したりすることを末梢性感作といいます．末梢性感作は急性痛でみられる生理的な反応ですが，慢性疼痛においてもこの感作が病的に持続している場合があります．

2 上行性痛覚伝導路とその障害：侵害刺激を末梢から脳へ伝えるしくみと神経障害性疼痛

1）上行性痛覚伝導路（図16）

　侵害刺激によって末梢神経終末で発生した電気信号は，末梢神経 → 脊髄 → 脳へと伝わって痛みとして自覚され，この痛みを侵害受容性疼痛といいます．この経路は脳まで上

105

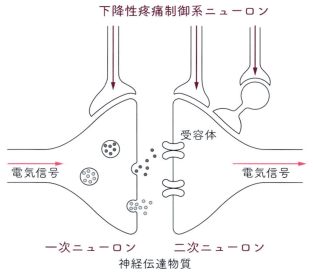

図17　脊髄後角における痛覚のシナプス伝達と下行性疼痛制御系の働き

がっていくことから上行性痛覚伝導路と呼ばれています．末梢神経の中の痛覚を伝える神経線維（一次侵害受容ニューロン）は脊髄の後角（こうかく）と呼ばれる部位に入り，電気信号はここで二次侵害受容ニューロンへと伝えられます．脊髄後角で一次ニューロンと二次ニューロンはシナプスと呼ばれる構造で結合しており，一次ニューロンから放出された神経伝達物質（グルタミン酸など）が二次ニューロンの受容体に結合することによって二次ニューロンに電気信号（活動電位）が発生します（図17）．二次ニューロンは，脊髄視床路と呼ばれる経路を通って脊髄を上行して脳の視床（ししょう）と呼ばれる部位に達して電気信号を届けます．この上行経路は大きく分けて2つあり，1つは外側系（新脊髄視床路），もう1つは内側系（旧脊髄視床路）と呼ばれています．外側系は，視床の外側部分でさらに三次ニューロンに乗り換えて主に痛みの強さや部位を識別する脳の領域（一次体性感覚野，二次体性感覚野など）に伝えられ，感覚系とも呼ばれています．内側系は，視床の内側部分でニューロンを乗り換え，主に感情や痛みの認知に関わる大脳辺縁系と呼ばれる脳の領域（島皮質，前帯状回，扁桃体など）に伝えられることから，情動系とも呼ばれています．ただし，この2つの経路はまったく独立して機能しているわけではなく，痛みに関わる脳の領域はその多くが双方向性につながっており，私たちは脳の多くの領域の働きが統合された形で（痛みの感覚的，感情的，認知的な面が区別なく混ざった形で）痛みを感じていることになります．また，この外側系・内側系の2つの上行性痛覚伝導路以外に，情動に関わる脳の領域である扁桃体に投射する別の上行伝導路も存在しています（Gauriau Cほか，Exp Physiol 2002 p.251）．

2）グリア細胞

1）グリア細胞は，脊髄や脳を構成しているニューロン以外の細胞です．通常は脳・脊

髄の機能や構造を維持する働きをしており，上行性痛覚伝達には直接関わっていません．しかし，後述するように，脊髄後角や脳のグリア細胞（ミクログリア，アストロサイト）の活性化（機能や数が変化して，炎症性サイトカインや伝達物質を放出する）が神経障害性疼痛や慢性疼痛の発症に関わっていることが知られています（津田　誠，日本顎関節学会雑誌 2019 p.3／Kim SK ほか，J Clin Invest 2016 p.1983）.

3）神経障害性疼痛

神経障害性疼痛は，末梢神経から脊髄，視床に至る上行性痛覚伝導路のニューロンが疾病や外傷などにより障害されて起こる痛みです．神経障害の結果，① ニューロンの自然発火（侵害刺激がないにもかかわらずニューロンが異常な場所で電気信号を発生する），② 中枢性感作（神経障害によって一次ニューロンが繰り返し電気信号を送ってきたり，脊髄後角のグリア細胞が活性化した状態となり，その影響によって脊髄後角で二次ニューロンが過剰に電気信号を発生するように変化する）などの異常な変化が起こり，痛覚過敏やアロディニア（痛みを引き起こさない刺激で痛みを感じる）といった症状が引き起こされます．

❸ 下行性疼痛制御系：脳からの指令を受けて痛みを調節する神経のしくみ（図16）

痛みを引き起こす侵害刺激が上行性痛覚伝導路によって脳に伝えられると，痛みを抑制する神経が活動します（これを内因性鎮痛と呼びます）．下行性疼痛制御系は，この内因性鎮痛に関わる重要なメカニズムです．脊髄と大脳の間にある脳幹という部位に痛みを抑制するニューロンの起点が複数あり，そこから脊髄後角に向けて下行性に（脳から脊髄へ下がっていく方向に）ニューロンが投射しています．痛みを伝える上行性痛覚伝導路や痛みの情報を受け取った脳からの刺激を受けて，下行性疼痛制御系のニューロンは脳幹から脊髄後角まで電気信号を送り，脊髄後角において上行性痛覚伝導路の二次ニューロンおよび一次ニューロンに向けて神経伝達物質（ノルアドレナリン，セロトニン）を放出して痛覚伝達を抑制したり促進したりする働きをします．末梢での刺激がわざわざ脊髄後角でシナプスを作って信号の受け渡しをするのは，ここで下行性疼痛制御系を働かせるためです．神経障害性疼痛，慢性疼痛においては，この下行性疼痛制御系の痛覚伝達を抑制する働きが弱まっていることが知られています．下行性疼痛制御系はオピオイドやプラセボ鎮痛のメカニズムに関わっていて，オピオイド以外の神経障害性疼痛治療薬（ガバペンチノイド，抗うつ薬）や運動療法などさまざまな慢性疼痛治療も下行性疼痛制御系の痛覚抑制機能を強めることによって痛みを軽減させます（小幡英章，痛み診療 All in One．文光堂，2022 p.68）.

❹ 脳の可塑的変化：脳の働きの変化が慢性疼痛を引き起こす

痛みを引き起こす侵害刺激や神経障害によって上行性痛覚伝導路からの痛み情報を繰り

返し脳が受け取ると，痛みに関連して働く脳の領域でニューロンやグリア細胞（アストロサイト）の機能が変化します（過剰な働きをするようになったり，機能が低下したりします）．これを脳の可塑的（かそてき）変化と呼び，特に痛みの感情的・認知的側面に関わる脳の領域の変化は慢性疼痛の発生に大きな影響を及ぼします．たとえば，脳の報酬系（快楽や満足感に対する機能を持つ神経系）に関わっている側坐核という部位は，慢性疼痛の患者においてその機能が低下している，あるいは痛みに関わる他の脳部位とのニューロンのつながりが変化していることが知られています（Harris HN ほか，Neural Regen Res 2020 p.597）．このような脳部位の機能低下は，痛みを引き起こす身体的原因を治療することで回復することがあり，また，この機能低下を回復させるために脳に働きかける治療（認知行動療法や運動療法）を行うと慢性疼痛が改善する場合があります．

　また，この脳の可塑的変化は痛覚伝導路からの刺激の入力のみで引き起こされるのではなく，痛み以外のストレスを脳が受けることによっても起こります．痛みを引き起こす組織の損傷や神経障害がないにもかかわらず，痛みの知覚異常・過敏によって生じる疼痛のことを痛覚変調性疼痛といい，この痛みのメカニズムは主に脳の可塑的変化によって引き起こされると考えられています．

（松田　陽一）

3. 慢性疼痛のフィジカルアセスメント
～診療における評価法～

はじめに

痛みには感覚，認知，情動的側面に加え，身体機能，社会的側面など多面性があります（松原貴子，慢性疼痛ケースカンファレンス．メジカルビュー社，2020）．慢性疼痛は感覚的側面よりも，それ以外の多面的要因が影響し合い，増幅・複雑化した状態です．そのため，痛みの感覚そのものを主観的に尺度化しても，慢性疼痛患者の真の問題点を抽出できず，結果的に病態に適した治療法の選定に結びつきません．以上から，痛みの評価では，痛みの多面性を理解した上で包括的な分析・評価が必要になります．本項では慢性疼痛患者に必須のフィジカルアセスメントについて説明します．

慢性疼痛診療の基本は「患者の疼痛を信じること」です．そんなに痛いはずはないだろう，と思って看護にあたると患者に見透かされてしまい，患者が本当に訴えたいことを隠されてしまうことがあります．そのため，患者の疼痛に共感し受容する態度が大切です．患者が患っている痛みの種類がどんなものだとしても，精神的な因子をまったく含まない痛みはありません．患者の痛みの訴えの裏には言葉にならない思いが隠れています．そのため，痛みを評価する際には「この患者さんが本当に困っていることは何なのだろう」と考え続けることが大切です．

それに加えてもう1つ大切なことがあります．それは器質的診断をおろそかにしないことです．複雑な病態を有する慢性疼痛患者を目の当たりにした時に，器質的診断がおろそかになると，本来痛みを軽減することができる病態であるにもかかわらず，永続的な神経・組織障害を残すことにつながってしまいます．心理社会的要因が強く関与している症例でも，適切な身体的（運動器）治療によって心理的にもまったく愁訴がなくなる場合もあります．そのため，患者に問診を行い，身体を視て触って評価する時には，心理社会的要因が関与しているという思い込みをある程度排除することが大事です．診療の場で医療者が陥りやすいバイアスを示します（表6）．

1 問診：患者の訴えを聞きます

「どうしましたか」と聞くと，患者は現在の症状や一番困っていることから話し始め，多くの場合はこれが主訴になります．患者の話を遮らずに一通り聞いた上で，診断に関連した部分を補足的に聞いていきます．その際，痛みがいつ，どのように，どの部位に発生したか，また，その性状の変化，これまでの治療内容について聴取します．それとともに，患者自身がその治療に対してどう思っていたかを聴取（または表情や口調から推察）することが大切です．

現在の痛みの性質（表7）を詳しく聞いた後，痛みの強さを記録します．VAS（visual

第 3 章　慢性疼痛のケアを実践するための基本的知識

表 6　診断バイアス

・Anchoring Bias アンカリングバイアス：診療情報の限られた側面のみに注目し，初めに考えた仮説に固執すること
・Availability Bias 利用可能性バイアス：最近みた症例，インパクトの強い経験に引きずられること
・Confirmation Bias 確証バイアス：自分の仮説に適合したデータは受け入れるが，不都合なデータは無視すること
・Hassle Bias：最も楽に処理できるような面倒のない楽な考えに落ち着くこと（hassle は面倒な，という意味です）．疲れている時に陥りやすい
・Overconfidence Bias 自信過剰バイアス：前医の診断や上司などの意見に盲目的に従うこと
・Rule Bias：通常は正しいルールでも，それを過信することで誤った判断をすること

表 7　痛みの性質

1. 発症の様子：急性のものか．自覚症状の有無
2. 進行具合：一過性か，持続性か，繰り返すか
3. 性状：具体的な内容（ずきずき，びりびり，ちくちく，じんじん，ずーんなどのオノマトペで表現されたり，「針で刺されるような」「絞られるような」「焼けるような」など比喩で表現されたりする）
4. 程度：痛みの程度，日内変動
5. 部位：異常がある部位はどこか
6. 増悪・軽減因子：どうすると悪く（良く）なるのか，温めるとよいか，体位・睡眠（安静時）では，動作時は，温度，気圧，天気など
7. 随伴症状：副次的な症状はないか

analog scale），NRS（numerical rating scale），VRS（verbal rating scale）などを用いて 1 日の平均的な痛み，一番強い・弱い時の痛みについてそれぞれ記録します．痛みの強さは治療効果判定の重要な指標になりますので，初診時から必ず評価します．その際，ボディチャートに直筆で色をつけるなどして解剖学的指標を基に，髄節支配領域との一致を確認するとともに，痛みの領域，大きさを正確に記録するとよいでしょう．

　痛みが体性感覚を介しているのか，内臓痛であるのか，心理社会的要素が関与しているかなどは，現在の痛みの性質を詳しく聞くことで，ある程度推察ができます．つまり，疼痛が神経の走行に一致しているか，表在性であるか深部痛であるか，体動により誘発されるかどうか，鋭い痛みか鈍痛か，痛みのために目覚めることがあるか，などが大切な質問項目となります．痛みの評価を行う際には，以下 7 つのポイントを確認しましょう（表7）．異常の可能性を考えたり，正常な状態と比較したりしながら行います．しびれや倦怠感，食欲不振，便通異常，睡眠障害などの痛み以外の随伴症状の聴取も重要です．そして，痛みを含めたそれらの症状により，どれだけ日常生活に支障があるかを把握します．それには「食事はとれていますか，（とれているならば）おいしく食べられていますか」や「普段どんな生活をしていますか，痛みが出る前はどんな生活をしていたのですか」や「痛みのためにできなくなったことはないですか」などの質問が役に立ちます．

　慢性疼痛患者を継続的に診ている場合でも，新たな部位・症状が出現した時は，必ず身

3. 慢性疼痛のフィジカルアセスメント〜診療における評価法〜

表 8　慢性疼痛の評価に必要な心理社会的項目

1. 心理状態：不安，抑うつ，怒り，恐怖，無力感，破局的認知，不公平感（インジャスティス），不信感（医療不信）など 2. １日の過ごし方，日常生活支障度，睡眠の状態 3. 生育歴，家族歴，家族構成や現在の状況 4. 精神領域の疾患や病態 5. 物質依存歴（たばこ，アルコール，睡眠薬，違法薬物）の有無 6. 学歴，職歴，仕事内容や状況 7. 補償や訴訟 8. 運動習慣 9. 食事，体重変化

（慢性疼痛診療ガイドライン作成ワーキンググループ 編，B．診断・評価．慢性疼痛診療ガイドライン．真興交易医書出版部，2021 p.31 より引用改変）

体診察を行い，痛みを評価し必要に応じた検査を行います．早急に治療が必要な疾患（悪性疾患や感染性疾患）やこれまで明らかでなかった病態（神経疾患など）が隠れていないかを確認します．これは本当に大切な点ですので繰り返しますが，新たな症状が出た場合には患部の診察を必ず行います．

　慢性疼痛は痛みの機序から「侵害受容性」「神経障害性」「痛覚変調性」の要素に分けられます（第 3 章❶－1 を参照）．それに加えて患者個々人が持つ心理社会的な要素が影響します．そのため，個々の患者に必要なケアを選択するために，生物心理社会モデルに則り，多面的な評価が必要です．多面的な評価には，以下の項目が重要です（表8）．項目は多岐にわたりますので，一度にすべてを患者本人から聞き出す必要はありません．どの因子がどれくらい患者の痛みに関係しているかを想像しながら診療にあたることが大切です．

❷ 視診：患者の全体を観察し，身体の機能の異常がないか確認します

　表情や体の動きをみます．慢性疼痛の診療では問診中も絶えず患者の表情や動きに注意することが大切です．通常，痛みが強い時はつらい表情で動きも緩慢なことが多いですが，訴えられる痛みの強さに反して，いきいきと自分の痛みについて身振り手振りを交えて語る患者がいます．そのような患者の痛みには心理社会的な要因が強い可能性がありますので，そのことを念頭において診療にあたります．不自然な痛みを訴える患者に対しては，医療従事者のいないところでどのような行動をしているかについて，情報を集めることが有益である場合があります．具体的には痛くて歩けないと訴えている患者が，待合室ですっと立ち上がってすたすたと歩いている，手が痛いと訴えている患者が患側の手を使ってスマートフォンをスムーズに操作している，などがないか確認します．

　一方，器質的な痛みが強い場合，体を動かすことが困難です．器質的な痛みが強い患者では，痛みの部位に何らかの異常があります．皮膚表面で確認できる色調・温度変化，浮腫，発汗異常，皮疹の有無，筋萎縮，関節拘縮，姿勢異常・変形，不随意運動，歩行障害を確認します．判断に迷う場合には左右差を比較して異常の有無を検討するとよいでしょう．

111

第3章 慢性疼痛のケアを実践するための基本的知識

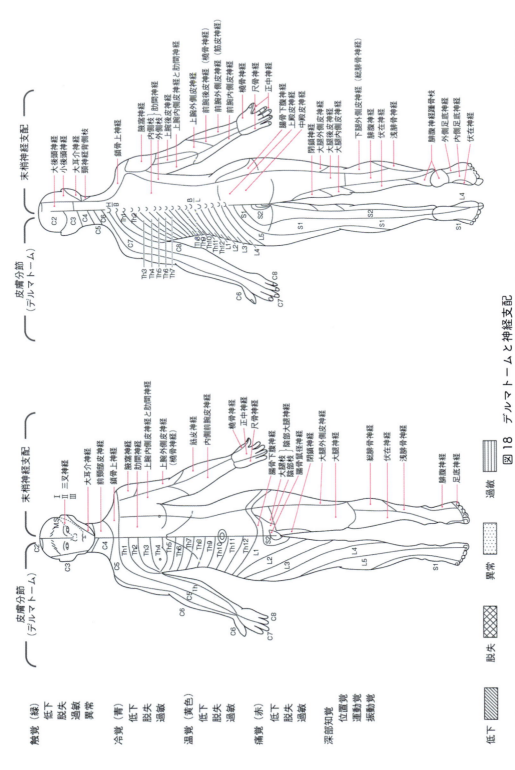

図18 デルマトームと神経支配

(小賀野操, 身体部位別の検査-2. 感覚検査-2. 感覚障害の基礎-2) デルマトームと末梢神経皮膚支配. リハビリテーション基礎評価学 (第2版). 潮見泰藏, 下田信明 編, 羊土社, 2019 p.182 より転載一部改変)

❸ 触診：患者に触れて皮膚の状態や痛みの部分を正確に知ります

　慢性疼痛患者の診察時に「どこが痛いのですか？　触ってもいいですか？」と患部を触ることはラポール形成にもとても重要です．患者によってはあちこちの病院を受診しているにもかかわらず「今まで痛いところを見てもらえなかった」と訴えることがあります．器質的な痛みがないと言われている患者こそ，自分で痛みの部位に触れて評価する必要があります．触れることで疼痛部位の温度変化，触・圧刺激や関節を動かした時の痛みの再現を確認します．

　以下に具体的な例を挙げます．帯状疱疹では発赤や水疱が帯状疱疹によるものか否か，どの神経が侵されているのか，痛みがデルマトームに沿っているのかの判断が必要になります（図18）．デルマトームとは，脊髄神経によって支配されている皮膚感覚の領域であり，障害があるデルマトームを調べることにより，どこの脊髄神経で障害が起こっているのかを推察することができます．また同時に，痛みの部位の感覚低下や痛覚過敏（通常痛みを惹起するような刺激に対して痛みの反応が亢進している状態），アロディニア（本来痛みを惹起しない弱い触刺激でも痛みが誘発されること）の有無も確認します．皮膚の感覚が低下している場合，温罨法を実施する際には低温火傷に注意する必要があります．

　CRPS（複合性局所疼痛症候群※）では，患部の浮腫や冷感を確認します．患部はアロディニアなどの知覚異常がありますので，不用意に触れると患者を痛がらせてしまいます．必ず，「触ってもいいですか？」と許可を得るようにしましょう．CRPSではそのほかに皮膚や爪・毛の萎縮性変化，関節可動域制限，発汗の亢進または低下を確認します．帯状疱疹とは異なり，痛みの部位が末梢感覚神経の支配領域に一致するわけではないことも特徴です．

　腰痛下肢痛（腰椎椎間板ヘルニア，腰部脊柱管狭窄症）では腰椎の前屈や後屈での運動制限の有無をみます．前屈制限があり下腿外側や後面に放散痛が誘発されれば下位腰椎での椎間板ヘルニアが疑われます．後屈制限やそれに伴う下肢痛や痺れが再現されれば，脊椎すべり症などによる脊柱管狭窄や上位腰椎での椎間板ヘルニアが疑われます．これらの原因による下肢の痛みの放散部位はデルマトームに沿うことが多いため，髄節支配領域を考え，どのレベルが障害されているのかを評価します（図18）．

　以上のように，慢性疼痛患者の診察の際には，心理社会的要因に過度に引きずられることなく，それぞれの症状の原因が何なのか，自分で視て触って考えることが大切です．

（伊藤　裕之）

4. 慢性疼痛の評価法 〜質問紙を用いた評価法〜

　本項では，慢性疼痛患者の痛みの強さ，痛みの性質，痛みに伴う生活障害の程度，痛みによって生じる心理状態の評価として用いられる自記式質問票について解説します（表9）.

1 痛みの強さ

　痛みの強さを表すスケールとして，「Visual Analogue Scale（VAS）」や「Numerical Rating Scale（NRS）」が広く使われています. VAS は 100 mm のスケールを用いて，患者自らが痛みの強さを指し示します. NRS は 0〜10（0：全く痛みのない状態，10：想像できる最悪の痛み）の 11 段階の数値で表します. 臨床では，NRS3 未満は軽度の痛み，4〜7 は中等度の痛み，8〜10 は重度の痛みを意味します. 慢性疼痛においては，痛みを評価する時点での痛みが，必ずしも患者の日常的な痛みを正確に反映していない可能性があります. そこで，過去 24 時間の最大および最小，そして，平均の痛みの強さを NRS で評価する「簡易疼痛質問票（Brief Pain Inventory：BPI)」も使用されています. また，小児や言語能力に制限のある患者においては，「フェイススケール」を用いることもあります. 慢性疼痛の治療評価法として，これらの数値の治療前と治療後を比較し，客観的に治療の効果を推察することができます. ただし，慢性疼痛の評価にあたっては，痛みの強さだけでなく，他の評価項目と合わせて包括的に判断していくことが重要です.

2 痛みの性質

　慢性疼痛は，侵害受容性疼痛，神経障害性疼痛，痛覚変調性疼痛に分類されます（第3章❶−1 を参照）. その中で，神経障害性疼痛は，神経組織の損傷や病変によって生じる痛みと定義され，他の痛みとは治療方針が異なることから，適切な治療のためには神経障害性疼痛の存在の有無を確認する必要があります. 神経障害性疼痛の評価として，「painDE-

表 9　慢性疼痛の評価質問紙

痛みの強さ	Visual Analogue Scale（VAS） Numerical Rating Scale（NRS） フェイススケール 簡易疼痛質問票（Brief Pain Inventory：BPI）
痛みの性質 （神経障害性疼痛）	PainDETECT 神経障害性疼痛スクリーニング質問票
生活障害	簡易疼痛質問票（BPI interference） 疼痛生活障害評価尺度（Pain Disability Assessment Scale：PDAS）*
心理状態	痛みの破局化尺度（Pain Catastrophizing Scale：PCS）* 痛みの自己効力感質問票（Pain Self-Efficacy Questionnaire：PSEQ）*

（ *：付録を参照）

4. 慢性疼痛の評価法〜質問紙を用いた評価法〜

TECT」や「神経障害性疼痛スクリーニング質問票」などがあります。神経障害性疼痛に特徴的な針で刺されるような痛み，電気が走るような痛み，焼けるような痛み，しびれを伴う痛み，および感覚異常や感覚過敏などの症状をスコア化していきます。painDETECTは，38点満点中19点以上，神経障害性疼痛スクリーニング質問票は，28点満点中9点以上であれば神経障害性疼痛の可能性が高いという評価になります。スクリーニング質問票は，簡単に神経障害性疼痛を識別できる点で有用であるものの，それだけでは診断に結びつきません。スクリーニング質問票で神経障害性疼痛の可能性が示唆された場合は，神経系の病変または疾患の有無を確認するための問診と神経学的検査や画像検査を段階的に行い，診断を進めていきます（小川節郎，ペインクリニック 2010 p.1187）。

❸ 痛みに伴う生活障害の程度

慢性疼痛治療によって，痛みの強さの軽減だけでなく，日常生活動作（ADL）の改善を目指すことが重要です。ADL評価は，患者自己記入式尺度が中心となります。前述のBPIには，痛みの強さだけでなく，ADL障害に関する質問項目が含まれます。「疼痛生活障害評価尺度（Pain Disability Assessment Scale：PDAS）」（収録を参照）は，わが国で開発されたADL質問票です。慢性疼痛に伴う身体活動や移動能力の障害に関する20項目の質問に対して，それぞれ0〜3点の4段階のスコアをつけていきます。最高点は60点で，高い数値のほうが生活障害度は高くなります（有村達之ほか，行動療法研究 1997 p.7）。

❹ 痛みによって生じる心理状態

痛みのある状況では，誰でも，不安になったり，気分が落ち込んだりしますが，そういったネガティブな感情や思考が過度になると，さらに痛みを悪化させたり，長引かせたりします。「痛みの破局化思考」とは，痛みにとらわれ繰り返し考えたり（反すう），痛みを必要以上に強い脅威ととらえたり（拡大視），痛みに対してできることが何もないといった思考（無力感）のことをいいます。痛みの破局化思考の評価尺度（Pain Catastrophizing Scale：PCS）（付録を参照）は，反すう・拡大視・無力感を評価する13項目の質問に対して，0〜4点（0：まったくあてはまらない，4：非常にあてはまる）の5段階のスコアをつけます。最高点は52点で，高い数値は破局的思考が強いと評価します。

痛みを自分で制御しようとする自信（自己効力感）が高いと，痛みに打ち勝ち日常生活や社会生活を維持することが容易になります。痛みの「自己効力感質問票（Pain Self-Efficacy Questionnaire：PSEQ）」は，10項目の質問に対して，0〜6点（0：まったく自信がない，6：完璧な自信がある）の7段階のスコアをつけます。最高点は60点で，点数が高いと，機能障害，抑うつ，不安，痛みの程度が低く，逆に点数が低いと，痛みを伴う行動を避け，痛みの程度を高く自己評価する傾向があります（小杉志都子，ペインクリニック 2018 p.607）。

（小杉志都子）

5. 慢性疼痛に対する薬物療法

　慢性疼痛に対する治療の中で，薬物療法は最も簡便な治療法であり，中心的な役割を担います．慢性疼痛の治療に用いられる薬物は多岐にわたります．「慢性疼痛診療ガイドライン」（慢性疼痛診療ガイドライン作成ワーキンググループ 編：慢性疼痛診療ガイドライン．シービーアール，2021 p.47）には，慢性疼痛治療に使用される薬物として，非オピオイド鎮痛薬，オピオイド鎮痛薬，鎮痛補助薬[*1]，漢方薬など，さまざまなものが取り上げられており，特殊なものを除いて，慢性疼痛治療薬のほぼすべてがカバーされています（表10）．この中で，特によく使用される薬物である，非ステロイド性抗炎症薬（NSAIDs），アセトアミノフェン，Ca^{2+}チャネル$\alpha_2\delta$リガンド，デュロキセチン，トラマドール，オピオイド鎮痛薬（強度）について，慢性疼痛に対する有用性と処方する際の注意点について順に解説します．

1 非ステロイド性抗炎症薬（NSAIDs）

　NSAIDsは，あらゆる診療科で痛みに対して頻用されている薬剤です．炎症性発痛物質であるプロスタグランジンを合成する誘導型シクロオキシゲナーゼ（COX-2）を阻害することで「侵害受容性疼痛に対して」優れた鎮痛効果を発揮します．しかし，上部消化管粘膜保護，腎血流維持といった生体の恒常性維持に関与する構成型シクロオキシゲナーゼ（COX-1）も同時に阻害するために，上部消化管粘膜傷害や腎機能障害などの副作用を引き起こします（図19）．慢性疼痛では比較的長期投与になる場合もあるので，COX-2をより

表 10　慢性疼痛治療薬

| ・非ステロイド性抗炎症薬（NSAIDs） |
| ・アセトアミノフェン |
| ・ワクシニアウイルス接種家兎炎症皮膚抽出液 |
| ・Ca^{2+}チャネル$\alpha_2\delta$リガンド（ガバペンチノイド） |
| ・抗てんかん薬（カルバマゼピン，バルプロ酸ナトリウム） |
| ・デュロキセチン |
| ・三環系抗うつ薬 |
| ・抗不安薬（ベンゾジアゼピン系薬物） |
| ・中枢性筋弛緩薬（チザニジン，エペリゾン） |
| ・トラマドール |
| ・ブプレノルフィン貼付薬 |
| ・オピオイド鎮痛薬（強度） |
| ・漢方薬 |

（慢性疼痛診療ガイドライン作成ワーキンググループ 編：慢性疼痛診療ガイドライン．シービーアール，2021 p.47 より引用改変）

[*1] 鎮痛補助薬：主な薬理作用は鎮痛ではありませんが，鎮痛薬と併用することや，特定の状況において鎮痛効果を発揮する薬剤の総称です．具体的には，神経障害性疼痛に対する抗うつ薬，抗けいれん薬，浮腫を軽減することによって痛みを緩和するステロイドなどが鎮痛補助薬に該当します．

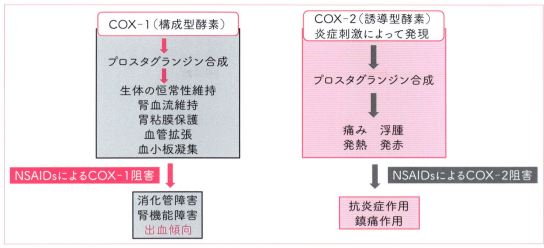

図19 NSAIDsの作用機序

選択的に阻害するセレコキシブ（セレコックス®），エトドラク（ハイペン®），メロキシカム（モービック®）などを選択すべきです．しかし，COX-2選択的阻害薬は，鎮痛効果の面でジクロフェナク（ボルタレン®）やロキソプロフェン（ロキソニン®）に劣る場合があります．ロキソニン®やボルタレン®を使用する場合は，「短期間の使用，あるいは頓用での使用にとどめる」必要があります．NSAIDsの内服薬を処方する場合には，COX-2選択的阻害薬であってもプロトンポンプ阻害薬（PPI）の併用が推奨されます．また，変形性関節症の痛みには貼付剤などで局所投与をすることで副作用の軽減を図ることが可能です．

慢性疼痛に絞ると，NSAIDsは，特に膝関節・股関節の変形性関節症による痛みには有用性が高いのですが，慢性腰痛にはそれほど有用性は高くありません．また，片頭痛の発作時には鎮痛効果を発揮します．神経障害性疼痛と線維筋痛症には効果がありませんので使用すべきではありません．

● ケアのポイント ●

NSAIDsが長期処方されている患者を見かけたら，鎮痛効果，消化器症状の有無，定期的な上部消化管内視鏡検査，PPIの併用についてチェックしてください．なんとなくずっと処方され続けていると感じたら，処方医に確認してみてください．

2 アセトアミノフェン

アセトアミノフェン（カロナール®）は解熱薬として頻用されていますが，用量を増やすことで優れた鎮痛作用を発揮します．成人では，解熱には300 mg/回程度の用量で処方されますが，「鎮痛には500～1,000 mg/回の用量が必要であり」上限は4,000 mg/日となっています．しかしながら，鎮痛のメカニズムははっきりとわかっていません．大量投与で肝機能障害の副作用のリスクがありますが，安全性は比較的高い薬剤です．

慢性疼痛に関しては，アセトアミノフェンは，運動器疼痛（慢性腰痛症と膝関節・股関

節の変形性膝関節症による痛み）に対して鎮痛効果と身体機能の改善効果が認められないことが複数の研究結果から示されました（Machadoほか，BMJ 2015 p.h1225）．しかし，NSAIDsと比較すると副作用が軽度で長期処方も可能であり，実臨床では，慢性腰痛症や肩関節周囲炎などに有効であるケースも多く経験するため，運動器慢性疼痛に対して，アセトアミノフェンの処方を考慮してもいいと考えられます．また，片頭痛と緊張型頭痛に対しては有用ですが，1回量が500 mgでは十分な鎮痛効果が得られないことが多く1,000 mg程度の用量が必要です．

●ケアのポイント●

アセトアミノフェンが処方されていて，効果がないと訴えている患者がいたら，用量を確認してみてください．200〜300 mg/回では，鎮痛効果はほとんど期待できませんので，処方医への確認が必要です．また，アセトアミノフェンはOTC医薬品の総合感冒薬などに配合されているものが多くあるので，3,000 mg/日以上の用量で処方されている患者では，市販薬の内服を確認することが重要です．

3 Ca^{2+} チャネル $\alpha_2\delta$ リガンド

Ca^{2+}チャネル$\alpha_2\delta$リガンドは，ガバペンチノイドとも呼ばれ，わが国では，プレガバリン（リリカ®）とミロガバリン（タリージェ®）の2種類がよく処方されています．ガバペンチノイドは神経障害性疼痛全般に優れた鎮痛作用を発揮します．神経障害性疼痛の代表的疾患は，帯状疱疹後神経痛と有痛性糖尿病性神経障害ですが，そのほかにも慢性疼痛には神経障害性要因が関与するものが多くあるので，ガバペンチノイドは慢性疼痛に対して頻繁に処方されます．さらに，プレガバリンは，高用量投与（300〜600 mg/日）で線維筋痛症に対する有用性が確認されています（Derry Sほか，Cochrane Database Syst Rev. 2016 p. CD011790）．ガバペンチノイドの主な副作用には「眠気，ふらつき，浮腫があり」特に高齢者については転倒のリスクがあるため，低用量で開始して漸増します．ミロガバリンはわが国で開発されたガバペンチノイドで，副作用が軽度であることが特徴です．また，腎機能によって生体内利用率が変化しますので，腎機能をモニタリングして用量調節する必要があります．

●ケアのポイント●

ガバペンチノイドが原因のめまいは，回転性ではなく浮動性めまいです．これは，足下がふわふわするめまいのことで，転倒の原因になります．浮動性めまいは，突然生じることが多く，高齢者では転倒した際に手を突くことができずに顔面を強打することがあります．初回の処方や増量する場合には，転倒を防ぐために，患者に十分な注意喚起をすることが重要です．

4 デュロキセチン

デュロキセチン（サインバルタ®）は，セロトニン・ノルアドレナリン再取り込み阻害薬（SNRI）で，第4世代の抗うつ薬です．デュロキセチンは下行性疼痛抑制系を活性化させることで脊髄後角のレベルで痛みの伝達を抑制して鎮痛効果を発揮しますので，慢性疼痛全般に有用性が確認されています．このため，デュロキセチンの保険適用は，変形性関節症，慢性腰痛症，有痛性糖尿病性神経障害，線維筋痛症と幅広く，現在の慢性疼痛治療薬の中心的存在となっています．また，適応外使用として（末梢性・中枢性）神経障害性疼痛にも保険診療が認められています．悪心，口渇，めまい，傾眠などの副作用はありますが，重篤なものは稀で，比較的安全に使用することができます．20 mg/日から開始し，副作用に注意しながら，60 mg/日まで漸増します．増量する過程で鎮痛効果が得られることを多く経験します．また，トラマドールなど，セロトニン再取り込み阻害作用のある薬物との併用でセロトニン症候群[*2]を生じることがあるために注意が必要です．

●ケアのポイント●

デュロキセチンは副作用が少なく比較的安全な薬物ですが，抗うつ薬であるため，抑うつ傾向のある患者では，自殺企図や攻撃性などの精神症状が出ることがあります．患者と話していて，何か違和感を感じた場合は，処方医に報告することが重要です．

5 トラマドール

トラマドールは，わが国では麻薬指定はされていませんが，オピオイド鎮痛薬に分類される薬剤です．中枢神経系のオピオイド受容体に作用して優れた鎮痛効果を発揮します．また，セロトニン，ノルアドレナリン再取り込み阻害作用も有するため，下行性疼痛抑制系を活性化することによる鎮痛作用も併せ持っています．慢性疼痛に対してトラマドールは，運動器疼痛と神経障害性疼痛で高い有用性が示されています．しかし，線維筋痛症に対しては，効果は限定的であるために使用は推奨されていません．トラマドールはオピオイド鎮痛薬であり，「悪心・嘔吐，便秘，眠気といった副作用が生じる」ことがありますので，その対策を講じることが重要です．また，長期投与の安全性については確立されておらず，依存・乱用といった不適切使用に陥る場合もあるので，漫然とした長期投与は厳に慎まなければいけません．トラマドールは，NSAIDsやアセトアミノフェンでは十分な鎮痛が得られない運動器慢性疼痛などに投与を考慮しますが，正しく服用できているかをしっかりとモニタリングする必要があります．

[*2] セロトニン症候群：中枢神経系でセロトニンが増加しセロトニン作動活動が亢進すると，不安，焦燥，振戦，発汗，頻脈などの精神症状（不安，焦燥など），錐体外路症状（振戦，筋硬直など），自律神経症状（頻脈，発汗など）が生じることがあり，セロトニン症候群と呼ばれています．治療は原因薬剤の中止とシプロヘプタジン（ペリアクチン®）の投与です．

第3章　慢性疼痛のケアを実践するための基本的知識 ❶

表11　わが国で非がん性慢性疼痛に使用可能なオピオイド鎮痛薬

薬品名	効果・効能
トラマドール	非オピオイド鎮痛薬で治療困難な非がん性慢性疼痛
トラマドール/アセトアミノフェン	非オピオイド鎮痛薬で治療困難な非がん性慢性疼痛，抜歯後の疼痛における鎮痛
ブプレノルフィン貼付薬	非オピオイド鎮痛薬で治療困難な変形性関節症，腰痛症に伴う慢性疼痛における鎮痛
コデイン	疼痛時における鎮痛
モルヒネ	激しい疼痛時における鎮痛・鎮静
フェンタニル貼付薬	非オピオイド鎮痛薬および弱オピオイド鎮痛薬で治療困難な中等度から高度の慢性疼痛における鎮痛
オキシコドン	非オピオイド鎮痛薬または他のオピオイド鎮痛薬で治療困難な中等度から高度の慢性疼痛における鎮痛

●ケアのポイント●

　オピオイド鎮痛薬の依存・乱用は，痛みの緩和以外の目的での使用（ケミカルコーピング）がきっかけとなることが多いため，「睡眠やリラックスなどのために」トラマドールを服用している兆候が見られた場合は，速やかに処方医に伝える必要があります．

6 オピオイド鎮痛薬（強度）

　オピオイド鎮痛薬（強度）は，モルヒネ，オキシコドン，フェンタニルなどで，主にがんの痛みに対して使用されています．オピオイド鎮痛薬（強度）は，慢性疼痛に対しても優れた鎮痛効果を発揮するため，近年，いくつかの薬剤は（非がん性）慢性疼痛にも処方できるようになりました（表11）．しかし，長期使用の安全性についてはまったく確立されていません．長期投与は依存・乱用のリスクが高まるために安易な処方は禁物です．米国のオピオイドクライシス[3]のような自体を招かないために，（非がん性）「慢性疼痛に対する強オピオイド鎮痛の処方は，痛みを専門とする医師のみが責任をもって処方すべきです」．

●ケアのポイント●

　オピオイド鎮痛薬は，エチゾラム（デパス®）やブロチゾラム（レンドルミン®）などのベンゾジアゼピン系薬物と併用すると，双方に習慣性が強まり，不適切使用のリスクが高まります．他の医療機関からの処方薬をチェックすることが重要です．

（上野　博司）

---

[3] 米国のオピオイドクライシス：米国では，オピオイドの違法売買だけではなく，医師が処方したオピオイド鎮痛薬によっても不適切使用を招き，これによる死者が年々増加し，2021年では1日200人以上が死亡するという悲惨な事態が発生しています．これをオピオイドクライシスと呼び，米国の労働生産性低下の大きな要因となっています．

6. 慢性疼痛に対する神経ブロック～看護のポイント～

　神経ブロックは，痛みの原因となっている部位に局所麻酔薬やステロイド薬を注入し痛みを緩和する手技です．椎間板ヘルニアや帯状疱疹などによる急性の痛みは，神経根の炎症が原因であることが多く，硬膜外ブロックや神経根ブロックがよく効きます．交感神経節ブロックは，交感神経が関与する痛みや，局所の血流を改善する目的で施行されます．頭頸部の疾患に対して行われる星状神経節ブロックは，その代表的な手技です．

　ブロック治療は，急性の痛みや周術期の痛みに対して有効ですが，慢性疼痛については効果が乏しいことが多いため，その適応については十分検討する必要があります．ブロック治療には重篤な合併症のリスクがあり，薬物と同様に依存する患者も存在するため，漫然とした施行は控えるべきです．

　本項では，ブロック治療の適応や手技ではなく，ブロック治療の際の看護のポイントに絞って解説します．

1 ブロック治療の安全に関するポイント

（日本ペインクリニック学会治療指針検討委員会 編，ペインクリニック治療指針．文光堂，2023p.263）

1）循環動態の変化

　多くの神経ブロックでは交感神経が遮断されるため，血管が拡張し血圧が低下する方向に作用します．また，特に頸部のブロックでは徐脈になるリスクがあります．担がん患者や透析を受けている患者では脱水が存在するため，予想もしない低血圧をきたすことがあります．一方，三叉神経などに対する一部の神経ブロックは強い痛みを伴うため，術中に血圧上昇や頻脈をきたし，虚血性心疾患などの合併症を持つ患者では問題となることがあります．

　このため，術前のバイタルサイン測定が必須で，術後も麻酔薬の効果がある一定の期間，循環動態を監視する必要があります．また，リスクの高い手技では，静脈路を確保して手技が行われます．

2）運動神経麻痺の遷延

　ブロック治療は麻酔ですので，処置の種類によっては薬液の量に応じて一時的な運動神経麻痺が発生します．ブロック治療後の安静時間は各施設での薬液投与量によって決められています．特に，腰部のブロック治療では下肢筋力の低下が遷延し，安静時間終了後に歩行した際に転倒する可能性があります．頸部のブロックでは上肢の筋力低下が遷延することもあり，車を運転して帰る際などには注意が必要です．

　また，運動神経麻痺をきたした患者は不安を感じるので，担当医師に報告するとともに時間の経過で改善することを説明することが必要です．

3）アレルギー

　近年は，アルコール消毒による皮膚発赤が問題視されるため，タイムアウトで必ず確認します．また，造影剤によるアナフィラキシーショック・遅発性のアレルギーがありえるので，特に初回施行時には注意深く観察する必要があります．アナフィラキシーの治療に関してはガイドライン[*1]を参照してください．

4）感　染

　多くは数日後に発症するため，当日に問題となることはありません．糖尿病やステロイド剤，免疫抑制剤を服用されている患者では易感染性があるため注意が必要です．関節内や椎間板内は抗菌薬の移行性が悪いため，発症すると難治性となります．感染予防のエビデンスはありませんが，リスクの高いブロックでは処置当日の入浴を禁じています．

　アルコールの消毒作用は，アルコール濃度に依存しています．アルコールは揮発するため，時間の経過とともに濃度が下がることに注意が必要です．

5）特有の合併症

❶ くも膜下注入

　硬膜外ブロックは脊髄を包む硬膜の外層に薬液を注入する手技ですが，治療者が気づくことなく，硬膜を穿刺し，くも膜下腔に注入することがあります．これは，いわゆる脊椎麻酔の状態で，比較的大量の局所麻酔薬により高度の血圧低下や徐脈が起こります．神経根ブロックや星状神経節ブロックなどの頸部のブロックでも起こることがあり，超音波ガイド法でも可能性はあります．数分後に予期しない高度の低血圧，呼吸抑制が発生し，適切な処置がとられないと致死的な状態となります．高度の低血圧や，中枢神経まで局所麻酔薬の作用が及ぶと意識障害が起こります．

❷ 血腫，出血

　ブロック施行医は十分に術前の検査を行い易出血性の患者を除外しますが，時に出血が起こります．圧迫止血が基本的な対処法です．特に頸部では，血腫により気道閉塞が起こり致死的な合併症となる可能性があります．細い針での穿刺では，遅発性に血腫ができることがあるため，帰宅後でも頸部が腫れて息苦しさがあれば，すぐ病院に連絡するよう説明することが重要です．

❸ 気　胸

　肋間神経ブロックなどの胸背部のブロックでは気胸のリスクがあります．ペインクリニック学会の合併症報告では，例年，最も多く報告されています．

[*1]：Anaphylaxis 対策委員会 編，アナフィラキシーガイドライン 2022．日本アレルギー学会，2022．
　　https://anaphylaxis-guideline.jp/wp-content/uploads/2023/03/anaphylaxis_guideline2022.pdf
　　（参照 2024 年 2 月 5 日）

④ 局所麻酔中毒

　詳細はガイドラインを参照してください[*2]. 仙骨（硬膜外）ブロックなどで比較的大量の局所麻酔薬が注入されたり，血管内に誤注入されたりすると，血中の麻酔薬濃度が上昇し，中枢神経系に作用して痙攣や意識障害をきたします. また，循環系に作用し不整脈や心停止をきたすことがあります. これらの重篤な症状の前に，患者が口周囲のしびれや苦味を訴え，さらに多弁，呂律困難や不隠をきたします. これらの初期兆候を見逃さないことが重要で，兆候があれば医師に報告するとともにモニター装着，酸素投与，静脈路と気道確保の準備を始めます.

　星状神経節ブロックなどの頸部のブロックで，椎骨動脈を誤穿刺した場合は少量の局所麻酔薬で瞬間的に意識消失・循環虚脱が起こります. 短時間で改善するため，適切に呼吸管理と循環補助をすることが救命に重要です.

2 実際の看護

1）モニター装着，患者観察

　奈良県立医科大学附属病院ペインセンターではブロック治療の種類によって，観察項目を整理し安静時間を指定しています（表12）. 血圧計や心電図モニターのほか，呼吸抑制のリスクのある手技では経皮的酸素飽和度モニターを装着します.

　ブロック治療を行う処置室・安静室では，昇圧薬の準備（救急カート）や酸素投与ができる設備が必要です. また，マスク換気や気管内挿管が迅速にできるよう，患者の頭元で処置できる空間が確保できていることが重要です.

　バイタルサインだけではなく患者の顔色などの観察が重要なのは言うまでもありません. 星状神経節ブロック後の呼吸停止の事故報告では，ブロック後に患者が布団を頭までかぶっていたことが，発見が遅れた原因の1つとされています. プライバシー保護や快適性と患者の状態確認は相反することもありますが，その重要性を患者に説明し顔色や呼吸状態が判断できるような安静環境を確保することが必要です（図20）.

2）タイムアウト

　ブロック処置表で医師から看護師にブロック治療をオーダーします（表13）. 看護師は処置表を見て，薬液や超音波機器の準備，患者の着替え（部位によっては検査着に着替えます），モニターの準備を行います.

　処置時には処置表を使ってタイムアウトを行います. 当科は主治医性で診療しているため患者の取り違えは皆無ですが，施設によって診察医と処置医が異なる場合は特に注意が必要です. 当科では医師がブロック手技，デバイスの準備，左右，造影剤アレルギーの有

[*2]：局所麻酔薬中毒へのガイドラインWG編：局所麻酔薬中毒への対応プラクティカルガイド. 日本麻酔科学会，2017. https://anesth.or.jp/files/pdf/practical_localanesthesia.pdf（参照2024年2月5日）

第3章　慢性疼痛のケアを実践するための基本的知識 ❶

表12　透視下神経ブロックの安静時間表

安静度	時間	観察項目	部位	ブロック名	点滴
S	45分	BP・P・SpO₂ BP・Pは 5分毎 30分間 SpO₂ 45分間	頸部（C） 上部胸椎（Th1〜7）	神経根ブロック（ルート） 神経根ブロック（ルート）PRF/サーモ 傍脊椎神経ブロック，FR（熱凝固） 椎間関節ブロック（FB） 椎間板造影（disco） 　→　CT撮影（抗生剤点滴有） 硬膜外ブロック	C・Th1〜3 有 それ以外は 医師の指示 による
A		BP・P （5分毎 30分間）	三叉神経ブロック		有
A			腰部（L）　硬膜外ブロック（Epi）　脊椎洞神経ブロック　不対神経		無
B		BP・P （帰室時・ 30分後）	下部胸椎（Th8〜12，S1〜S5） 腰椎（L）	神経根ブロック（ルート） 神経根ブロック（ルート）PRF/サーモ 椎間板造影（disco）　→　CT撮影 PSOAS（プソアス）	初回のみ有
C	30分	BP・P （帰室時・ 30分後）	胸部・腰部	傍脊椎神経ブロック　＋　FR（熱凝固）	無
C			仙腸関節ブロック　ESP　FB		無
D	15分	BP・P （帰室時）	肩・股関節造影（パンピング）＜ステロイド注入することもある＞ 肩・股関節枝高周波熱凝固（サーモ）		初回のみ有

ルート（局所麻酔薬注入），サーモ（高周波熱凝固），PRF（高周波電流），パンピング（造影剤注入し膨らませる）．　　＜温度設定可能＞　　＜設定温度 42℃＞
当初，A/B/C の分類だけであったが，さまざまな処置が増えたため，S と D が追加された．処置名は，医師が使用する略語に対応しているため，正しい医学用語ではない．処置室処置の安静度の記載はないが，星状神経節ブロックなど頸部のブロックは 30分，トリガーポイント注射は 10分の安静時間としている．

無，アルコール使用禁止の確認などについて処置表に記載し，安静度とともに看護師と情報共有しています．この処置表にバイタルサインを手書きで記入をしています．

3）手技の介助

　ブロックに関わる物品の準備・補充は看護師が行っています．稀にしか使用しない薬品や針の期限切れについて確認を要します．蘇生器具や昇圧薬を準備した救急カートの準備も同様です．高齢者ができるだけ転倒しないよう環境を整備し，処置台への移動やベッドへの移乗を安全に行うことが重要です

　感染を予防する意味でも，ブロックをする範囲を十分に露出し消毒する必要があります．衣服の着脱を円滑に行うのは案外，難しい仕事です．痛みのある患者を急かして痛みのある部位を触ってしまうと，余計に患者を痛がらせてしまいます．胸背部の X線透視下硬膜外ブロックなどでは下着も脱ぎ，後ろ合わせで術着を着せます．複数のベッドのある処置室では，プライバシーや貴重品についての配慮も必要です．

124

6. 慢性疼痛に対する神経ブロック〜看護のポイント〜

表 13　処置表

┌─────────────────────┐　┌─────────────────────────┐
│　　患者の ID　バーコード　　│　│　　　ID カード情報のプリント　　│
│　　　　　　　　　　　　　　　│　│　患者の名前，ID，生年月日など　│
└─────────────────────┘　└─────────────────────────┘

ブロック　看護記録

日付　┌──────────┐
　　　│　日付の印鑑　│
　　　└──────────┘

指示医（渡邉・○○・○○・○○・○○・　　　　　　　）　疾患（□ZAP　□PVD　□その他）

□タイムアウト施行　　時間(　　：　　)　□アル禁　　施行者（医師　　　　　/ 看護師　　　　　）

透視下ブロック　　　　　□透視室　　□OP 室　　□中放 21 番

□局麻　　　　□熱凝固　　　□PRF　　　　　　　　**造影剤使用量**　　□禁忌

（両・左・右）　○○○○（ブロック名・手書き）　　(0,　0.5,　1.0,　1.5,　2.0,　　　　mL)

処置室ブロック　（両・左・右）

ガイド：□ランドマーク　　　　□超音波ガイド（　リニア・コンベックス・マイクロ　）

方法：　□局麻　　　　　　　□熱凝固　　　　　　　□PRF

手技：　□仙骨ブロック　　　□星状神経節ブロック　□肩峰下滑液包ブロック

　　　□三叉神経末梢枝　　　□腰部硬膜外ブロック　□浅頚神経叢ブロック

　　　□頚部神経根ブロック　□筋膜リリース　　　　□その他　（　　　　　　　　　　）

体位：□坐位　　□腹臥位　　**右上側臥位**　　**左上側臥位**　　□仰臥位

□トリガー　　（坐位・腹臥位・側臥位・仰臥位）　　　　　□エムラクリーム
□膝　　（両・左・右）
□点滴・静脈内注射

安静度　（S・A・B・C・D）

	直前	直後	5 分後	10 分後	15 分後	20 分後	25 分後	30 分後	最終
時刻									
血圧									
脈拍									
SpO_2									
体温									

安静時間終了後　　気分不良（□あり　□なし）　　脱力（□あり　□なし）
　【備考】

安静解除確認　　　　時　　　　分　　　　受持ち Ns サイン _____

実際には「看護記録」と書かれており，バイタルサインなどを記載後に，PDF 化して電子カルテに保存している．バイタル表の下段に，帰宅時の患者の様子を確認するチェックボックスと，受け持ち看護師の署名欄がある．

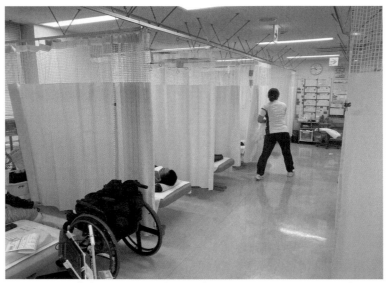

図20 奈良県立医科大学附属病院ペインセンターの処置室
ベッドが10台並び，プライバシー保護のためカーテンが使用される．緊急時に対応できるよう，患者の頭部は通路側に配置され，顔色が見えるようカーテンが開いている．奥の白板に処置内容が書かれている．

4）帰宅時の説明

　安静時間終了時に，筋力低下の有無，歩行の確実性，刺入部の出血などの確認を行います．星状神経節ブロックなどでは，眼瞼下垂や結膜充血などの兆候が見られますが，時間とともに改善することを説明します．反回神経麻痺が起こると嗄声になります．嗄声が改善するまでは飲食しないこと（誤嚥の原因）も伝えます．当科では，初回のブロック時には，医師が最終確認し患者説明を行っています．

　帰宅に際しての注意事項を看護師から説明します．頭部のブロックで遅発性に血腫が起こった際の対応など，何度も説明することが必要です．また，入浴の可否など質問の多い内容については，スタッフ間で説明が異なると不信感を生みますので，施設であらかじめ決めておくことが望ましいです．当科では，6時間後から入浴を許可する（トリガーポイント注射など）/6時間後からシャワーを許可する（神経根ブロックなど）/当日は不可（関節穿刺）などと決めています．

　　おわりに
　ブロック手技は苦痛を伴いますが，非常に強力な鎮痛方法で，合併症も起こりえます．不安を感じている患者に，できるだけ快適に処置を受けていただけるようなきめ細かいケアとともに，安全の確保が必須です．多忙で安全の担保が危うい時には，医師の処置を待機させるなど，処置室の司令塔の役割を担っていただきたいと思います．

（渡邉　恵介）

7. 慢性疼痛患者への包括的ヘルスアセスメント

　ヘルスアセスメントとは，人々の健康の維持・増進・回復のために健康状態に関する査定・事前評価を行い，健康教育やケアを方向づけるために行います．ヘルスアセスメントでは，問診，観察，フィジカルアセスメントなどを行い，情報を収集，解釈・分析，統合して査定します．問診・観察で得た情報を基盤に対象の健康状態を推論し，さらに医師の行った検査や他の検査の情報も加えて，看護で対処すべき健康上の問題（看護診断）があるかどうかを判断します．ヘルスアセスメントには，フィジカルアセスメントと心理社会的アセスメントがあります．

　ヘルスアセスメントでは対象を全人的に把握する必要があります．人はけがなど痛みの刺激が侵害受容器から脊髄を通り，脳の大脳皮質へ伝わって「身体の痛み」として感じます．同時に，大脳辺縁系の扁桃体にも刺激が伝わり，情動面にも影響を与え「痛くて嫌だな」などの不快などを感じます．「身体の痛み」と「心の痛み」が同時に生じ，さらに痛みが治らず長期化する過程で心理的，社会的要因が痛みを修飾し，さらに痛みを強く感じさせます〔田口敏彦ほか（監），疼痛医学．医学書院，2020〕．身体・心理・社会的側面はどれも影響し合っていますので，多面的評価が必要です（高橋紀代ほか，慢性疼痛 2023 p.117）．

　本項では，共感や傾聴，対話を行いながら，フィジカルアセスメントに加え心理社会的アセスメント，各種質問紙の情報をすべて統合し，健康状態を推測するといった慢性疼痛患者に対する包括的ヘルスアセスメントについて述べます．

1 聴取の前に　患者から信頼を得るために

　痛みには，侵害受容性疼痛，神経障害性疼痛，痛覚変調性疼痛など複数の顔があります（第3章❶-1を参照）．痛みは主観的なものであり，他者が客観的に把握することはできません．また，感情，考え方，人間関係なども目に見えないものであり，患者がどのように思っているか主観的事実が重要になります．患者自身から安心して語れるような看護師のファーストタッチが大切です．患者の言葉選びや表情，態度などもその人となりを把握する大事な情報になります．事前に問診表を記載してあると患者の話が見えやすくなり，尺度は痛みが患者の生活や思考などにどの程度影響を与えているかの把握に役立ちます（第3章❶-4章を参照）．

1 感覚的側面（痛みの強度，部位，性質を測定する尺度）（＊：付録を参照）
［痛みの強度の評価］
・NRS：Numerical Rating Scale, VAS：Visual Analogue Scale.
・FRS：Face Rating Scale, 簡易疼痛質問票（BPI：Brief Pain Inventory）など.

第 3 章　慢性疼痛のケアを実践するための基本的知識 ❶

[痛み性質の評価]
・マクギル疼痛質問表（MPQ：McGill Pain Questionnaire），Pain Drawing など．

❷ 情動・認知的側面（不安・抑うつ，破局的思考，恐怖回避的思考を測定する尺度）
・不安抑うつ尺度（HADS：Hospital Anxiety and Depression Scale）*．
・痛みの破局化尺度（PCS：Pain Catastrophizing Scale）*．
・痛み自己効力感質問表：（PSEQ：Pain Self-Efficacy Questionnaire）*など．

❸ 身体活動・機能：疼痛生活障害評価尺度
・疼痛生活障害評価尺度（PDAS：Pain Disability Assessment Scale）*．
・健康関連 QOL 評価（EQ-5D：EuroQol- 5 dimensions）*など．
・運動恐怖に関する評価尺度〔Tampa Scale for Kinesiophobia：TSK-J）*．

❹ 社会的要因・包括的評価
・介護者の介護負担尺度（Zarit）など．

　なお，「破局的思考（catastrophizing）」※とは，痛みに影響を与える認知的要因の 1 つ
で，痛み体験を過度に消極的にとらえてしまう思考のことを指します（第 3 章❸-1 を参
照）．

2 問　診

　慢性疼痛では，長期間痛みにさらされているうちに，痛みの部位が増え，痛みの性質が
変化したり，痛みの部位が移ったりすることも珍しくありません．そして，患者の痛み，
その他，身体面，心理面，社会面の全体像をとらえられるよう丁寧に聴いていきますが，
ただ質問するのではなく痛みの増強因子になりそうか，「人となり」がつかめそうかなど
適宜アセスメントしながら聴いていきます（表14）．

表 14　慢性疼痛患者に対する看護師による問診での基本的な聴取項目

① 痛みについて：部位/性質/持続痛・発作痛/出現時期/日（月，年）内変動/増強因子/ 　緩和因子/疼痛部位の皮膚の状態や色，痛みのきっかけ
② 現病歴：受診した医療機関，使用薬剤とその効果/副作用
③ 既往歴
④ 家族背景/関係性，成育歴
⑤ 生活面について：1 日の生活の流れ，仕事/学校，家事・外出などの活動，食事， 　排泄，清潔，睡眠，嗜好品，身長・体重，趣味，運動習慣
⑥ 自身のこと：やりたいこと，自分の性格，痛みで困っていること/できないことなど

7. 慢性疼痛患者への包括的ヘルスアセスメント

① 痛みについて

痛みの部位（部位が複数の場合は出現の順番や時期），範囲（ピンポイント/境界が不明瞭など），左右差，疼痛部位の移動の有無，日（月，年）内変動，性質，持続痛か発作痛か，増強因子/緩和因子など聴取します．また，利き手，仕事の動作などよく使う体の部位も大事な情報です．人体のイラストに疼痛部位を患者に記載するPain Drawingも有用です．

〈1〉痛みの表現

ズキン，ジーン，シンシン，ピリピリ，しびれて痛い，剣山で刺されるような，熱された鉄棒を当てられるような…など多種多様です．本人の言葉で表してもらうと患者と医療者共通の言葉で痛みに向き合えます．

〈2〉神経障害性疼痛

神経障害性疼痛：神経の圧迫や損傷により生じる痛みで，ピリピリや灼熱感，絞扼感などで表現されることが多く，神経支配領域を表す皮膚分節（デルマトーム，第3章❶−3図18を参照）と照らし合わせてみます．脊髄より上位の中枢性神経障害性疼痛と，末梢性神経障害性疼痛があります〔田口ほか（監），疼痛医学．2020〕．

〈3〉感　作[※]

慢性疼痛では痛みを長期間感じている間に，痛みのセンサーである侵害受容器の興奮に加えて，脊髄と脳の働き方の変化が起きます．さらに，疼痛の閾値を下げ，痛みを感じにくくする防御機能である下行性疼痛抑制系も弱まり，痛みを何倍も強く感じたり，痛みの部位が移ったりします．感作にも神経と同様に中枢性と末梢性があります〔田口ほか（監），疼痛医学．2020〕．

〈4〉痛覚変調性疼痛

侵害受容器などが変性して，興奮させる痛み刺激がなくても，痛覚過敏など痛みを感じます．複数個所の痛みの原因がそれぞれ異なる場合もあります．

難治性慢性痛の中には，複合性局所疼痛症候群(CRPS)[※]もあるので，アロディニア〔allodynia：通常では痛みを起こさないような軽微で非侵襲性の刺激（刷毛で触るなど）に対して痛みを感じる状態のこと〕，爪の伸びる速度などを聴取したり，皮膚の温度，発汗などを見ることもあります．また，しびれには糖尿病性神経障害やアルコール性ニューロパチーなどもあり，左右差の有無やその人がどのように暮らしてきたか，生活歴の聴取が重要になります．

主観的な痛みの程度の共通理解のツールとして尺度を使用します．学童〜成人ではNRSやVAS，FRSなどを用い，乳幼児は機嫌や行動を客観的に評価できるFLACC (Face, Legs, Activity, Cry, Consolability pain scale) などを用います．痛みの感じ方は個人個人で異なり，我慢強い人と痛みに弱い人では同じNRS5でもそれぞれで患者自身での意味合いが異

なります．数字だけの評価ではなく，その数字がどのように変化していったか，また，本人にとってどれほどの強さの痛みだと感じているかを理解するのに役立てます．

鎮痛薬を使用している場合，服薬状況，実感される効果/副作用の有無，コンプライアンス，アドヒアランスを確認します．患者に確認する上で，看護師は鎮痛薬の目的と作用，効果発現時間，持続時間，投与方法など，薬物療法についての知識が必要です．

② 現病歴

痛みの経過，受診した医療機関と対応，使用薬剤とその効果/副作用について，時系列を丁寧に整理しながら聴きます．たとえば，痛みが出たのは出来事の後だと思っていたが，整理すると出来事の前からあった，など患者が思い込んでいることも多くあります．看護師が気がついても，本人の認知の修正が難しい場合もあるので，本人のストーリーと客観的事実は区別して把握していきます．

③ 既往歴

疾病に加え，外傷，手術歴なども聴きます．

④ 家族背景/関係性，生育歴

家族は「心理社会的修飾因子」になることが多いので，特に注意して聴きます．患者の話し方や言葉遣いなど観察しながら，各家族成員について質問します．あなたにとって母親はどんな存在か，家族との仲，両親の関係性など具体的に聴き，痛みの理解者となっているかをみます．家族背景の聴取は「生育歴」の把握にもなり，結婚や離婚，引っ越し，DVなど家族やライフイベントが患者にどのような影響を与えているかも重要です．ただし，プライバシーに触れられたくないこともあるので，モラルを持って聴きましょう．

⑤ 生活面について

1日の生活の流れ，仕事/学校，家事・外出などの活動，食事，排泄，月経，清潔，睡眠，嗜好品，身長・体重，趣味，運動習慣など痛みによる生活への影響などを聴取します．

〈1〉睡 眠

睡眠不足は痛みの閾値を下げ，痛みを感じやすくし，体力が消耗して昼間の活動性の低下にもつながりますし，夜間痛みで眠れないと痛みのとらわれにつながります．痛みによる中途覚醒の回数，就寝中の姿勢，寝返り，睡眠時間などを聴取します．

〈2〉仕事/学校

いじめや重責，ストレスなど痛みの修飾因子となることが多く，人間関係や出来事，患者がどう感じたかなどを聴取します．

④，⑤では，聴取した現病歴と照らし合わせ，痛みが変化した時期と家庭内や職場，学

校などでイベントがなかったかなど，修飾因子となりうるものを確認していきます．本人も気がついていないことがあるので，② 現病歴で時系列を丁寧に聴いていくことが重要になります．

6 患者自身のこと

やりたいこと，痛みで困っていること/できないことを聴き，患者の意欲や希望を確認します．性格では，患者と家族，周囲が感じている性格が異なる場合があります．看護師のとらえた患者の性格も大事なアセスメント情報です．

3 視　診

視診とは，患者の体格，表情，顔色，姿勢や歩行，服装や装飾品，話し方など表面から見える部分について，問診と同時に患者の様子や反応を視覚的に観察することを指します．視診では，医療者の視点での客観的情報を得ます．疼痛部位の視診では，皮膚の色や腫脹，温度など，また服のめくり方などの患者の様子を見ます．

ほかにも医療者の前では見せない素の患者・家族を見ておくことも有用で，待合室の様子や椅子から立ち上がり診察室に入るまでの様子，診察待ちの時間の家族との会話や様子は家族の関係性を把握する貴重な情報になります．

4 触　診

触診では，痛みの部位を直接触り，客観的情報を観察します．看護師の手を用いて患者に触れることにより，皮膚の弾力性や硬結の有無，温かさと冷たさ，湿潤と乾燥，触れた時の患者の反応などの客観的情報が得られます．ただし，「痛覚過敏」[※]（痛みを引き起こす侵害性の刺激によって，その刺激強度以上に強く痛みを感じる状態のこと）やアロディニア[※]など触られることが恐怖の痛みもあるので，触る前には必ず患者に触れてよいか確認をしてください．加えて，看護には「手当て」，タッチングという言葉があります．痛い部位に触れる時，患者と同じように看護師も痛みを大事に扱ってください．看護師が触れる行為が痛みを理解してくれたという非言語的メッセージとケアになります．

5 心理面，社会面

慢性疼痛患者は，心理社会的要因が痛みに影響を与えることがあり，痛みと関係なく起きた出来事が，本人のストレスや印象的な経験となり，痛みを強める修飾因子となることがあります．痛みが長引くと，心理社会的要因との循環的相互作用により慢性化，重症化することがあります（図21）．

患者自身が心理社会的要因に気がついていないことがあるので，痛みが変化した時期の

第3章 慢性疼痛のケアを実践するための基本的知識 ❶

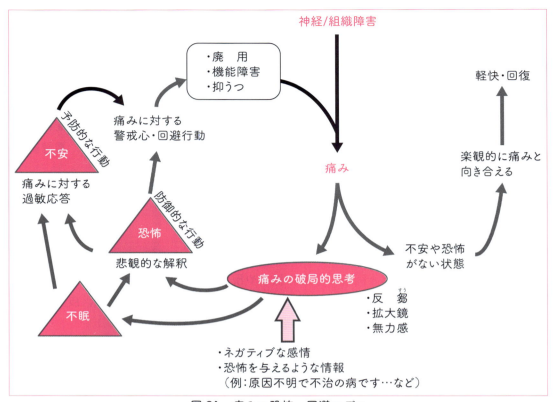

図21 痛みの恐怖－回避モデル
（Leeuw M ほか，J Behav Med 2007 p.77 より引用改変）

イベント，生活や気持ちの変化をたずねて言葉にしてもらいます（言語化）．重い責任，いじめ，理不尽な対応，傷つく言葉や態度，過剰な期待，過干渉，親しい人との別離，ストレスのかかる関係性や環境などの経験を，その人がどのように感じ，どのように意味づけてとらえているかが重要です．つらい気持ちの時に痛みはどうだったかも振り返ってもらい，修飾因子となっていたかを一緒に確認します．一方，患者の楽しめること，好きなことも聞いておくと自己対応への助言に役立ちます．

時には，うつなどの精神疾患や発達障害が隠れていることもあるので，精神科，心療内科などと協力して痛みに対応することもあります．

6 患者教育

慢性疼痛は患者自らが主体となって取り組んでいくことが治療の要になるため，行動変容につながるような痛み教育が重要になります．正しい知識の提供と誤った認知の修正，患者に合わせた説明や注意点を伝えられたり，具体的な対処行動を提案したり，患者が実行可能な方法を一緒に考えます．

7. 慢性疼痛患者への包括的ヘルスアセスメント

7 事　例

　20歳代の女性，肩と背部の痛みで受診し，看護師の聴取で以下の経過が判明しました．

　8か月前から首〜肩，四肢，背部の痛みが出現．当初，プレガバリン（リリカ®，第3章 ❶–5を参照）が有効でしたが，中止すると痛みが再燃し，内服再開時には効果を得られず，胸郭出口症候群を疑われトラマドールも処方されましたが無効でした．発症3か月後には背部をバットで叩かれるような痛みに変化，発症5か月後には首，肩を押し潰されるような痛みとなり，肩にトリガーポイントブロックを4回実施しましたが効果は薄く，頸椎症を指摘されました．発症6か月後には線維筋痛症を指摘され，疼痛部位の変動がみられたことで不定愁訴を疑われ，線維筋痛症の専門病院を自ら見つけて受診しました．事前の問診でPCS：22点/52点（カットオフ値：30点），PDAS：14点/60点（カットオフ値：10点），HADS：不安8点/21点（境界線上のスコア），抑うつ6点/21点，EQ–5D：7点/15点でした．

●看護師のアセスメント●

・プレガバリンの効果が得られたので神経障害性疼痛と推測されますが，再開後に効果が得られないことで痛みの原因の変化や，痛みの増強から薬剤需要量の増加も考えられること．

・トラマドール（第3章 ❶–5を参照）を使用され，通院施設で積極的な薬物療法を行っていたことがうかがえること．

・2〜3か月ごとに症状の変化があり，疼痛部位の変化があるため中枢性感作※も疑われること．

・痛みがありながらも，自ら調べて受診行動がとれており行動力があること．

・痛みについて調べる時間が多く，痛みのことばかり考えていることも懸念されますが，PCSが高くないため痛みのとらわれまでには至っていなさそうなこと．HADSの不安がやや高く不安はありそうなこと．

・PDAS，EQ–5DからADLには大きな支障はなさそうなこと．

　次に，生活状況をたずねます．（要点のみ記載）

・1日の流れ：早朝に起床，22時就寝し規則正しい生活．

・仕事：何時間も立位で同一の前傾姿勢の作業．現在は痛みのため休職中．

　　　　以前，上司と合わず周りを全員敵だと思い込んでいた時期がありました．

・家族：両親とストレスがあり，現在は家を出てパートナーと同居．パートナーとは良い距離感を保てていました．

●看護師のアセスメント●

・仕事ができないほどの強い痛みであること，肩〜背部の痛みは仕事の影響がありそうな

133

こと.
・生活は整っており，どちらかというと真面目な性格，思い込みが激しい一面がありそうなこと.
・パートナーの存在は痛みには良い影響を与えていそうなこと.

　その後，徐々に患者と関係性が築け，患者の理想像を熱く語り始めました．ある時，ストイックにやりたいことを極めていく人の話に感銘を受けて，自分もこうあるべきだと思い，趣味の手芸に力を注ぎ始めました．生活リズムも変わり，夕方に仕事から帰宅後に寝て，夜中の1時に起床し，早朝まで作業しそのまま出勤するという，不規則でストイックな生活を3か月間送っていたそうです.

●看護師のアセスメントと対応●

　看護師は驚き，「体が疲れるでしょう？」「肩が凝るのではないですか？」など，質問をしながら肩を触診すると筋緊張著明で，いわゆる肩こりの筋筋膜性疼痛※を考えました．趣味と仕事で前傾同一姿勢を長時間維持していたことが身体的要因の可能性の1つで，職場でのストレス，家族のストレスも心理社会的修飾因子になっていることが推測されましたが，現在は実家を出てパートナーのサポートがあり，ストレスが緩和されていました．患者自身は筋緊張があることを自覚していませんでしたので，事実を伝えると，患者自らこの生活が原因ではないかと，気づきを得ていました.

■医師の診断■

　筋筋膜性疼痛．積極的な薬物療法は不要，補助的にアセトアミノフェンを使用しながら，運動療法を勧められました.

●看護師の対応・患者教育●

・慢性痛について，評価の視点，治療の主体は患者自身であることを伝えました.
・患者は自ら調べ受診するという行動力があり，ストレッチも取り入れていましたので，対応力はあると看護師は判断しました.
・運動療法のメリットや方法などについて説明しました.
・思い込みが強く，過剰適応な傾向があるため，やりすぎないこと，ペーシング（身体活動や運動のペース配分を行うことを指します，つまり活動と休息を計画立てて配分することを意味します）を伝えました.
・パートナーの存在も，痛みに良い影響を与えてくれる大事な存在であることを伝えました.
・痛みばかりを考えず楽しむ時間を持つこと，意識をずらす（ディストラクション）ことを伝えました.

　3か月後の再診時には，運動をさらに取り入れ，パートナーと一緒に趣味を楽しみ充実

した毎日を送っていました．ガチガチだった肩〜腰も軟らかくなり痛みも改善し，表情も明るくなっていました．

おわりに

慢性疼痛では，長期間痛みにさらされているうちに身体的要因，心理社会的要因とが，複雑に絡み合っていることがあり，丁寧かつ要点を押さえた問診が診断や今後の痛み対応に有用です．事務的だったり探索するのではなく，看護師の五感と想像力を活用しながら，人としての温かみをもって聴取していきましょう．

(牛山実保子)

第3章　慢性疼痛のケアを実践するための基本的知識 ❷

❷ コミュニケーション

1. 動機づけ面接 – 理論編

　慢性疼痛に対する認知行動療法や集学的治療は，多数のエビデンスに基づいて有効性が示されており，その重要性は広く認知されつつあります．しかし，一方で，心理的要因の関与を否認したり，反抗的であったり，非協力的な慢性疼痛患者は治療に難渋しやすいことも知られており，彼らを治療から脱落させず，治療へのモチベーションを高めるための方法が現在まで40年間にわたって研究されてきました．その中で中核となるのが行動変容段階モデル（transtheoretical model：TTM）と，動機づけ面接（motivational interviewing：MI）です（ウイリアム・R・ミラーほか，動機づけ面接．星和書店，2019／北田雅子ほか，医療スタッフのための動機づけ面接法．医歯薬出版，2016）．本項では，TTMにおけるMIの位置づけと理論，慢性疼痛におけるMIの有効性，看護師によるMIについて述べつつ，MI学習の全体像を解説します．

1 動機づけ面接とは

　1983年，William R Millerによって，アルコール依存症患者が行動変容を起こす時に，臨床家のどのような要因が重要であるのかについての研究が公表されました．その後，Stephen Rollnickとの共同研究によって面接技法としてまとめられたのが動機づけ面接（MI）です．MIは理論から構築された対話スタイルではなく，アルコール問題を抱える来談者への面接技法を研究するプロセスにおいて，治療成績の良かった治療者の対話スタイルを実証的に解析することから体系化されていきました．そこでは，患者への共感レベルが高い臨床家が関わると，患者からの抵抗が減り，行動変容が促されやすいことが示されました（ミラーほか，動機づけ面接．2019）（図22）．つまり，依存症患者にしばしばみられるような「行動を変える気がない」「反抗的だ」「甘えている」という「治療への動機づけの問題は，患者側の内部にあるのではなく，臨床家の取る行動によって強く影響を受けるもの」であることがわかってきました．

　また，一般的に慢性疼痛患者も，心理的要因の関与を否認し抵抗を示すことが少なくありません．そのため，医療者側も患者に対して「甘えている」とか，「疾病利得があるうちは治せない」と責めたくなる気持ちが生じ，それが態度に出てしまうと患者との関係をむしろ悪化させてしまいます．このような否認・抵抗を示す患者に対して批判，叱責，説得などをせずに，患者の考えや見通し，価値観を理解しようと試みて前向きな気持ちを引き出し，「患者自らが語る言葉によって」行動変容を促すのが「動機づけ面接」という対話スタイルです．

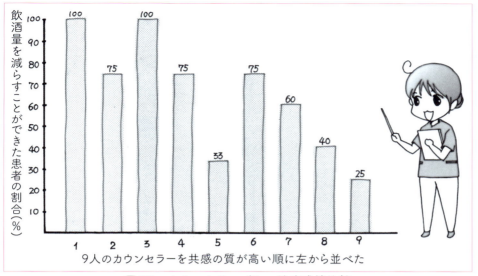

図22　カウンセラーごとの治療成績比較
（ミラーほか，動機づけ面接，2019を参考に作成）
カウンセラーが患者の話をどれくらいよく聞けていたかという共感の度合いと治療成功率の間には強い相関があった（r＝.82）．カウンセラーの共感の度合いが6か月後の患者の飲酒量における変動の2/3を説明した．カウンセラーの共感の正確性が，1年後（r＝.71）と2年後（r＝.51）の患者の飲酒量を予測した．

2 行動変容段階モデル

　冒頭に述べた行動変容段階モデル（TTM）では，人間の行動変容を，さまざまな特定の課題を成し遂げることによって，少しずつ積み重ねられて生じる段階的な過程であると考えます．つまり，人が何らかの行動を変えていく際に，初めは行動を変える必要性に気づいていない段階（無関心期：興味なし）から，行動を変えようかどうか迷う段階（関心期：興味はある）に進み，行動を変化させる準備ができて（準備期：やろうと準備中），具体的な変化のための計画を立てて行動を実行し（実行期：開始），その変化を長期間継続・維持する（維持期：習慣化）ように人は変わっていくとしました（図23）．

　そして，このTTMの初期段階（特に関心期）において，人は行動を変える際に「変わりたい，でも変わりたくない」という2つの相反する気持ちを同時に持ちやすく，これを「両価性」と呼びます．この両価性は人が行動を変えていく過程において，変わることの利害得失を評価・検討する意味を持ち，変化の途上における1つの段階なのです．しかし，両価性における問題は，この状態が行動変容に向けて進む上で最も立ち往生しやすいという点にあります．なぜならば，両価的な状態にある人を，ある一方向に説得すると，説得されたのと逆の行動に引かれ，その行動を行う頻度が上がってしまうからです．これを心理的抵抗と呼びます．

　痛み患者を例にすると，TTMの「無関心期」の患者は自身の行動を変える必要性を感じておらず，むしろ変化に対して抵抗を示したり文句を言ったりします．彼らは自分が病気

第3章 慢性疼痛のケアを実践するための基本的知識❷

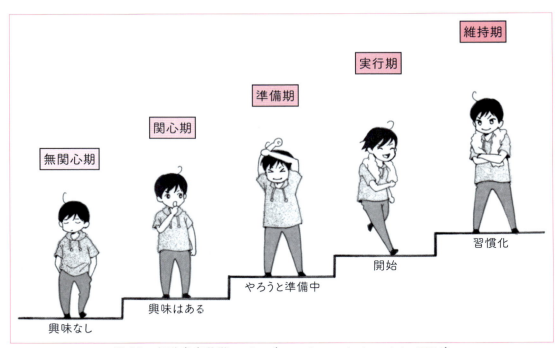

図23 行動変容段階モデル（transtheoretical model：TTM）
（北田ほか，医療スタッフのための動機づけ面接法，2016を参考に作成）

であるという強い信念を持ち，回復のために自分たちが何かをする必要などないと感じ，何らかの変化が起こるには何かをしてもらわなければならないと考えがちです．「痛みが悪化してしまう．運動なんて問題外だ」などと述べます．

　TTMの「関心期」の痛み患者は，自身の行動を変える必要性に気づき，将来の変化を考え始め，変化の良し悪しを比較検討していますが，十分な認識には至っていません．「仕事に行かなければいけないのはわかっているのです．でも，痛くて行けないのです」のように「やりたい．だけど…」の両価性を示す形式の発言がみられるのが典型です．これらのTTMの初期段階（無関心期・関心期）の慢性疼痛患者に，行動を変える助言（「運動しよう」「減薬しよう」など）をすればするほど，「変わりたくない」という方向に追いやってしまうのです．

　このTTMが臨床的に重要なのは，患者の現在の「変化の段階」を明らかにすることで，各々の段階に対して特定の介入戦略が示される点です．このモデルによれば，多くの認知行動療法は患者側に変化の用意ができている「実行期」を想定して構成されています．そして，このTTMと同時期に開発されたMIが，無関心期・関心期のような早期の段階にいる「行動を変える準備ができていない」患者を想定して作られており，この段階にいる患者へのアプローチとして非常に優れたものであるとされています．

3 慢性疼痛における動機づけ面接

　国際的にも慢性疼痛の代表的な教科書である Herta Flor と Dennis C Turk 著『Chronic Pain』(2011) や，慢性疼痛に行動科学的アプローチを応用した Wilbert E Fordyce の名著『Behavioral Methods for Chronic Pain and illness』(1976) の復刻版 (2015)（各章それぞれに，現代の慢性疼痛診療の第一線で活躍する心理学者が解説を加えています）においても，MI が重要なアプローチとして紹介されています．慢性疼痛において，認知行動療法は痛みに対する信念を修正し，対処技能を獲得させるのに対し，MI は患者が脱落していくのを減らし，患者が治療方針を十分に理解・納得し，決定した治療内容に沿って積極的に実施することを目指すため，「両者には相補的な機能がある」と考えられています．

　さらに，慢性疼痛患者が TTM のいずれの段階にあるのかを評価するための尺度である Pain Stage of Change Questionnaire (PSOCQ) 日本語版も開発されており，オピオイド依存患者への減薬においても，MI は有用なツールになりうると考えられています．そして，近年では，慢性疼痛の各領域（慢性腰痛，がん性疼痛，線維筋痛症，患者-家族のコミュニケーション教育）における MI の有効性も示されつつあります．

　また，MI の慢性疼痛への治療効果に関するメタ解析では，短期間では「治療アドヒアランス（治療方針の理解と実践）」と「痛みの強さ」に対して，小～中程度の効果が認められました（Alperstein D ほか，J Pain 2016 p.393）．しかし，慢性疼痛における MI の効果では 6 か月後には有意な効果が認められず，線維筋痛症ではオピオイドの使用がある場合に MI の効果が減じやすいとも報告されています．そして，実践に際しては，患者の治療において変えることが重要な行動を治療者が的確に選ぶことや，治療者の MI スキルや訓練の質の担保も課題として挙げられています．

4 看護師による動機づけ面接

　MI の根底に流れているのは，来談者中心療法（治療者が主導権を取るのではなく，カウンセリングを受ける来談者が主導権を持てるように対話を行い，問題解決を促進する方法）をベースとした共感的な構えです（北田ほか，医療スタッフのための動機づけ面接法，2016）．支援者は相談者と協働関係を築くことを何よりも大事にし，相談者の福利と自己決定，価値観，自立を優先します．このような MI の理論や実践は，看護の役割である「その人に本来備わっている治る力を丁寧に引き出し，その人の生活に即してその人らしく生きることを意思決定できるような支援」と共通性を見出すことができるとされています．

　また，看護師で動機づけ面接ネットワークメンバーの瀬在泉は，以下のように述べています．

　「看護職は日々の直接的ケアや診療の補助，療養相談や健康教育，さらには窓口でのやり取りや廊下での立ち話を含め，多くの『会話』の機会を持ちます．一見すると何気ないような『会話』を交わすことも看護師としての役割を持っています．しかし，その『会話』

第3章　慢性疼痛のケアを実践するための基本的知識 ❷

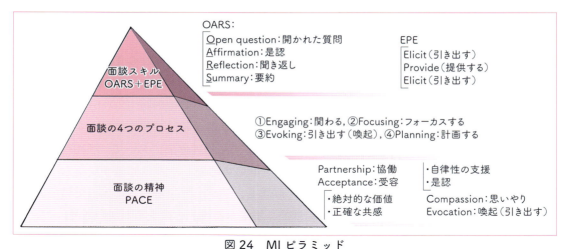

図24　MI ピラミッド
（北田ほか，医療スタッフのための動機づけ面接法2016を参考に作成）

が相手の行動や動機にどんな影響を与えているのか，動機を高めるためにはどんな『会話』が好ましいものなのか，客観的にスキルを見直したり練習したりする機会は日頃ほとんどないのではないでしょうか．MIの持つ特徴として，MIを身につけるための具体的な学習方法が明確に示され，『会話』の評価指標を持っていることが挙げられます．たとえば，一方的な質問ばかりをせず聞き返しをしているかどうか，行動変容に向かった言葉を深めているかどうか，など一定の基準が提示されています．MIは『経験を積んだセンスのある○○さんだからできる』といった名人芸ではなく，一定の練習を積めば1，2往復のやり取りから試すことができ，振り返ることが可能です．臨床の場で『会話』の機会が多い看護師にこそMIが役立つのではないでしょうか」．

　2010年以降に看護職がMIを用いて介入したランダム化比較試験では，欧米を中心に飲酒・薬物使用や統合失調症など精神科領域，肥満コントロールを含む糖尿病領域，心・腎・呼吸器などの慢性疾患やがん緩和領域での報告があります．さらに，近年では，看護師主導のMIを，慢性疼痛患者がリハビリテーションを開始する前の治療への動機づけを高めるために用いる研究も行われています．

5 MIの全体像

　MIの全体像は，図24に示すように「面談の土台となる精神」を大事にし，個々の面談において「面談の4つのプロセス」を意識して対話を進め，その際には面談スキルの「OARS＋EPE」（次項，第3章❷-2を参照）を用いて行います．しかし，初学者は初めからこれらすべてを意識して実践しようとすると混乱してしまうので，次項の「実践編」で解説するように，まずは「OARS＋EPE」，その中でも特に著者が最もミニマムと考える「RS＋EPE」に絞って実践を始めるのが望ましいと考えられます．

　それらのスキルが無意識に自然と実践できるようになったら，次に面談の「4つのプロ

セス（関わる－フォーカスする－引き出す－計画する）」を意識して，特に，③「引き出す」の段階を意識するようにします．そして，最も土台となる「面談の精神」については，「OARS＋EPE」を「面談の4つのプロセス」に準じて実践することで，結果的にこの精神を行動として習慣化できるとされています（ミラーほか，動機づけ面接．2019）．

　また，MIの全体像を曲にたとえると，面談スキルの「OARS＋EPE」が歌詞に相当し，「面談の4つのプロセス」は曲の構成（例：イントロ―Aメロ・Bメロ―サビ―アウトロ）に，「面談の精神」は曲のメロディに該当します．どれか1つが欠けても曲としては成立しないように，「MIもすべての要素が一緒になることによって，その効果を発揮する」ことができます．

（笠原　諭／本　幸枝）

第3章　慢性疼痛のケアを実践するための基本的知識 ❷

<h1 style="text-align:center">2. 動機づけ面接 – 実践編</h1>

1 明日から使える動機づけ面接

　動機づけ面接（motivational interviewing：MI）を用いた面談を戦略的に進める面談スキルは「OARS＋EPE」と呼ばれています（北田雅子ほか，医療スタッフのための動機づけ面接2. 医歯薬出版, 2020）. OARS とは, Open question（開かれた質問）, Affirmation（是認）, Reflection（聞き返し）, Summary（要約）の4つの頭文字を取ったもので, 共感的に聞くための基本スキルを示しています. EPE は, Elicit（引き出す）, Provide（提供する）, Elicit（引き出す）の頭文字を取ったもので, 患者に助言や情報提供をする際に, 患者から「変わりたい」「変われそうだ」「変わるべき」などの行動変容に向かう発言（チェンジトーク）が引き出されやすくなる情報提供の方式を示しています. そして, 治療者はこれらのスキルを, 個々の面談を構成する「4つのプロセス（関わる－フォーカスする－引き出す－計画する）」を意識しつつ, 各段階の目的に応じて使い分けていきます.

　本項では「明日から使える動機づけ面接」をコンセプトとして, 面談スキルである OARS と EPE と「面談の4つのプロセス」を取り上げ, 実際の患者さんとの対話も示しつつ解説します（前項の理論編でも述べられているように, まずは RS＋EPE から始めてみるのが効率的です）.

2 面談スキルの OARS

❶ Open question（開かれた質問）

　「はい」「いいえ」では答えられない質問を開かれた質問といいます. これは, 答える前に患者さんに少し考えるように求め, 答え方には幅広い自由度を持たせるものです. これによって,「治療者が見逃している重要な情報が引き出される」ことも珍しくありません.
・「週に何回運動していますか？」（閉じられた質問）
　→「運動はどれくらいしていますか？」（開かれた質問）
・「このまま痛みが続くと, どんなことが心配ですか？」
・「今日先生と話して, 今後どうしていきたいと思われましたか？」

❷ Affirmation（是認）

　是認とは, 患者さんの強み, 善意, 努力を認め言葉で伝えていくことです. 人は自身の強みを認め是認してくれる人が相手であれば, 話を聞いたり, 心を開いたりする傾向が強くなります. 差別的なステレオタイプが人の変化を妨げるのと同様, 人が持つ可能性を是認することはダイレクトに変化を促進しうるのです. 良い是認は, 通常,「あなた」を主語に置くような表現をすることが多いです.

2. 動機づけ面接−実践編

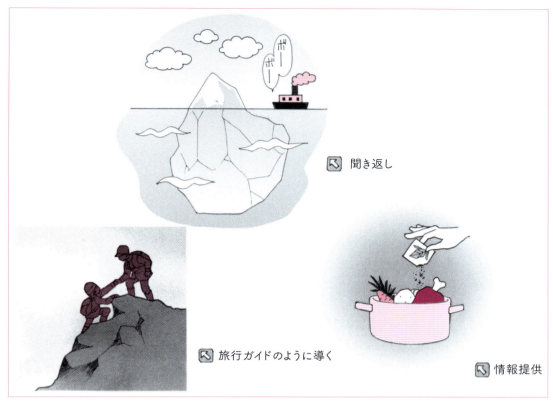

図25　MIの基本スキルのイメージ

・「あなたは，やると決めたことは最後までやり遂げる方ですよね」（強み）
・「何かに夢中になると痛みが軽くなることに気づいたのですね」（能力）
・「今日は時間どおりに来てくださったのですね．とてもありがたいです」（善意）

❸ Reflection（聞き返し）

　MIでは，対話において相手の話の内容を聞き，自分が理解したと思った内容を相手に伝え返して，お互いに気持ちが通じ合っていることを確認することを「正確な共感」と呼びます．この「相手に自分が理解したことを伝え返す」スキルを「聞き返し」といい，MIの全般にわたって要となり，最初に学ぶべきスキルです．

　聞き返しには以下に示すように単純な聞き返しと複雑な聞き返しの2種類があります．単純な聞き返しは「オウム返し」，複雑な聞き返しは「それ以外」と大まかにとらえていいです．氷山にたとえると，単純な聞き返しは水面より上に見えるもの，つまり実際に表現された内容に制限されています（図25中上）．一方で，複雑な聞き返しは水面下にあるものについて推測して返します．また，「単純な聞き返しには，患者のペースに合わせて対話自体を持続させ安定化させる働き」があり，「複雑な聞き返しには，対話に弾みをつけて会話を先に進みやすくする働き」があります．聞き返しにおけるポイントは，語尾に「？」をつけて上がり調子で聞かないで，「…（↘）」で示したように語尾を下げて（下がり調子

143

第3章　慢性疼痛のケアを実践するための基本的知識 ❷

で）表現するのが特徴です．

❹ Summary（要約）

　要約は，患者がすでに述べた事柄を確認する役割を果たします．前述したような聞き返しを繰り返していくと，患者は自分の考えをより具体的に説明するように促され，その中に行動変容に向かう発言（チェンジトーク）も散見されるようになります．「その情報の中から，チェンジトークの花束を作るようにキーワードを集めてまとめ，来談者にフィードバックする」のです．なお，要約では前半に現状維持の（行動変容に向かわない）発言をまとめ，後半にチェンジトークをまとめるようにすると，その後の患者の発言でも続けてチェンジトークが引き出されやすくなります．

❺ OARS を用いた対話例

　医師との診察後に看護師（Ns）が患者（Pt）に話しかけている場面．

Ns：診察どうでしたか？　（開かれた質問）

Pt：先生から，痛みがあっても運動や活動をするように言われました…．

Ns：痛みがあっても活動するようにと…（↘）（単純な聞き返し）．

Pt：はい．でも，痛くて…．やれる自信がないです．やる気がないわけではないのですが…．

Ns：痛くて無理そう…．一方で，そうしなければいけないのもわかってはいる…（↘）（複雑な聞き返し）．

Pt：そうなんです．わかってはいるんです．でも，どうしても痛くて，力も入らなくて…．

Ns：わかってはいるのだけど，痛くてできない…（↘）（単純な聞き返し）．

Pt：はい．1人だと，やろうとしてもどうしても痛みに負けてしまって…（聞き返しによって重要な情報が語られる）．

Ns：仲間がいればいいのに…（↘）（複雑な聞き返し）．

Pt：そうなんです．以前もアルコール依存の断酒会に参加して，人とのつながりがあって止められたんです．そこでは，仲間と約束したら，苦しくてもがんばらなきゃって思えたんです（過去の成功体験や強みが語られる）．

Ns：人と約束したことはやり遂げる…（↘）（強みに焦点を当てた複雑な聞き返し）．

Pt：はい．やっぱり自分は，人とのつながりを大事にしたいっていう気持ちが強いんです（価値観が表明される）．

Ns：なるほど．ちょっと整理していいかしら…（要約をする許可を求める）．
　　先生から言われたことはむずかしそうに感じた．一方で，誰かと一緒にならがんばれそうだし，これまでもそうやって乗り越えてきた（要約）．次回までに何かできそうなことってありますか？　（開かれた質問）

Pt：そうですね…．今度，地元の消防団の集まりがあるので，久しぶりに行ってみようかな（チェンジトーク）．実は自分，以前はよく参加していたので，教えられるくらい詳

2. 動機づけ面接−実践編

しいんですよ（チェンジトーク）．

Ns：とても良いアイデアに気づかれたのですね（能力の是認）．報告を楽しみにしていますね．

3 面談スキルの EPE による情報提供

　医療における現場では，治療者から患者に助言や情報提供をする場面が多くありますが，この助言には単なる情報の伝達を超える他の側面があるので注意が必要です．それは，助言には「〜せよ」という要素，すなわち「個人的な変化の推奨」があるという側面です．そのため，ほとんどの人は求めてもいない助言をもらうことを嫌がりますし，助言は患者の反発を引き出す可能性を高めます．そのため MI では一方的に指示を伝えるのではなく，「私は健康の専門家，患者も患者自身についての専門家」として，お互いに専門家同士として相手を尊重しつつ，必要に応じて助言や情報提供を行っていきます．たとえていえば，旅行ガイドが旅行者を案内するようなスタイルを取り，相手が行こうとしている場所に導いていきます（図25左下）．その際，MI では EPE という情報提供の方式を用います．この EPE 形式で情報提供を行うことで，患者が述べるチェンジトークの量は 2 倍になり，抵抗は半分になるとされています．

1 許可を得る（Elicit）
　情報を提供する際に許可を求めることは，部屋に入る前にドアをノックすることと似ています．
・「私からご説明してもよろしいですか？」
・「あなたに当てはまるかどうかわからないのですが，あなたと同じような状況の方がどのような工夫をしているか，お聞きになりますか？　（他の人の例示）」

2 提供する（Provide）
　助言の提供の仕方は，たとえると，スープにスパイスを加える時のように，情報を少量ずつ小出しに提供します（図25右下）．また，情報提供する際には，できれば 3 つ以上の選択肢を提示したり，他の患者の例を示したりしながら提供します．
・「退院後の生活の中で，家族と一緒にウォーキングをした人，カラオケ教室に通った人，ドライブをしている人などもいます」

3 説明した内容について確認する（Elicit）
　そして，スパイスを少し加えてはスープを味見するように，患者に提供した情報について確認をします．
・「今の説明はよく理解できましたか？」
・「興味の持てる活動はありそうですか？」

145

第3章 慢性疼痛のケアを実践するための基本的知識 ❷

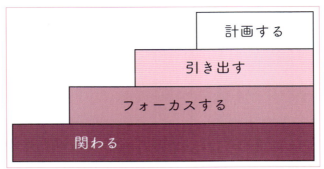

図26 面談の4つのプロセス

4 面談プロセス

　MIでは，基本スキルの「OARS＋EPE」を用いるとともに，1回の面談を4つのプロセスに分けて考え，段階的に進めていきます（図26）．4つのプロセスは面談をドライブに例えると理解しやすいです（北田ほか，医療スタッフのための動機づけ面接2．2020）．
①関わる：私と一緒にドライブしませんか？
②フォーカスする：どこに行きましょう？
③引き出す：そこで何をしたいのですか？　行きたい理由を教えて！
④計画：準備するものは？　いつ出発する？　どの道で行く？

　ドライブに誘う場合でも，まずは相手と仲良くなる（お互いを理解し，関係を構築する）必要があります．この段階を飛ばして目的地を決めることには進めないのと同様に，4つのプロセスにおいて後に続くプロセスは，その前のプロセスの土台の上に構築されていきます．

　まず，「関わる」は，人として患者と治療者が関係性を作るというプロセスです．次の「フォーカスする」は，面談の目的地，方向性を決めるプロセスであり，それが決まることによって，「あなたはなぜそこに行きたいのか」「そこで何をしたいのか」という行動を変えることに対する相手の価値観や動機を「引き出す」プロセスに進むことができます．このような面談プロセスを踏むことで，行動変容への弾みや勢いをつけ，実際どのように実行するのかという「計画」のプロセスへと進むことができるのです．

　4つのプロセスのうち，特に第3段階目の「引き出す」プロセスは「MIの中核」とも呼ばれる重要なプロセスであるとされています．おそらく，ほとんどの治療者が日々の診療で「関わる（挨拶し，労うなど）」「フォーカスする（患者さんの症状や困りごとに対応するなど）」「計画する（次回までの宿題を決める，予約を取るなど）」のプロセスは実践していると思いますが，「引き出す」のプロセス〔自分が行動を変えるべきである理由（チェンジトーク）を，その人自身の口から語ってもらうこと〕は意識的な練習と実践が必要になります．

146

次のような質問が，チェンジトークを引き出すのに役立ちます．

・「痛みが良くなると，どのようなメリットがありそうですか？」（理由をたずねる）
・「痛みが出たことで，あなたの生活はどのように変わってしまいましたか？」（過去を振り返る）
・「このままだと5年後，どのような状況になっているでしょうか？」（未来を展望する）
・「5年後には，あなたの生活がどんなふうに変わっていたらいいなと思いますか？」（未来を展望する）
・「あなたが普段から大切にしていることは何ですか？」（価値観をたずねる）
・「もし明日痛みがまったくなくなっていたら，あなたの生活はどのように変わっていますか？」（仮定でたずねる）

（本　　幸枝／笠原　　諭）

3. 認知行動療法 – 理論編

1 心理的アプローチの目的と介入のポイント

　最初に，心理的アプローチの目的と基本的な介入のポイントを整理しましょう．慢性疼痛の大きな特徴の1つは，その多様性にあります．分類や診断名，痛む部位，推定される原因などもさまざまで，一口に慢性疼痛といってもそのあり方は患者ごとに大きく異なります．また，一般的な痛み治療をしても改善しないからこその「慢性」疼痛であるため，「主症状である痛み自体をなくすのがむずかしい」ことも大きな特徴です．そのため慢性疼痛の支援では，痛みを完全になくすことよりも，「痛みとうまく付き合いながら QOL（qality of life）や ADL（activity of daily living）を高めることを第一の目的」とします〔慢性疼痛診療ガイドライン作成ワーキンググループ（編），慢性疼痛診療ガイドライン．真興交易医書出版部，2021〕．痛み自体をなくしづらいことは，患者にとって受け入れがたく，支援者にとっても非常に歯がゆいものです．しかし，症状ではなく患者その人に向き合い，その QOL や ADL の向上を目指すという支援の在り方は，看護職や心理職の基本的なスタンスとも一致するといえるでしょう．

　そこで，われわれは，生物学的要因が大きい「苦痛」ではなく，心理社会的要因が中心となる「苦悩」にアプローチしていきます（図27）．苦痛とは「痛みそのもの」で，主に身体の不快な感覚や情動として体験される問題になります．一方，苦悩とは「痛みに伴って生じる諸々の困りごと」で，「痛みが一生とれないのでは」や「痛みが出てきたら何もできない」などの破局的思考と呼ばれるネガティブな認知，不安やうつや怒りといったネガティブな感情，そして仕事や趣味などの大切な活動が思うようにできないなどの行動の問

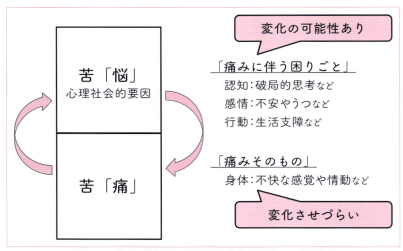

図27　苦痛と苦悩（心理社会的要因）の悪循環
（細越寛樹，Pain Rehabilitation 2018 p.11 より引用改変）

3. 認知行動療法 − 理論編

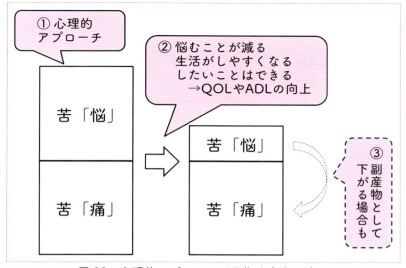

図28　心理的アプローチが目指す変化の流れ
（細越，Pain Rehabilitation 2018 p.11 より引用改変）

題になります．慢性疼痛は，この苦痛と苦悩の各要素が悪循環を形成し，そこから抜け出せない状態と理解できます．多くは苦痛が生じたことから始まり，それがなかなか治まらないために痛みのことばかり考えるようになって，不安や恐怖を頻繁に感じるようになり，痛みへの感受性も高まっていきます．友達付き合いも減って孤独感も高まり，それがさらに痛みの感受性に拍車をかけ，痛みを恐れて全般的に活動しなくなると，筋肉なども衰えてより痛みやすい身体になります．このように，苦痛と苦悩が悪影響しあって慢性疼痛が固定化されていきます．ここで悪循環の出発点である痛み自体をなくすことができれば最良なのですが，残念ながらそれがむずしいのが慢性疼痛です．しかし，悪循環であることを逆手にとり，「苦痛に比べて変化させやすい苦悩（心理社会的要因）にアプローチして，そこから悪循環に変化を引き起こし，患者のQOLやADLの向上を目指す」こともできるのです．これが心理的アプローチの基本的な発想となります．

　なお，心理的アプローチによって，結果的に痛み自体が改善する患者も一定数います．しかし，これは心理的アプローチによる直接的な効果ではなく，苦悩の改善に伴って生じた「副産物」と理解するのがよいでしょう（図28）．これは，実際に支援者として患者に関わる際にもとても大切なポイントになります．なぜなら，支援の第一目的を痛みの解消にしてしまうと，患者も支援者も痛みの増減にばかり目が向き，それが余計に痛みへの感受性を高めたり，せっかく望ましい活動ができても，そこでの達成感や充実感が軽視され，痛みの増減だけで活動の良し悪しが評価されてしまうからです．つまり，痛みの解消を第一目的にすること自体が，慢性疼痛の悪循環の一部になりかねないのです．われわれが目指す支援後の患者の姿は，「痛み自体はあまり変わらないけれども，以前よりも生活はしやすくなった/悩むことは少なくなった/したいことはできるようになった」というものです．それに加えて「痛み自体もマシになった」となれば非常に喜ばしいですが，あくまでもそ

149

第 3 章　慢性疼痛のケアを実践するための基本的知識 ❷

うなれば御の字というものでしかありません．もちろん，患者の治療意欲を引き出すためにどうしても必要な場合には，リスクを理解した上で，痛みが下がる可能性について言及することもあります．しかし，基本的に心理的アプローチで目指すのは，痛みとの付き合い方を学びながら，QOL や ADL を高める工夫をしていくことです．これを患者によく伝え，十分に理解と同意を得ることが，支援の過程において非常に大切です．

❷ 認知行動療法の基本的な考え方

認知行動療法（cognitive behavioral therapy：CBT）は，うつ病や不安症などの精神疾患に効果的な治療法として開発され，その後に慢性疼痛を含む身体疾患にも適用範囲が広がってきています（Williams ACC ほか，The Cochrane database of systematic reviews 2020 Cd007407）．認知行動療法もさまざまな発展を続け，近年では第 3 世代の認知行動療法としてマインドフルネスやアクセプタンス＆コミットメント・セラピーなども注目されていますが，ここでは基本となる第 2 世代の認知行動療法について紹介します．

認知行動療法の最大の特徴は，「どのような問題や症状であれ，それは悪循環が維持されている状態と理解する」ことです．それを具体化し，実際に患者のアセスメントにも用いるのが認知行動モデルです．認知行動モデルは，「1 つの出来事（場面や状況）に対する人間の反応を，認知・感情・身体・行動の 4 側面およびその相互作用からとらえる」モデルです．図 29 は，慢性疼痛によってしたいことが何もできないと訴える主婦とともに，実際に料理をしようとしたけれど最終的に諦めてしまった場面を取り上げて，その瞬間に起こった一連のプロセスを認知行動モデルで整理したものです．

「⓪ 夫から帰宅時間を知らせる連絡がくる」と，「① ご飯の準備をしないと」と考えて，スッと「② 立ち上がり台所に向かう」ことはできたのですが，途中で「③ 腰の違和感」に気づき，「④ 痛くなったらどうしよう」という考えが頭をよぎって，「⑤ 不安・恐怖」が出てきたそうです．そうすると，より腰の「⑥ 違和感が強まる」感じがして，「⑦ より不安になる」中で，「⑧ 動けば痛くなるに違いない」としか考えられなくなり，「⑨ 料理を諦めてソファに戻る」ことになりました．ソファに座っていると，「⑩ 自分はご飯すら作れない」ダメな主婦だと自分を責める考えばかりが頭に浮かび，気持ちは大きく「⑪ 落ち込む」ことになりました．そして，ほかにもしたい家事や読みたい本もありましたが，そのまま夫が帰宅するまで「⑫ 何もできずにソファに留まる」ことになったそうです．

このように，患者が認知行動モデルに沿って一連のプロセスに目を向け，自身の反応を認知・感情・身体・行動の 4 側面とその相互作用からとらえることを，セルフ・モニタリングと呼びます．セルフ・モニタリングは，認知行動療法で最初に習得してもらう重要なスキルです．図 29 の患者の場合，このようなプロセスで活動を諦めるのはきっと料理の時だけでなく，洗濯物を干そうとした時や友達からお茶に誘われた時にも起こっているでしょう．それらを患者とともに整理したり，次回までのホームワークとして書いてきてもらうことを通じて，患者自身が悪循環をより自覚できるよう促していきます．セルフ・モ

3. 認知行動療法-理論編

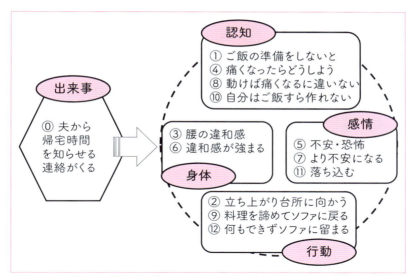

図 29　認知行動モデルによるアセスメントの 1 例

ニタリグに慣れてくると，徐々に類似した状況で自分が悪循環に入りかけていることにその場で気づけるようになり，それだけでも悪循環に入らずに済むことが増えていきます．

　セルフ・モニタリングが身についてくれば，次は悪循環を変化させる具体的な工夫を考えていきます．悪循環である以上，どこか 1 側面に少しでも変化があれば，そこから他の側面や循環が変わるかもしれません．そこで，人が自分の意志の力で変えることができる「認知」と「行動」に働きかけていきます．たとえば，台所に食器が山積みになっていると憂鬱な気持ちになるかもしれませんが，それでも人は皿洗いを始めることができます．洗い出して徐々に台所が片付いていく中で，気づくと憂鬱な気分が解消されていることもあるでしょう．また，上司の小言に気が滅入って仕事に取り掛かれない時でも，「きっと上司は自分に期待しているから，あえて細かく指摘してくるんだ」とか「きっと上司は自分の能力に嫉妬してるんだろう」などと無理やりにでも考えることで気持ちを切り替え，仕事を始めることもあるでしょう．そうすると，徐々に仕事に集中し始め，滅入った気分も知らぬ間に薄れていくかもしれません．このように本意ではなくても，試しに考えや行動を変えてみることで，悪循環に変化を起こすことができるのです．

　図 29 の患者の場合は，「④ 痛くなったらどうしよう」という考えが不安を引き起こし，「⑧ 動けば痛くなるに違いない」という考えに発展して，さらに不安を強め，料理を諦める行動に至っています．しかし，この時点で痛みはまだ出ていませんし，過去に料理をしても平気だったことはあるはずです．しかし，諦めるプロセスが固定化してしまい，異なる考え方やものの見方，試せる行動の工夫も思いつかない状況に陥っているといえるでしょう．しかし，料理と言っても，具体的に何を作るのか，どのような手順で作るのかは，柔軟に調整ができます．実際に何時間もかかる料理を急にするのは大変ですが，30 分でできる簡単な料理や調理法も存在します．「循環を変えるきっかけ作りには，大きなことより

151

第3章　慢性疼痛のケアを実践するための基本的知識 ❷

も，確実にできそうなごく小さなことのほうが望ましい」とされます．なぜなら，小さくても久々に料理を作ることができれば，そこで達成感や満足感が得られるかもしれません．少し物足りなかったとしても，それがまた料理をしたいという意欲を高めます．この達成感や物足りなさが次の挑戦につながり，循環を変える流れが生まれていくのです．反対に，最初から大掛かりな料理を目標にすると，やり切れずに失敗体験となったり，やり切っても無理をして痛みがひどくなる経験をしてしまい，「料理をすれば痛みが増す」という認知をむしろ強めることになりかねません．こうなると，悪循環を悪化させるリスクが高まってしまいます．こういった考え方や発想が認知行動療法の知恵であり，それを実践するための具体的な工夫を体系化したものが技法と呼ばれています．

　なお，認知行動モデルに基づいて実験的に何かを変化させ，結果がどうなるかを検証してみようという態度は，実験的態度と呼ばれます．患者の実験的態度が育たなければ，認知行動療法でさまざまな技法を試すこともできません．また，試せたとしても，消極的なままであれば，その恩恵も受けづらくなります．そのため，認知行動療法を導入する際には，患者と治療者とでできる工夫を話し合い，実際にそれを試してみて，何が患者に役立つかを探っていく方法であることを説明し，十分な理解と同意を得ることが大切です．

（細越　寛樹）

4. 認知行動療法－実践編

1 慢性疼痛によく用いられる認知行動療法の技法

　認知行動療法では，セルフ・モニタリングによって悪循環を認知行動モデルに沿って同定し，そこから実験的にそれまでと異なる行動や考え方を試しながら悪循環の改善を図ります．その際，どの技法を，どの順番で，何回実施する，などに決まりはありません．2009年から2014年に海外で報告されたプログラムでは，行動面ではアクティビティ・ペーシングや行動活性化やアサーションや曝露，認知面では認知再構成や注意訓練，身体面ではリラクセーション（呼吸法，筋弛緩法，イメージ法，ストレッチ，ボディ・スキャン）がよく使われていました．わが国では，リラクセーション，アクティビティ・ペーシング，認知再構成の3つに技法を絞り込んだ全8回のプログラムや，触覚の注意トレーニング，安全行動分析，ピークエンドと感情モニタリング，イメージの鮮明化，ビデオフィードバックなども広く試す全16回のプログラムが公開されています．ストレス・マネジメント，怒りの管理，睡眠健康法などを含めた全11回の翻訳版も公刊されています．

　以下では，著者らが開発した全8回のプログラムに沿って，各技法の実践について紹介していきます．2024年現在，ホームページ（https://jacc-pain.wixsite.com/sanka/material）から，その詳細がまとめられている患者用テキストと治療者用マニュアルをダウンロードできます．

2 慢性疼痛に対する認知行動療法の実践例

　表15に，全8回の認知行動療法プログラムの内容をまとめました．セッション1では，認知行動モデルやセルフ・モニタリングを紹介し，患者が目指したい目標について話し合います．セッション2では，リラクセーション法として呼吸法と漸進的筋弛緩法を試しま

表15　著者らが開発した慢性疼痛に対する認知行動療法プログラムの内容

S1　基本的な心理教育（認知行動モデル，セルフ・モニタリング）と目標設定
S2　リラクセーション（呼吸法，漸進的筋弛緩法）
S3　アクティビティ・ペーシング1（活動と痛みの関連）
S4　アクティビティ・ペーシング2（活動と休息のペース配分）
S5　アクティビティ・ペーシング3（障害対策）
S6　認知再構成1（活動の継続を妨げる認知の同定）
S7　認知再構成2（同定した認知への対策）
S8　振り返りと再発予防

（堀越　勝ほか，慢性痛の認知行動療法 治療者用マニュアル パイロット・スタディ版. 2022 p.10 より引用改変）

第3章　慢性疼痛のケアを実践するための基本的知識 ❷

す．セッション3〜5では，本プログラムの中核であるアクティビティ・ペーシングに取り組みます．セッション6〜7では，アクティビティ・ペーシングで始めた活動の継続を妨げる認知がないか探り，あれば認知再構成で対策を講じます．セッション8では全体を振り返り，役立ったスキルを整理して，再発予防につなげます．以下，＜　＞は支援者の発言や指導の例，『　』は患者の発言や理解の例とします．

1）セッション1：心理教育と目標設定

❶ 目的の共有

　認知行動療法では，痛みをなくすことではなく，「痛みがあっても自分のしたいことができるようになること」を目指します．そのためには患者の主体的な取り組みが不可欠であり，この方針について患者から十分な理解と同意を得ることが大切です．薬や手術による痛みの除去だけに固執している状態では，認知行動療法の効果もあまり期待できません．途中で辞めてしまう可能性も高いでしょう．そのような場合には無理に導入せず，通常治療を続けながら適切な導入のタイミングを見計らうほうが良いかもしれません．

❷ 認知行動モデルとセルフ・モニタリング

　したいことがあったけれども諦めた場面，休憩しなきゃと思ったけど，ついやりすぎた場面など，慢性疼痛と関係して患者が思うように行動できなかった場面を認知行動モデルで整理します．問いかけのポイントは，その瞬間に各側面で何が起こり，どう影響しあったかがわかるよう，時系列やつながりを意識することです．たとえば，＜そんな考えが頭に浮かんだ時，どんな気持ちになっていましたか？＞や＜そんな気持ちになって，実際にどうされたんですか？＞など，それぞれのつながりを明らかにする質問が役立つでしょう．また，患者があまり言及しない側面があれば，そこを意識的にたずねるのも効果的です．

❸ 目標設定

　プログラム終了までに患者が目指したい目標を具体化します．家族と外食に行きたい，趣味の散歩やお菓子作りを再開したいなど，「現実的で具体的で肯定系の目標」にすることが望ましいです．まず，＜もし痛みがなくなったら，何をしたいですか？＞などとたずねましょう．『海外旅行』など8回では達成がむずかしいものなら，それは長期的な最終目標として受け入れつつ，今回はその途中の中間目標と位置づけて，『県内の日帰り温泉旅行』のような現実的な目標も考えてみましょう．『毎日元気に明るく過ごす』のように抽象的であれば，＜もし元気で明るくなれたら，具体的にどこで何をしていると思いますか？＞とたずねたり，『家に引きこもらない』などの否定系であれば，＜引きこもらなくなったら，その時間はどこで何をしていると思いますか？＞とたずねることで，『週3回は30分くらいの散歩をしている』のような具体的で肯定系の目標にしていきましょう．

2）セッション2：リラクセーション

　リラクセーションは，身体の緊張や不安の緩和など，心身両面への効果が期待できます．具体的なリラクセーション技法はたくさんありますので，患者や支援者にとってやりやすいものから試すのがいいでしょう．

　なお，リラクセーションによってすぐに不安や痛みが軽減することも皆無ではありませんが，劇的な変化はそう簡単に生じません．多くは，『気持ち良かったけど，痛み自体は変わらないです』や『やっている間は少しマシでしたが，終わるとすぐに元どおりです』という反応でしょう．しかし，それでもいいのです．それだけでも，自分が意図的に何かを変えれば，わずかにでも4側面の反応や循環に変化が生じうる，ということを実感してもらう機会になるからです．身体については痛みにしか注意が向かない患者にも，呼吸法によって胸部や腹部が前後する動きや，空気が鼻や胸を通る感覚，筋弛緩法による筋肉の伸縮，それに伴う温感や汗ばみなど，痛み以外の身体感覚に気づくきっかけになります．リラクセーションを終えた後，＜そういえば，リラクセーションをしている間，痛みのことって頭にありましたか？＞とたずねることもあります．何かをしている最中は痛み以外に注意が向き，それによって気持ちや痛みも変わりうるという実感が得られれば，患者の実験的態度も育ち，その後のセッションにもより積極的に取り組んでもらえるでしょう．

　そのためにも支援者は，リラクセーション中の患者の様子をよく観察し，患者が気づけていない姿勢や動作の変化があれば，随時フィードバックしていきましょう．たとえば，呼吸法をしていると上がっていた肩が徐々に下がっていった，筋弛緩法をしていると少しずつ頬に赤みが差してきた，などです．最初は患者も自身の変化にうまく気づけないことも多いため，支援者からのフィードバックが大きな助けになります．

3）セッション3〜5：アクティビティ・ペーシング

　患者が陥りやすい不適切な行動パターンには大きく2つあります．1つは「不活動」で，痛みの発生や悪化を過度に恐れ，活動を過度に控えるパターンです．たとえば，動いたら痛みが悪化するに違いないと考え，その恐れから外出をほとんどしなくなるなどです．もう1つは「過活動」で，痛みが軽い時に『今のうちにやれるだけやらないと』と考えてやりすぎたり，『みんながんばっているのに自分だけ休むわけにはいかない』と考えて無理をして，結果的に痛みをひどく悪化させるなどです．そこからしばらく何もできなくなりますが，痛みが引いてくると，また同じことを繰り返すという，アップダウンが激しいパターンです．一見すると休みすぎと動きすぎなので正反対のようですが，いずれも痛みの有無や強度を基準に活動するか否かを決めているという点が同じです．つまり，どちらも生活の主導権を痛みに握られている状態といえます．そこから，痛みがあっても自分で主導権を握り，痛みのためでなく，自分のしたいことや目的のために活動できるようになることを目指します．

　そこで用いる技法がアクティビティ・ペーシングです（Nielson WR ほか，The Clinical journal of pain 2013 p.461）．主導権を痛みから自らの手に取り戻すために，痛みを基準とせず，

時間や課題の区切りを基準に活動と休憩をしていきます．ここでの時間単位は，1日休んで1日がんばるなどの大きな単位ではなく，『デスクワークを27分したら，3分は軽くストレッチをしながら休む』や『公園を1周するごとに，ベンチに3分座る』という小さな単位です．提唱者のFordyceは，その活動をしていて痛みが出始める時間の8割程度を，1回の活動時間とするように推奨しています．

　取り組む活動は，当然ながら患者がやりたいと思える活動を選びましょう．不活動の患者は，怖いけど試そうという気持ちになれるかが重要であるため，始めはごく短い時間からでかまいません．過活動の患者は，ついやりすぎることを防ぐことが重要です．スマートフォンのアラーム機能を使うなどして，休憩のタイミングを忘れない工夫を考えましょう．また，つい長々と続けてしまうことも多いので，活動全体の上限も決めましょう．25分活動して5分休む，これを3回繰り返し，1時間30分で終わりにするなどです．どのように休憩するかも具体的に決めておきましょう．『5分間休む』だけでは実際に何をするのか不明確なので，椅子に座るのか，テレビを見るのか，お茶を飲むのか，トイレに行くのか，その場で立って軽く伸びをするのかなど，実現可能かどうかも含めて，休み方も具体的にイメージしていきましょう．

　あとは実験的態度で臨み，定めた時間や課題の区切りで活動と休憩を取り，その結果を共有しながら患者にとって適切なペースを探っていきます．何回か試してみて手応えがあれば，患者の希望に応じて徐々に活動時間を延ばしたり，他の活動にも応用するなどして，アクティビティ・ペーシングを広く活用していきましょう．

4）セッション6〜7：認知再構成

　アクティビティ・ペーシングを用いて望んだ活動ができて，その時は患者が喜んだとしても，それがその後も定着するかはわかりません．良くないとわかってはいても，人はつい過去の慣れたパターンに戻りやすいものです．その引き金の1つが，ネガティブな認知です．『今回は平気だったけど，次は痛くなるかも』という考えが出てきて不安になって活動をやめたり，『最近は調子がいいから休憩しなくても平気だろう』と考えて活動しすぎたりして，それをきっかけに以前のパターンに戻ることもよくあります．このようにネガティブな認知が悪影響を及ぼしている場合に，認知再構成を行っていきます．

　認知再構成の第1歩は，自分の中にあるネガティブな認知をしっかりと把握することです．つい散歩をやめてしまった場面や，つい休憩せずに無理をした場面を取り上げて，改めて認知行動モデルで「認知（動いたら痛くなるに違いない）→感情（不安）→行動（活動しない）」という流れを意識してもらいましょう．その際，これまでのやり取りから患者の特徴的な認知が予測できていれば，それを患者に伝えてみるのもよいでしょう．患者が自身のネガティブな認知を自覚できてくれば，次に同じような状況でその認知が出てきた際にも，『あっ，これは前に〇〇さん（看護師や心理職など）と話していたパターンだ』などと気づくことで状況を客観視しやすくなります．これだけでもネガティブな認知や感情から距離が取れて，いつもの悪循環から抜けられる場合もあります．

4. 認知行動療法－実践編

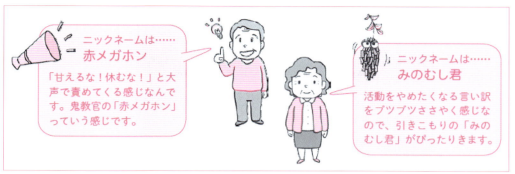

図 30　外在化によるニックネームの例
（堀越　勝ほか，慢性痛の認知行動療法 パイロット・スタディ版．2016 p.69 より引用改変）

　認知再構成を促す技法の１つとして，ネガティブな認知をつぶやいてくる「キャラクター」がいるとイメージし，そのニックネームを考える方法があります（図30）．これは外在化と呼ばれ，『また痛くなるかもよ』『みんなが働いているのに休むなんて非常識だよ』などと自分にささやいてくるやつがいると仮定して，そいつはどんなやつかとイメージしてもらいます．そいつの性格や特徴を，ユーモアを交えながら話していきましょう．ニックネームは，アニメや漫画の登場人物でも，実在の人物でも，完全にオリジナルでも構いません．どのようなものであれニックネームが付けられると，よりその認知を客観視しやすくなり，悪循環に巻き込まれにくくなります．
　次に，いつものネガティブな認知にとらわれず，より柔軟で幅広い考え方を思いつけるようになる練習もあります．たとえば，自分自身が困った状況に陥ると，冷静ではいられずにネガティブな認知にとらわれやすくなりますが，他人が同じ状況に陥っている時には，不思議と的確で客観的なアドバイスができることもあります．これを利用して，たとえば自分の親友が自分と同じ困りごとを相談してきたら，どんな風に自分が答えるかを考えてもらいます．これは親友アドバイス法と呼ばれます．ほかにも，典型的な認知再構成の技法の１つに，自分のネガティブな認知が正しいといえる客観的な根拠として『３日前も洗濯物を干した後に痛みがひどくなって，夕食が作れなかった』や，間違いだといえる客観的な根拠として『昨日も洗濯をしたが問題なく干せたし，痛みも悪化しなかった』などをそれぞれ書き出し，両方を眺めながら現実的に考えてみるとどうかを検討する根拠法もあります（図31）．
　このように，認知再構成の技法にはさまざまなものがありますが，患者にも支援者にも好みや得意不得意があります．ここでも実験的態度が重要となり，「いくつか紹介したり試したりしながら，最終的に患者にとって使いやすい方法が１つでも見つかればよい」のです．

5）セッション８：振り返りと再発予防
　これまでに試してきた技法を振り返り，どれがどのような場面で役に立ったかを整理し

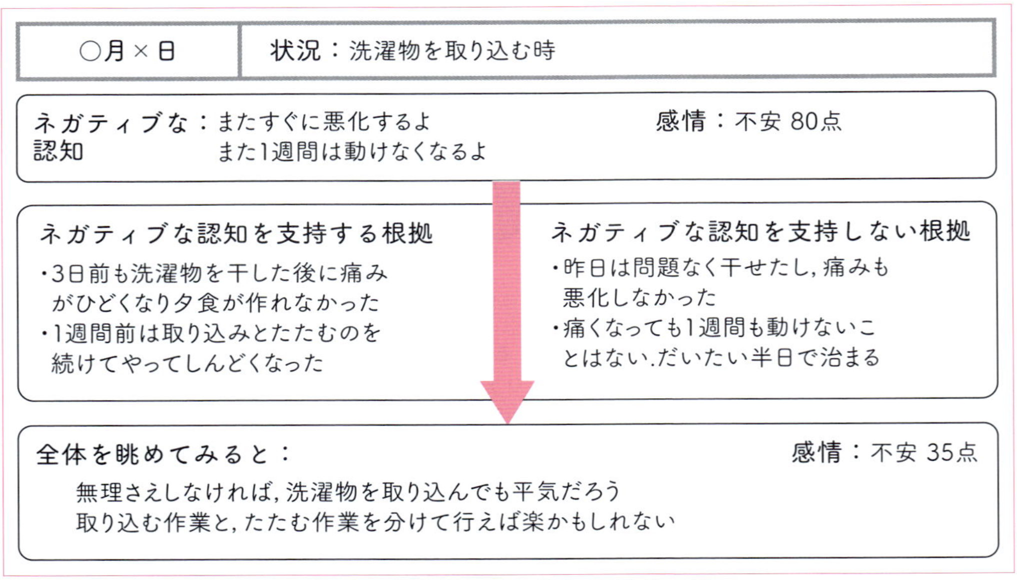

第 3 章　慢性疼痛のケアを実践するための基本的知識 ❷

○月×日	状況：洗濯物を取り込む時

ネガティブな認知：またすぐに悪化するよ
また1週間は動けなくなるよ　　　　　感情：不安 80点

ネガティブな認知を支持する根拠
・3日前も洗濯物を干した後に痛みがひどくなり夕食が作れなかった
・1週間前は取り込みとたたむのを続けてやってしんどくなった

ネガティブな認知を支持しない根拠
・昨日は問題なく干せたし,痛みも悪化しなかった
・痛くなっても1週間も動けないことはない.だいたい半日で治まる

全体を眺めてみると：　　　　　　　　　　　感情：不安 35点
無理さえしなければ,洗濯物を取り込んでも平気だろう
取り込む作業と,たたむ作業を分けて行えば楽かもしれない

図 31　根拠法による認知再構成の例
（堀越　勝ほか,慢性痛の認知行動療法 パイロット・スタディ版. 2016 p.71 より引用改変）

ていきましょう. そうしておくことで,学んだことが定着しやすくなり,他の活動に活かされる可能性も高まります. また,学んだことを忘れずに思い出せるよう,使用したテキストや記録用紙を目につくところに置いたり,役立つスキルの名称や要点をメモにまとめてスマートフォンの待ち受け画面にしたり,付箋として普段使いのデスクやパソコンに貼ったりするのも有効です. 再発予防の工夫も最後まで一緒に考えていきましょう.

6）実施者の心構えや留意点

　慢性疼痛に対する認知行動療法で用いる技法を紹介しましたが,大切なことは技法を使うことではなく,認知行動モデルに基づいて悪循環を同定し,変化させやすい側面に介入して悪循環を改善することで,患者の QOL や ADL を高めていくということです. 各技法は,その変化を引き起こすための手段にすぎません. 何のために技法を使っているかを忘れないようにしましょう. また,繰り返し述べてきたとおり,患者の実験的態度が非常に重要です. それを引き出すためにも,支援者もユーモアを交えながら,患者と同じ目線で自由に話し合える関係を築くことが重要です.

　看護職は,医療職の中で最も患者と関われる時間が長い職種です. 認知行動療法の知恵や技法は,患者との普段の会話や関わりの中でも応用できる部分が多いでしょう. 看護職のみなさんにも,実験的態度で認知行動療法の発想や技法を試してもらえれば嬉しいです.

（細越　寛樹）

5. マインドフルネス

1 マインドフルネスとは

　慢性疼痛に対して効果があるとされる心理療法はいくつかありますが，その1つとしてマインドフルネスというものを用いた治療法があります．マインドフルネスとは第3世代の認知行動療法の1つといわれている心理療法で，「今この瞬間の体験に意識的に注意を向け，それに対する思考や感情にとらわれることなく，あるがままその体験を受け入れる」といった心のあり様を表現する言葉です．元々は仏教にルーツを持ち，人が苦悩から解放されるための要となる心のあり様とされていましたが，そこから宗教性を排除した形で，医療や心理臨床の領域で応用され始めました．マインドフルネスという心のあり様はさまざまなタイプのマインドフルネス瞑想を通じて育まれますが，1970年代に慢性疾患のストレス低減のためにいくつかの瞑想を組み合わせ作られた「マインドフルネスストレス低減法」〔ジョン・カバットジン，春木　豊（訳），マインドフルネスストレス低減法．北大路書房，2007〕という8週間の集団プログラムが臨床実践され始めました．その後，うつ病の再発予防のための「マインドフルネス認知療法」〔ジンデル・シーガルほか，越川房子（訳），マインドフルネス認知療法．北大路書房，2007〕などいくつかのマインドフルネスを用いたプログラムが開発されました．2000年以降，うつや不安などの精神疾患の改善，慢性疼痛などの慢性身体疾患の苦痛の低減のみならず，一般人のストレス低減などにも有用であることが科学的にも示され注目されるようになりました．

2 マインドフルネス瞑想

1）五感に注意を向ける注意焦点型の瞑想

　マインドフルネスを言葉で説明・理解することはなかなかむずかしく，それを学ぶには主に瞑想の実践を通じて体験的に理解を深めていくことになります．マインドフルネス瞑想にはさまざまなタイプの瞑想があります．たとえば「食べる瞑想」など日常の活動を丁寧に行う瞑想があります．これは食事に伴う今この瞬間瞬間の五感の体験(色，形，香り，味，温度，噛む音，口の中の食感やのど越し，口や手の動きなど)へ意識的に注意を向け続け，それらを十分に感じながら食べるといった瞑想になります．私たちは何かを食べる時に，考えごとをしていたり，会話やテレビなど何か別のことへ注意が向いていたりして，食べる体験自体は上の空ということが多く，その間は五感の体験にほとんど意識的な気づきは向けられていません．五感を体験しているはずだけれど，意識的な気づきとともには体験していないということです．実際にこの瞑想をやってみると，食べるという行為の中に実にさまざまな豊かな五感の体験が含まれていることに気づき，普段何となく食べている時とはまったく違う体験の仕方になることがわかるでしょう．日常活動の瞑想は食べる

第3章　慢性疼痛のケアを実践するための基本的知識 ❷

こと以外でも，歩く，歯を磨く，シャワーを浴びる，などどんな活動でも行うことができます．また，特定の感覚に注意を向けるタイプの瞑想もあります．たとえば，音を解釈や連想などを付け加えずにただ音として聞き続ける瞑想，つま先から頭のてっぺんまでの各部位の身体感覚を順次感じ取っていくボディースキャンと呼ばれる瞑想，呼吸に伴いお腹が膨らんだり縮んだりする身体感覚を感じ続ける瞑想などもあります．一般的にはこの呼吸の瞑想が最もよく用いられています．

　このような瞑想を続けていると，五感への気づきが高まるのと同時に意識的に五感に注意を向け続けることのむずかしさもわかってきます．ある視覚や聴覚，味覚体験などから過去の記憶が想起され，そこから連想が始まったり，少し硬いなとか味が薄いな，どんな調理をしたのだろうなどという評価的，分析的な考えが起こったり，ふと，今気がかりなことを考えだしたりなど，注意は容易に考えにさまよいだします．そして，それに伴う感情や衝動も次々伴ってくるので，それらに引き込まれ，いつのまにか五感への気づきを失ってしまいます．この瞑想では，考えなど別のことへ注意がそれていたら，それにできるだけ早く気づき，それを考えることをいったん手放し，また五感へと意識的に注意を向け直すということを何度でも繰り返します．焦点を当てているところへの「注意の維持」－「注意のさまよいへの気づき」－「注意の転換」のプロセスをただひたすら繰り返すことがこのタイプの瞑想になります．これらの瞑想を続けることで日常生活において五感の体験への気づきが高まるだけでなく，意図的に注意を制御する能力が向上し，ものごとに集中しやすくなります．また，注意がさまようたびに，それが何かを意識的に認識する作業を繰り返すことで，今湧き起こっている思考・感情・衝動など自分の内側の体験への意識的でリアルタイムな気づきも高まっていきます．そのことはそれらに対し無意識的・反射的に反応することを減らしてくれます．たとえば「瞑想が嫌になったので止めて立ち上がりたい」という思考・感情・衝動が起こった時，それに気づけないとそのまま中断して立ち上がることはよくあります．しかし，それに意識的に気づけるとそこで間をおいて，それらをいったん手放すということができるようになってきます．さらに，何かを考えだした時，それがどんなに気がかりな内容であっても手放して，元の感覚に注意を戻すということを繰り返し行うことは，心配や後悔などネガティブな考えをグルグル考え（反すう）とらわれていることにいち早く気づき，それを止める能力を高めることにつながります．マインドフルネス瞑想で育まれる「今この瞬間の五感や思考・感情・衝動への意識的な気づき」「注意の制御力」「反射的・衝動的でない意識された反応」「とらわれやネガティブ思考の反すうの低減」は，自身の内外の状況を偏見なく認識する力を高め，ストレス対処やセルフケア，対人関係の質を向上させることに役立ちます．

2）思考や感情を俯瞰的に観察する瞑想

　マインドフルネス瞑想で意識的な気づきを向ける対象は，五感の体験だけではありません．自分の心の内側に注意を向け，心の中に浮かんでくる思考（考えやイメージ，記憶を含む），感情，衝動を意識的な気づきの中でただ観察するタイプの瞑想もあります．

160

われわれは普段，起きている時間の半分程度は何かを考えていると言われていますが，そのほとんどは無意識的で自覚がありません．われわれは意識されない状態でインパクトのある思考や記憶・感情に包まれると，それらが現実・真実であるかのように感じてしまうという傾向があります．たとえば，恥をかいたシーンを思い出している時，まるでその場に現実にいるかのように実際に恥ずしい気持ちが湧いてきます．また，落ち込んでいる時に「あの人は私を嫌っている」「私はダメ人間だ」「痛みのため何もできない」と考えると，それが絶対的な真実のように感じてしまいます．「罪悪感」という感情を感じている時「自分＝罪深い人間」と感じてしまいます．実際は，思考や感情が単に心に浮かんでいるだけなのですが，それを現実と思わせる力が思考や感情にはあります．人によってこの傾向の強さには差がありますが，「思い込みの強い人」と言われる人はこの傾向が非常に強い人ということになります．思考や感情を観察する瞑想では，意識的に心の中に注意を向け，次々浮かんでくる思考や感情を，心の中に浮かんでくる「もの」として，俯瞰的，客観的に眺め続けます．この瞑想を続けることで思考や感情を現実・真実と区別して，単なる心の中の出来事としてとらえられるようになってきます．この状態を「脱中心化」といいます．われわれは自分を悩まし続けるつらい考えや記憶，感情は受け入れ難く，それらを変えたり消したりしようとする格闘をしばしば続けています．しかし，それはたいていうまくいかず，疲弊をもたらします．脱中心化の能力が高まると，それらがたとえ同じように出てきても，あまり振り回されなくなります．そうなると，それらを変えたり消したりする格闘は必要なくなります．そして，次第に拒絶していたそれらの存在を許し，認めるという「受容」の姿勢が育まれてきます．それまで受け入れられなかった思いや記憶，感情も自分の一部であり，それらを拒絶・否定することは自分を拒絶・否定するという自己否定的なあり様でもあります．それらを受容することは自己肯定感の改善にもつながってきます．

③ 慢性疼痛にマインドフルネスがどう作用するのか

1) 痛みの破局化の低減，注意の柔軟性の向上

慢性疼痛の苦痛の悪化に関係している重要な心理社会的要因として，「痛みの破局化」があります．痛みの破局化とは，痛みにとらわれ，痛みについてネガティブなことばかり考えている状態をいいます．慢性疼痛の破局化については，これまで多くの研究がされており，破局化が強いほど，痛みの強さ，身体機能障害，うつ・不安，生活の質がより悪い状態になることが示されています．そのため，慢性疼痛患者に対する心理療法では痛みの破局化を減らすことが重要な目標となります．

以前からある慢性疼痛の最も代表的な心理療法の1つである認知行動療法は，痛みに対する否定的な評価や解釈を患者と治療者とで協働で再検討し，より現実的で適応的な評価・解釈へ修正していく（認知再構成法）ことで破局化を低減させようというアプローチです．しかし，実際の臨床ではこのようなアプローチがうまくいかない人も少なくありま

せん．ほぼ無意識のうちに自動的に起こる考えを意識的・俯瞰的にとらえることは自分の内面への気づきが乏しい人にとっては容易ではありません．また，意識的に別な考え方に修正したとしても，思い込みの強い人は本心ではとてもそうは思えるものではありません．さらには，とらわれの強い人は痛みから注意を引き離すこと自体が大変むずかしいことです．このような傾向の強い患者群では従来の認知行動療法はなかなかうまくいかないことも多いのですが，マインドフルネスはこれらのむずかしさに対処することができるアプローチです．

　慢性疼痛患者へマインドフルネスの実践を導入した初期は，瞑想中に痛み感覚に注意がそれ，そこから痛みに対する破局的思考の連鎖が始まり，それに注意を奪われ巻き込まれていくことが当たり前のように起こってきます．しかし，瞑想の訓練を続けることにより，痛みに対する破局的な考えが始まったことへ，いち早く意識的に気づき（今この瞬間の体験への気づき），その破局的な考えに巻き込まれることなく俯瞰的に眺めながら（脱中心化），それ以上の思考は付け加えないで（反すう・とらわれの低減），再び今行っていることへ注意を向けなおす（注意の制御）ということが次第にできるようになってきます．そして，このようなプロセスは瞑想中だけでなく，日常生活の中においても見られるようになってくるため，生活全体の破局的な思考，感情的苦痛が減少し，痛みにとらわれることなく日常生活活動に集中できることが増えていきます．

　認知行動療法では痛みに対する破局的な考え方を変えていこうというアプローチですが，マインドフルネスでは痛みについて考えることそのものを止めるというアプローチであるという違いがあります．破局化が強い慢性疼痛患者の痛みの体験は，痛みの感覚という苦痛に，多くのつらくなる思考やそれに伴うつらい感情的苦痛が多く上乗せされている状態といえますが，マインドフルネスによりシンプルに痛み感覚だけの苦痛になるというイメージです．後者のほうがより耐えやすい痛み体験であり，気分や日常生活への影響も明らかに少ないものとなります．

2）慢性疼痛の受容（アクセプタンス）・自己効力感の向上

　一般的に，慢性疼痛の治療では痛みや機能障害，気分状態などをコントロールするという目標を含んでいます．しかし，慢性疼痛においては，それがすぐにはむずかしいことが多いのも事実です．そのような場合，変化やコントロールを目指す姿勢が強いと，かえって問題を大きくしてしまうことがあります．痛みの原因究明，治療法探しにとらわれ，頻回の検査やドクターショッピングを繰り返すなど，答えの出ない努力に多くの時間と労力を費やしてしまい，生活や仕事，対人関係など大切なものを犠牲にし，焦りや苛立ち，悲しみ，無力感などを募らせていることも少なくありません．すぐに変えられない問題を変えようとする努力が，さらに問題を生み出すという悪循環になってしまいがちです．このような悪循環から抜け出すには，痛みの存在を拒絶し，直ちに除去・コントロールしようとするのではなく，それがあるということを受け入れ（痛みの受容），それと共存しながら今できる自分のためになる行動に集中するという姿勢が大切になります．マインドフルネ

スでは，自身の中にある変えられない嫌悪的な体験を受容する姿勢も学ぶことが含まれます．そのため，マインドフルネスで慢性疼痛の受容が促進されます．慢性疼痛の受容の促進は，痛みの強さとは関係なく，不安・抑うつの軽減，身体機能の改善，自己効力感（痛みに対して対処できるという感覚）を改善させることも示されています（McCracken LM ほか，American psychologist 2014 p.178）．

3）痛みへ影響を与えている痛み以外の心理社会的要因の変化

　慢性疼痛患者は痛みに関係すること以外にも，日常生活の中でストレスを抱えていることが少なくありません．家族やその他の対人関係，学業や仕事，環境や経済的な問題などさまざまな領域での苦悩が痛みに悪影響を及ぼしていることはよくみられることです．マインドフルネスにより全般的なストレス対処能力が向上することで，痛み以外の諸問題に伴う苦悩の低減が得られ，結果的に痛みに関する苦痛が軽減するということもしばしば経験します．また，慢性疼痛患者，特に難治性の重症患者においては，背景にトラウマ記憶を抱え慢性的に苦しみ，そのことが慢性疼痛の悪化にも影響していることも稀ではありません．このような患者では痛みの治療のみならず，トラウマ記憶への対応も重要になってくることが多いのですが，それにおいてもマインドフルネスは重要な役割を果たすことがあります．

（安野　広三）

第 3 章　慢性疼痛のケアを実践するための基本的知識 ❷

6. アクセプタンス＆コミットメント・セラピー （ACT）

1 ACT とは

　アクセプタンス＆コミットメント・セラピー（acceptance and commitment therapy：ACT）は，マインドフルネスを取り入れた新しい世代の認知行動療法の 1 つとされており，1 つの単語で「ACT：アクト」と呼ばれます．「ACT は，自分のコントロールが及ばないものを受け容れる（acceptance）と同時に（&），人生を豊かにする行動を取ることを自己決定する（commitment）」ことから名付けられています〔ラス・ハリス，武藤　崇（監訳），よくわかる ACT．星和書店，2012〕．

　ACT の特徴として，症状の緩和や除去を目指すのではなく，豊かで意義のある人生を送ることを助ける，という点が挙げられます（ハリス，よくわかる ACT．2012）．患者の人生をより良くするためには，まずはつらい症状を緩和する必要がある，と考えるのが一般的な発想でしょう．ACT では，このような一般的な発想とは異なる立場を取ります．また，冒頭で ACT は認知行動療法の 1 つであると紹介しましたが，厳密に言えば，古典的な認知行動療法〔本書の第 3 章 ❷ -3，4 で紹介されている認知行動療法〕の発想とは異なる立場を取ります．認知行動療法では，難治化に関わる構成要素（認知，感情，行動，身体反応など）を分類し，各因子に適したアプローチを取るのが一般的です．たとえば，痛みに対する破局的思考が強い場合には，現実に即した柔軟な考え方を見つけていけるように手助けする，といった具合です．このように，現象を個々のパーツに分解してとらえる立場は，「機械主義（mechanism）」という哲学を基としています．心理療法の多くは機械主義に基づいていますが，この発想は常識的な考え方ですので，比較的，患者にも受け入れられやすいでしょう．対照的に，ACT は「機能的文脈主義（functional contextualism）」という哲学に基づいています．

2 ACT を支える哲学：機能的文脈主義

　機能的文脈主義では，人の心や行動といった現象を，個々のパーツに分解してとらえることはせず，文脈という歴史や状況の中で起こっている活動，としてとらえます〔谷　晋二（編著），言語と行動の心理学．金剛出版，2020〕．行動が生じている文脈を重要視し，そこからその行動が持つ意味をとらえようとするのです〔谷，言語と行動の心理学．2020〕．たとえば，「隣の人の肩を思いきり叩く」という行動は，その行動の「形態」にだけに注目すると，「隣の人に対する攻撃」に見えてしまうかもしれません．しかし，その行動が「漫才」という文脈の中で起こっているとすると，いかがでしょうか．その行動には「観客の笑いを取る」という役割〔専門的には「機能（function）」といいます〕を有する有効な行動で

164

あるといえるでしょう．このように機能的文脈主義では，行動を善悪，正誤，ポジティブ/ネガティブで評価や判断をするのではなく，患者の生活という文脈の中で有効に働くか否か（有効性：workability）という視点から眺めます（ハリス，よくわかる ACT．2012）．なお，混乱させてしまうかもしれませんが，ここで言う「行動」には，物理的に自分の身体を使って行うことに加え，心理的な内的行動（考える，思い出す，想像するなど）も含みます．そのため，機能的文脈主義では，本質的に問題，機能不全，病的である思考や感情も存在しない，ととらえます（ハリス，よくわかる ACT．2012）．つまり，問題は破局的な思考や感情があること（その存在）ではなく，それらの思考や感情に縛られてしまって，自分が望む人生を送ることができていないこと，なのです．逆に言えば，たとえ破局的な思考を持っていたとしても，その思考に縛られることなく，自分の望む人生に有効な行動が起こせていれば良い，と言えます．

3 ACT を支える理論：関係フレーム理論

　さらに，ACT が基にしている理論からは，われわれ人間の苦しみの多くが，人としてのノーマルな心理的プロセスから生じており，そのプロセスには言語が深く関わっていると考えます（ヘイズほか，アクセプタンス＆コミットメント・セラピー．2014）．突然ですが，みなさんと私（酒井美枝）が，屋外で名刺交換をしたとしましょう．ひとしきり挨拶を交わし，私と別れた後，あなたは鞄の中に私の名刺をしまおうとして，うっかり地面に落としてしまいました．そこへ，タイミング良く（!?）散歩中の犬が走り寄ってきて，酒井の名刺を思い切り踏んづけていきました….さて，このような場面を想像していただいて，あなたの中には今どのような気持ちが湧いているでしょうか？　なんともいえぬ居心地の悪さを感じているかもしれません．でも，よく考えてみてください．あなたも，犬も，私（の身体）を踏んづけたわけではありません．小さな紙に書かれた「酒井美枝」という文字，もっと言えば，単なるインクの染みを踏んづけただけです．現に，犬のほうは悪びれる様子もなく，しっぽを振りながらご機嫌に立ち去っていきました．それなのに，どうしてあなたの中にだけ，不快な感情が残っているのでしょうか？

　そこには，われわれ人間に特有の言語能力，「関係フレームづけ（relational framing）」と呼ばれる能力が関わっています．関係フレームづけとは，さまざまな刺激と刺激を関係づけることで，そのフレームには「等位」「反対」「階層」「順序」「因果」などがあります（ヘイズほか，アクセプタンス＆コミットメント・セラピー．2014）．この能力によって，われわれ人間は，目の前に実物が存在せずとも，それと等位（同じ）に関係づけられた刺激を見るだけで，その実物をリアルに思い描くことができます．先の例のような現象は，あなたの中で「名前（文字）」と「人物（実物）」とが等位の関係で結ばれていることによって生じたのです．さらに，こうした能力は，今はもう目の前で生じていない「過去」の出来事を振り返ったり，まだ目の前に起こっていない「未来」を予測したり計画することも可能にします．こうした能力は，間違いなく人間の進化を支えてきました．ただ，同時に人間に

特有の苦しみをもたらすことにもなってきたのです.

❹ ACT の精神病理モデル：心理的非柔軟性モデル

このようなノーマルな人間の言語がもたらす人間に特有の苦しみの例を挙げてみましょう. たとえば, 慢性疼痛患者の中には,「もしあの時, あんな場所でけがをしなければ, 今頃こんな痛みを抱えずに済んだのに…」と繰り返し後悔したり（反すう）,「この先もずっと痛みに苦しむのだろうか…」と心配することに1日の大半を費やしたりしている人もいるでしょう. このように, 特定の考えにとらわれ, 行動を支配されてしまう状態を「認知的フュージョン」と呼びます. また, 痛みが悪化するかもしれない活動を極力避けたり, 逆に, 不安を紛らわせるために過活動になったりしている患者も見かけると思います. このように, 不快な思考や感情, 記憶, 身体感覚などを回避しよう, 何とかコントロールしてやろうとする行動を「体験の回避」と呼びます. 体験の回避が過剰になると, 多くの場合, 短期的には痛みの悪化を防ぐことができますが, 長期的には, 痛みは変わらないばかりか, 生活の質を大きく低下させてしまうということが知られています. この2つに加えて, 過去や未来に注意が大きくそがれたり（非柔軟な注意）, 自分にとって重要にしたいことが不明瞭となり（価値の混乱）, 衝動的, 回避的な行動が維持されてしまったりします（行為の欠如, 衝動性, 回避の持続）. ACT では, そのような状態を「心理的非柔軟性（psychological inflexibility）モデル」として整理しています.

❺ ACT の精神健康モデル：心理的柔軟性モデル

対して, 精神健康は「心理的柔軟性（psychological flexibility）モデル」として整理しています（図32）. 心理的柔軟性とは, 十分な気づきと完全に開かれた心をもって「今この瞬間」に存在し, 価値に従って行動する能力（ハリス, よくわかる ACT. 2012）を指します. ACT では, 心理的柔軟性を6つのコア・プロセスによって養っていきます. それは,「アクセプタンス（acceptance）」「脱フュージョン（defusion）」「今この瞬間との接触（contact with the present moment）」「文脈としての自己（self as context）」「価値（values）」「コミットされた行為（committed action）」です. 右側の4つは「コミットメントと行動活性化のプロセス」, 左側の4つは「マインドフルネスとアクセプタンスのプロセス」としても分けられます（ヘイズほか, アクセプタンス＆コミットメント・セラピー. 2014）.

「コミットメントと行動変容のプロセス」では,「価値」を明確化し, それに沿った活動を活性化していきます. ここでいう価値とは, たとえば,「自然に触れる」「自分に優しくある」といった, その人が人生において大切にしたい態度やあり方のことを指します. そのような, ありたい方向性に向けて, 具体的な行動目標を立て, それにコミットしていく（行動していく）よう促します. このように価値を明確化することは, 患者が痛みの発症をきっかけに, 以前のように活動できなくなっている場合に役立ちます. たとえば, 痛みが

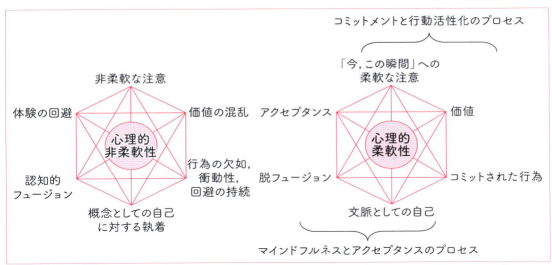

図32　心理的柔軟性（psychological flexibility）・心理的非柔軟性（psychological inflexibility）モデル
〔スティーブン・C・ヘイズほか，武藤　崇ほか（監訳），アクセプタンス＆コミットメント・セラピー（ACT）．星和書店，2014を参考に著者が作成〕

出る前は，畑仕事を楽しんでいた人にとっての価値は，「自然に触れる」「育てる」といったものかもしれません．価値を明らかにすることで，「鉢植えに種を植える」といったように，痛みがある今できることが見つけやすくなります．つまり，痛みが出る前に楽しみにしていた活動と同じ機能を持った，別の，痛みのある今，実行可能な活動を見つけていく，ということです．また，価値を思い出すことで前に進む力が湧いてくることもあるでしょう．これは，人間に特有の言葉の力を，逆に利用していくことになります．

　「アクセプタンスとマインドフルネスのプロセス」では，価値に向かって行動を行う際に生じる心理的バリア（痛みや不安など）に対して，回避することなく，ありのままに観察する態度を促していきます．また，バリアの中でも，思考に対しては，距離を取って，思考を眺めてみる体験を促していきます．たとえば，代表的な脱フュージョンのエクササイズの1つに，「痛みがあると何も楽しめない」といった思考が浮かんだ時に，「私の中に『痛みがあると何も楽しめない』という考えが浮かんでいる」といった風にフレーズを付け加えてもらい，自分の中で起こっていることを実況中継するように促す，といったものがあります．ACTでは，さまざまな体験的エクササイズやワーク，メタファー（比喩）を通して，価値に進みやすくするような，効果的なバリアへの関わり方を身につけてもらいます．破局的思考が浮かんだとしても，それを単なる心の中の出来事としてとらえるような文脈においては，その思考によって回避行動が引き起こされる割合が少なくなり，価値に向かう有効な行動を選択できるようになります．このようにACTでは，症状の緩和や除去ではなく，患者と患者の持つ思考や感情との関係を根本的に変え，不快な思考や感情，身体感覚を「症状」ととらえなくてすむようにすることを狙いとします（ヘイズほか，アクセプタンス＆コミットメント・セラピー，2014）．

第3章　慢性疼痛のケアを実践するための基本的知識 ❷

おわりに

　ACT は，慢性疼痛診療ガイドラインにおいて，認知行動療法やマインドフルネスと並んで「行うことを弱く推奨（2B）」されている心理的アプローチの 1 つです．名古屋市立大学病院いたみセンターでは，日本人向けの ACT プログラム（のびやかプログラム）を開発してきました．具体的なアプローチの仕方は，文献（酒井美枝ほか．アクセプタンス＆コミットメント・セラピー・プログラムを適用した慢性二次性筋骨格系痛の 1 症例．日本運動器疼痛学会誌 2024 p.3）などに紹介していますので，よろしければご覧になってみてください．ACT を受けていただいた慢性疼痛の患者からは，「痛みは変わらずにあります．ただ今は，痛みがありながらも，やりたいことはできています」といったコメントをよくいただきます．避けがたい痛みをコントロールしようとして行き詰っている時，いったんそのコントロール方略を手放し，マインドフルな方略を身につけ，後回しになっていた価値に沿った生活を取り戻す，そうした「シフトチェンジ」を促す上で，ACT は慢性疼痛患者にフィットしたアプローチといえるでしょう．

（酒井　美枝）

7. 看護師が行うコミュニケーションの意義

　慢性疼痛患者は家族や医療従事者といった身近な他者に「理解されない」と感じる体験をしています. 精神科医の成瀬（成瀬暢也, ペインクリニック 2022 p.514）は, その背景に患者には人間不信があり, 人に癒やされず生きづらさを抱えていることを指摘しています. そのため, 伴奏者としての役割を担う看護師には, 症状としての痛みを理解しようとするだけでなく,「患者が体験した苦痛や苦悩を含めた体験の全体を理解し寄り添うこと」が求められます. 本項では慢性疼痛チームにおける看護の役割として重要である共感・傾聴,「意欲を喚起する」ための積極的傾聴について, さらに陰性感情への対処も含めた看護師自身の自己理解を促すプロセスレコードとその活用法について述べたいと思います.

１ 慢性疼痛看護における傾聴・共感の意味 ～信頼関係を築くために～

　看護におけるコミュニケーションとは, 看護師とその患者との間の相互のやり取り（相互作用）であり, 看護そのものがコミュニケーションを基盤としているといえます.

　慢性疼痛患者は対人関係の問題を抱えている人も多いため, だからこそ, 看護師は第1に「患者の人となりや価値観を知り, 全面的に受け入れ肯定すること」（高橋文代ほか, 慢性疼痛 2021 p.89）が重要です. 具体的な看護実践として,「やっていることをまず認める, 労う声かけを行う」ことで, 患者を否定せず, その人をありのままに受け入れることから始まります. 信頼関係を築き, 心の内を話せるよう安心を提供することを目指します. 患者の話に耳を傾け, その思いを共感的に傾聴します.

　この時, 慢性疼痛を発症してからどのようなことが起こり, どのようなことを考えたり感じたりしたのか, また, 患者が最も困っていること, 気になっていること, 心配していることについて対話をします. 看護師の論理で問題を探るのではなく,「患者の過去から現在までの体験世界」に近づき, 生活者としての患者の視点で「推測力（＝見立て）」を働かせ, 問題を探ることが大切です.

　また, コミュニケーションとは言語だけではなく,「顔の表情, 態度, 身振りやしぐさ, 声のトーンなどの非言語によるコミュニケーション」も含まれます. そして, これらの行動は意識的あるいは無意識的に, メッセージの送り手の気持ちや思いを表すことにもなります. 人の感情を決定する情報の90％以上が非言語的な行動であり, 特に負の感情は非言語的に伝達されるといわれています. たとえば, 慢性疼痛に関する知識を論理的に説明するというコミュニケーションも必要ですが, 日々のセルフマネジメントに関心を持っていない患者に対し, 知識を伝達するだけでは患者のセルフマネジメントへの関心が高まりません. それよりも, 看護師の視線や表情, 気持ちのこもった言葉などを介して, 1人の人としてその人を真に気にかけているという看護師の思いが伝わった時, それが患者に自己の大切さに気づかせ, 患者の「意欲」を育むことにもつながります.

第 3 章 慢性疼痛のケアを実践するための基本的知識 ❷

　慢性疼痛診療チームでの看護師の役割として大変重要なのは，患者との相互作用の中で「少しでも変わりたい」という患者の中に元々持っている「意欲を喚起する」こと，生きようとする体と心といった患者の自然治癒力を引き出すことではないかと思います．次に述べる積極的傾聴，プロセスレコードは患者の意欲を引き出す看護実践としても大変重要な内容と考えています．看護学生の時に学んだ「積極的傾聴」を明日からの看護実践で生かしてほしいと思います

2 積極的傾聴

　前述した受容・共感をベースとして，さらに患者の健康的な面，前向きな面に関心を向け，「患者は何に困ってどうなりたいか」に焦点を当てた治療目標を設定するために，積極的傾聴を行っていきます．

　積極的傾聴とは，単に共感・傾聴だけではなく，「呼び水となるような発問」をすることが非常に重要となります．この「呼び水となるような発問」とは，「そのことについて，どのように感じていますか？」「〇〇〇と感じているのですね」「そのことについて，もう少し詳しく話してくださいませんか？」「そのことはあなたにとって，どのような意味を持っていますか？」といった，主に患者の感情に焦点を当てた質問となります．患者から率直に語られた思いに対し，看護師も率直に表現することにより看護師と患者の対人関係は発展していきます．

　また，患者の慢性疾患〔慢性疼痛〕の軌跡と生活史を統合することによって，はじめて患者のニーズの変化に合わせた個別的なケアが可能になります．つまり，長い年月の中で慢性疼痛がどのように作られてきたかを理解するために，痛みの発生時期とライフイベント，起床時から就寝時までの 24 時間の生活習慣を対話により確認し，慢性疼痛をマネジメントする上での見立てを行っていきます．また，この時，患者と家族は今まで積み重ねてきた方法で対処しているため，患者の行動の何が原因で現在につながっているのかを把握することも重要です．

3 プロセスレコードとは（表 16）

　Peplau HE（ペプロウ）〔ヒルデガード・E・ペプロウ，稲田八重子ほか（訳），ペプロウ人間関係の看護論，医学書院，1973〕は，「看護師と患者は援助関係の形成を通じて，ともに成長し合う」という看護の本質を体得するための学習方法として，プロセスレコードの吟味という方法を編み出しました．ペプロウは，患者が体験している感情には満たされていないニーズが反映されているので，「自らの感情に気づいて言語化できた患者は，自らのニーズ・問題を自覚できる」としています．プロセスレコードでは，看護師が実際に体験した看護場面を丹念に検討します．書き方は，① 患者による自然な応答，ここには非言語によるコミュニケーションも含みます，②「看護師である私」が考えたり感じたりしたこと，③「看護師で

ある私」が言ったり行ったりしたこと，について記載をします．

　患者が自らの感情に気づいて言語化できるためには，「呼び水となる問いかけ」が不可欠です．この「呼び水となる問いかけ」をするためには，②「看護師である私」が考えたり感じたりしたこと，③「看護師である私」が言ったり行ったりしたこと（表16を参照），これが一致することが重要であるとOrlando IJ（オーランド）は指摘しています〔ペプロウ HE, ペプロウ人間関係の看護論, 1973〕．この看護師の感情を言葉にして率直に投げ出すという「自己一致」の実行によって患者の本音や真意を引き出してこそ，患者ニーズの的確な把握とその内容に関する患者との確かめ合いが可能になると主張しました．

これをまとめると，
・看護師が患者との相互作用の中で体験した感情を表現して患者に投げかけると，それが呼び水となって患者の反応が引き出されます．
・患者の反応が引き出されたことにより，豊富な情報に基づいた患者のニーズ把握が可能となり，さらに看護師が把握した内容が的確かどうかを患者と確認し合うことができます．
・このプロセスで看護師の異和感はしだいに解消し，患者と一体感や連帯感が芽生えます．

　積極的傾聴を行う際に「何を話せばよいのだろう？」となった際に，このプロセスレコードを生かすと，看護師は患者のちょっとした気づきや気がかりを丁寧に患者に投げ返すことができるようになります．そのことは，患者が自らの課題を発見していく手助けになります．また，患者との会話のずれも少ないと思います．

　参考までに，90代女性と著者のプロセスレコードを記載しました（表16④からの会話は絵に示しています）．

　場面は女性がリハビリテーションを終了し，待合室で座っていた時です．はじめに（表16②の場面），自己紹介と面接構造（時間について了承を得る）を決め，患者から同意を得た後に会話を進めました（③の場面）．著者の女性の第一印象は「元気じゃないのかな」と感じていました．しかし，会話をすると「想像していたよりお元気だ」と感じました．このはじめに感じた印象が後ほど大事になってきます．

　会話の中で，女性が「朝起きた時に痛いのよ..寿命がいつまでくるか．身体も痛いし．（夫の）3回忌も終わったからね，もう，いいって思っているの」（⑯の場面）と実存的な苦悩を述べられました．その際に，著者は「この女性にとっては真実である」（⑰の場面）と思ったため，その言葉自体は否定することなくそのまま受け止めました．その上で，患者本人に対し私自身が感じたこと，「先ほどからお話ししていて，すごく声に張りがあって，力強くて．お若いなあ，お元気だなあと思っていたんですよ」（⑱の場面）と率直にお伝えしました．

第3章 慢性疼痛のケアを実践するための基本的知識 ❷

表16 プロセスレコードの例：90代女性（#腰椎脊柱管狭窄症）と待合室での会話

私が見たり聞いたりしたこと	私が考えたり感じたりしたこと	私が言ったり行ったりしたこと
	① 元気じゃないのかな，あんなに腰曲がっているから痛いのかな	② ●と申します．よろしくお願いします．時間10分くらい大丈夫ですか
③ バスの時間○分だから，△時まで大丈夫です		④ ありがとうございます．（長椅子に腰掛ける）ここには長く通っていらっしゃるんですか？

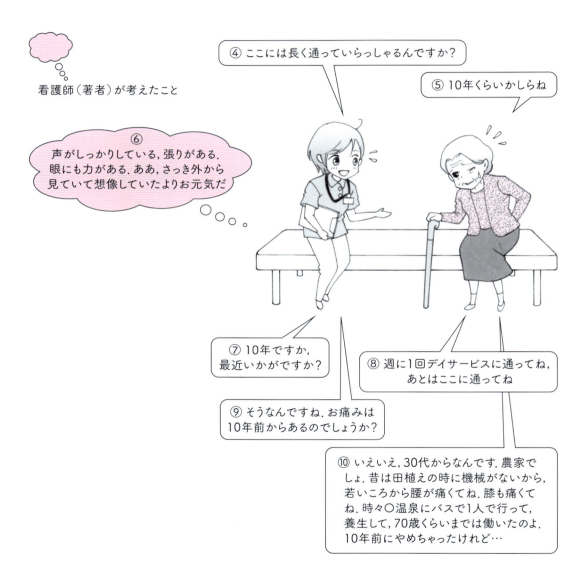

看護師（著者）が考えたこと

④ ここには長く通っていらっしゃるんですか？

⑤ 10年くらいかしらね

⑥ 声がしっかりしている，張りがある．眼にも力がある．ああ，さっき外から見ていて想像していたよりお元気だ

⑦ 10年ですか，最近いかがですか？

⑧ 週に1回デイサービスに通ってね，あとはここに通ってね

⑨ そうなんですね．お痛みは10年前からあるのでしょうか？

⑩ いえいえ，30代からなんです．農家でしょ．昔は田植えの時に機械がないから，若いころから腰が痛くてね．膝も痛くてね．時々○温泉にバスで1人で行って，養生して，70歳くらいまでは働いたのよ．10年前にやめちゃったけれど…

172

7. 看護師が行うコミュニケーションの意義

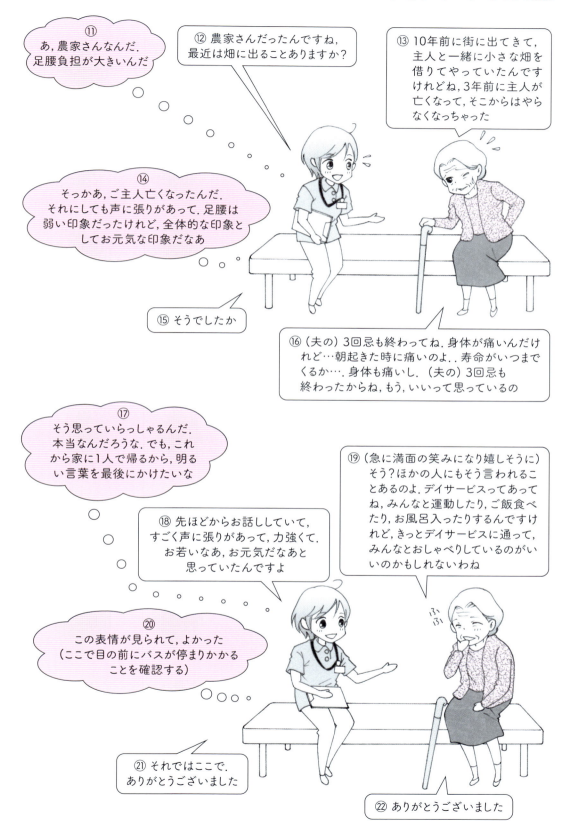

プロセスレコードは，他者理解だけではなく，看護師自身の自己理解（看護師自身のコミュニケーションの特徴や身体感覚，自分の限界など）が進みます．慢性疼痛患者に対し，困った患者，やっかいな患者という感情（陰性感情）を医療者は持ちやすいと思います．他の職種と比較し看護師は患者との距離が近いため，看護師の陰性感情を患者は敏感に察知します．その結果，治療が中断する，滞るなどの弊害が生じます．このプロセスレコードは，看護師自身が持つ陰性感情の存在に気づく際にも役に立つことでしょう．

（安藤　千晶）

❸ リハビリテーション

1. 慢性疼痛患者にとっての運動療法 − 理論編

1 Exercise is medicine

「Exercise is medicine」や「Exercise as medicine」といわれるように，運動療法は痛みのみならず，精神疾患，代謝性疾患，循環器疾患，がんなど多様な疾患に対して有益です．慢性疼痛に関しては，2021年に発刊された『慢性疼痛診療ガイドライン』において，運動療法は推奨度の高い介入として位置づけられています．運動によって痛みが抑制される現象は，exercise – induced hypoalgesia（EIH）と呼ばれています（Rice Dほか, the Journal of Pain 2019 p.1249）．この運動による痛みの抑制は，有酸素運動（散歩やジョギングのような運動）でも，レジスタンストレーニング（筋トレのような運動）でも起こり，痛みを感じる閾値を上げてくれる（痛みを感じにくくする）ことが報告されています．つまり，運動の種類にかかわらず鎮痛が起こるので，とにかく体を動かすことは，骨折など明らかな組織損傷がある時を除き，痛みの軽減に有益であると考えられます．さらに，このEIHは，運動を行った部位における鎮痛（local EIH）だけでなく，運動部位から離れた部位でも鎮痛が起こります（global EIH）．このことが意味するのは，痛みを軽減させるために，痛みのある部位を運動する必要は必ずしもないということです．患者によっては，痛みがある部位を動かしたくない方もいると思いますが，その場合，他の部位を運動することでも鎮痛効果が生じることを意味しています．なぜ運動をするとこのような鎮痛効果が起こるかのメカニズムは，まだ不明な点が多くあります．古くから内因性オピオイド（体内で生成される痛みをコントロールする物質）がEIHのメカニズムとして有力視されていましたが，現在のところ，そのほかにも多様なメカニズム（カンナビノイドやセロトニンなど）が関与していると思われます．

前述のとおり，運動は痛みの改善にとって明らかにメリットが多い介入です．しかしながら，慢性疼痛を抱える患者に対して，運動療法を導入していくこと自体がむずかしい場合も少なからずあります．それは，慢性疼痛に特徴的な痛みのとらえ方があるためです．

2 痛みへの恐怖と過剰な回避が痛みの慢性化につながる

われわれは人生において，多種多様な痛みを経験します．たとえば，画鋲を踏んでしまったり，階段から落ちてけがをしたり，包丁で手を切ってしまったり，熱した鉄板に誤って触れてしまったりした時に，明瞭な痛みを感じます．これらの急性の痛みは，「今，組織が損傷されるような刺激が生じました．注意してください」という生体警告システム

第3章　慢性疼痛のケアを実践するための基本的知識 ❸

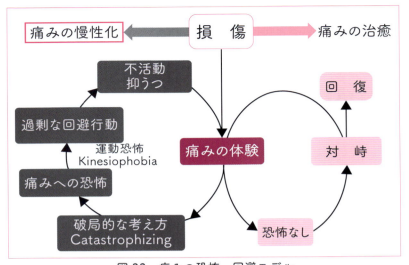

図33　痛みの恐怖−回避モデル
（Vlaeyen JWS ほか，Pain 2000 p.317 より引用改変）

としての明確な役割があります．この急性の痛みは，組織損傷が治癒していくにつれて，消失していきます．しかしながら一部の患者では，痛みが慢性化してしまうことがあります．慢性疼痛は「治療に要すると予測される時間を超えて持続する痛み」と定義され，薬が効かないケースが多く存在し，痛みが難治化してしまうことが少なくありません．さらに，慢性疼痛を抱える患者の中には，特に組織損傷などの起因がなく痛みが生じ，その痛みが慢性化していくようなケースも存在します．慢性疼痛における痛みは，組織損傷などの器質的な原因がない（あっても強い痛みを説明できない）場合が多く，急性の痛みのような警告システムとしての役割として機能していない痛みです．つまり，痛い場所を守らなければならないための痛みではないということになります．そのため，患者から発せられる「痛い」という言葉は同じでも，急性の痛みと慢性の痛みの原因は大きく異なるということを理解することが重要となります．

　なぜ，このような痛みの慢性化が起こり難治化してしまうのかに関して，図33に示す「痛みの恐怖−回避モデル」と呼ばれるモデルが提唱されています（Vlaeyen ほか，Pain 2000 p.317）．右のサイクルが，痛みが正常に治癒していく過程です．通常痛みを体験した時に，過度な恐怖がなければ，適切に痛みに対峙して回復が得られていきます．一方で，左のサイクルが痛みの慢性化に関与する特徴的なパターンを示しています．痛みが慢性化する方は，痛みの体験が起こった時に，痛みに対する破局的な考え方が強いと考えられています．痛みに対する破局的な考え方というのは，痛みのことばかり繰り返し考えてしまう（反すう），痛みによって何か重大なことが起こるのではないかと心配になる（拡大視），痛みを軽減するためにできることは何もない（無力感）といった，痛みに対する過度に悲観的な考え方のことであり，pain catastrophizing scale（PCS）という国際的な質問紙を用いて評価することができます（第3章❶−4，付録を参照）．このような痛みに対する破局的な考

176

え方が，過剰な痛みへの恐怖につながり，痛みによって寝こんでしまったり，痛みによって仕事や社会的なつながりから離れてしまったりといった過剰な回避行動を引き起こしてしまうことが問題視されています．さらに，そのような回避行動が抑うつ気分を助長してしまうこともあると考えられています．実際に慢性疼痛を抱える患者において，PCS の点数が高い人（破局的思考が強い患者）ほど痛みが強く，日常生活動作（activity of daily living：ADL）の障害が強いことが報告されています．また，術前に PCS の点数が高い人ほど，術後の疼痛が強いことも複数報告がなされています．このように，破局的思考と呼ばれる痛みに対する考え方が違うだけで，痛みによって生活が障害されたり，手術後の疼痛管理がむずかしくなったりすることは，非常に興味深い点であります．

　そこで，慢性疼痛の治療にとって重要なのは，この悪循環のサイクルから抜け出していただくことです．痛みがあっても体を動かす，日常生活をなるべく制限することなく行ってもらうことが重要となってきます．急性の痛みの対処（安静・保護）とはまったく異なり，身体的にも社会的にも活動性を向上・維持することがキーポイントとなります．そのため，「痛いのなら休んでおきましょう」といった方向の関わり方が，慢性疼痛の悪循環を強める可能性があることには，十分に留意しておく必要があります．慢性疼痛を抱える患者の活動性の向上を実現するために，リハビリテーションでは運動療法を実施していくことになります．しかしながら，運動療法を行うにあたって大きな障壁となるのが，運動恐怖（kinesiophobia）と呼ばれる心理特性です．Kinesio というのは運動を意味し，phobia は恐怖を意味します．運動することによってより痛みが強まってしまうのではないか，という運動に対する不安や恐怖が強い状態を指します．この運動恐怖は，Tampa scale for kinesiophobia（TSK）という国際的な質問紙によって評価することができます（付録を参照）．臨床現場でも，歩行や運動を促すと「痛くなるからやりたくない」とか「痛みが出るのが怖くて動かせない」などといった訴えを聞くことはよくあると思います．この運動恐怖は，前述の PCS と同様に不活動につながってしまうため，筋力や持久力が低下する要因にもなりますし，外出の機会を減らしてしまうなど社会的なつながりの低下にもつながってしまいます．実際に多くの研究結果に基づくシステマティックレビューにおいて，TSK で評価される運動恐怖の強さは，慢性の筋骨格系の痛みにおいて，痛み強度や ADL 障害および QOL の低下と深く関与していることが報告されています．

3 慢性疼痛治療のキーワードは from fear to safety

　前段でも痛みの恐怖−回避モデルにおける悪循環からどのように抜け出すかが，慢性疼痛治療の核になることを記してきました．しかしながら，この悪循環から抜け出すことは容易なことではありません．なぜなら，慢性の痛みを抱える患者は，これまでの生活の中で運動や活動と恐怖（fear）の関連を繰り返し学習してしまっているからです．このことは容易に想像できると思います．長い間痛みを抱えながら生活をしているわけですので，何か運動や活動をした後に，痛みが強まる状況を繰り返し経験しています．これにより，

第3章　慢性疼痛のケアを実践するための基本的知識 ❸

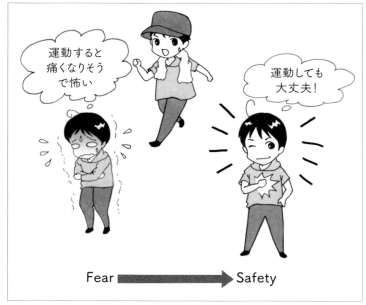

図 34　From fear to safety
慢性疼痛を抱える患者に対する運動療法のポイントは，「運動＝恐怖（痛み）」から「運動しても安全」という考えへの変容

運動＝痛みという関係性が学習されてしまっているという状態です．さらに，この恐怖を強める要因となるものがあります．それは痛みがコントロールできないものであると思う気持ちです．たとえば，車の運転を想像してみてください．われわれは普段車を十分にコントロールできますが，そのコントロールができなくなった場合，非常に強い恐怖を感じると思います．よって，運動療法を通じて，運動＝痛みという信念を変える働きかけをし，痛みがあってもある程度自分でコントロールできることを再学習することで，運動は怖い（fear）という考えから，運動しても安全（safety）という考えに変容していく必要があります（図34）．この考え方は，慢性疼痛治療において高名な Peter O'Sullivan（ピーター・オサリバン）らが提唱しているものです(Caneiro JP ほか, Physical Therapy & Rehabilitation Journal 2022 p.1)．

　理論的には，この信念の変容には safety learning が必要です．信念というのは，これまで経験してきたことによって，起こる確率が高いと強固になっていきます．たとえば「歩くと痛いから歩きたくない」という患者がいたとします．この患者の方は，これまで歩くと痛いという経験を繰り返しているために，「歩く＝痛い」という信念が強固に学習されていると考えられます．この関係を打破するためには，「歩いても大丈夫」という体験を繰り返し，safety learning をして恐怖を上書きしていく必要があります．ここで大事なポイントは，管理された運動と，漸増負荷という考えです．やみくもに「運動しても大丈夫なので，どんどん歩きましょう」という働きかけをしても，歩いた結果，やはり痛みが増悪するのであれば，歩くということに対する恐怖はますます強くなっていくため，逆効果にな

ることがあります．そのため，患者と相互に負荷量を調整しながら（医療者が負荷量を完全に決めるのではなく，患者の方と一緒に意思決定をすることが重要です），「このくらいの運動なら大丈夫なんだ」という safety learning を徐々に行っていく必要があります．

（大鶴　直史）

2. 慢性疼痛患者にとっての運動療法 – 実践編

1 運動療法について

　運動療法は，系統的に計画し実施する，身体の運動，姿勢，身体活動のための治療法〔Carolyn Kisner ほか，（渡邊　昌ほか監），最新運動療法大全．ガイヤブックス，2008 p.1〕です．目的としては，機能障害の改善または予防，身体機能の改善・回復・強化，健康関連リスク要因の予防または軽減，全身の健康状態・健康維持・健康生活感の最適化にあります．

　運動は関節，神経，筋力などの身体機能が正常に働くことによって行われます．そのため，運動療法を実施する際には，関節の運動や筋力などの身体機能，運動についての基礎知識が必要です．

2 運動療法を実施する上で必要な運動の基礎知識

1）関節可動域運動（ストレッチング）

　関節の動きは，関節個々に運動方向，参考となる可動域があります．たとえば，肩関節の運動には，屈曲・伸展，外転・内転，外旋・内旋，水平外転・水平内転があります．また，肘関節の運動は屈曲・伸展があります（図35）．肘関節の屈曲の参考となる可動域は145°（図35b）となります．実際に肘関節の屈曲の関節可動域を計測し，肘関節の屈曲が90°の場合は，参考可動域と比較し55°の制限があることになります（各関節の関節可動

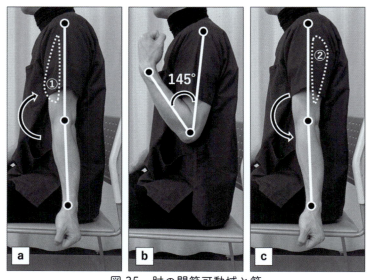

図35　肘の関節可動域と筋
　　…（点線）は筋の部位．a：① 上腕二頭筋；肘関節屈曲，
　　b：肘関節屈曲145°，c：② 上腕三頭筋；肘関節伸展．

2. 慢性疼痛患者にとっての運動療法 - 実践編

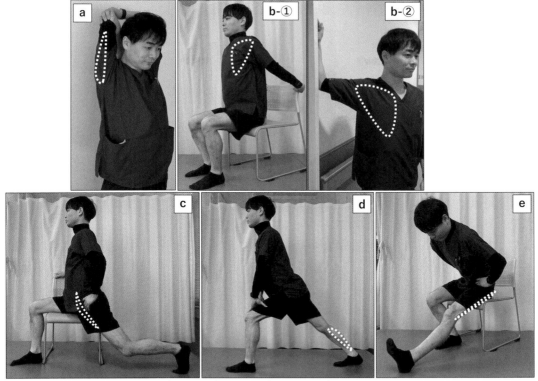

図36 上肢（上段ａｂ），下肢（下段ｃｄｅ）のセルフストレッチ
…（点線）はストレッチする筋．
a：上腕三頭筋；上腕後面を意識し，ゆっくり伸ばします．顎は引きます．
b：大胸筋；b-① 椅子に座り，背面（背もたれ）に手を添えて胸を張りゆっくり伸ばします．
　　　　　　顎は引きます．
　　　　　b-② 壁に右前腕部をあて体幹を左回旋し胸部を意識しゆっくり伸ばします．
c：腸腰筋；椅子に座り股関節前面を意識し，片足を後ろに引きゆっくり伸ばします．腰が反り
　　すぎないように注意します．
d：下腿三頭筋；膝を伸ばし下腿後面を意識し，ゆっくり伸ばします．
e：ハムストリングス；椅子に座り片足を伸ばし大腿部後面を意識し，状態をゆっくり前に倒し
　　ていきます．

域については，https://www.jarm.or.jp/member/kadou03.html「関節可動域表示ならびに測定法」を参考にしてください）．

　関節の可動域の制限因子としては，筋や腱，関節包などの関節周囲の軟部組織の問題，痛みなどの問題があります．

　ストレッチの効果としては，関節可動域の維持・改善，筋リラクセーション，血液循環の促進，不動により惹起される拘縮の回復促進効果などがあります．ストレッチには，患者自身で行うセルフストレッチ（能動的）と他者の手を借りるパートナーストレッチ（受動的）があります．実際のストレッチを行う時間としては15～30秒間姿勢を保持し，痛みのない範囲で呼吸を止めないで，反動をつけずにストレッチする筋を意識しながら行います．たとえば，上肢（大胸筋，上腕三頭筋）と下肢（腸腰筋，ハムストリングス，下腿

第3章　慢性疼痛のケアを実践するための基本的知識 ❸

三頭筋）のセルフストレッチは図36のように行います．

2）筋力増強運動

　姿勢の保持，身体の運動を行うのが骨格筋です．たとえば，肘関節の屈曲（図35a）として主に働く筋（主動作筋）は上腕二頭筋であり，膝関節伸展の主動作筋は，大腿四頭筋になります．

　また，主動作筋の相反する筋肉を拮抗筋といいます．たとえば，上腕二頭筋の拮抗筋は肘関節伸展するために働く上腕三頭筋となります（図35a, c）．筋力を発揮するためには，正常な関節の動きが必要となり，両者の筋がバランス良く働くことが必要となります．筋力増強運動とは，負荷をかけて筋力を向上させるための運動です．種類としては，自分の体重を負荷として行うハーフスクワット（図37a−①②），カーフレイズ（図37b−①②），重りなどを負荷として利用するウエイトトレーニングなどがあります（図37c−①②）．筋力増強運動の効果としては，筋力・筋持久力の機能改善，また，運動恐怖などの増強の抑止などがあります．筋力，筋持久力，筋パワーを向上させるためには，負荷・回数・頻度が重要となり．健康人が筋力を増強するために必要な負荷は最大筋力の40〜50％の負荷を8〜12回行うことが必要とされています．しかし，高齢者やリスクのある患者では，全身状態を把握し対象者別に低負荷高頻度で実施することや，個人にあった目標に沿って運動処方することが望ましいとされています．また，有酸素運動と併用することが望ましいとされています．

3）有酸素運動

　有酸素運動は筋収縮に必要なATPを生成するために酸素を使う運動です．運動の種類としては，ウォーキング，ジョギングや水泳，サイクリングなどがあり，時間をかけてリズミカルに行う運動になります．有酸素運動の効果としては，脂肪燃焼によるダイエット効果，筋持久力向上・運動耐容能改善，気分転換やストレス発散，不安・抑うつの軽減，疼痛の軽減があります．

　運動強度としては心拍数が指標となり，最大心拍数の60〜80％になる運動強度で20〜30分間以上実施することが推奨されています．慢性疼痛患者は活動性が低下している場合が多いため，低負荷から設定することが望ましく，また，慢性疼痛予防には，1日合計で少なくとも15〜20分の適度な（時速約5km相当）活動，45〜60分の軽めな運動が有効とされています（青柳幸利，ペインクリニック 2019 p.459）．また，運動による疼痛閾値の上昇，内因性鎮痛の作動（exercise induced hypoalgesia）の活性化が期待できます．

❸ 慢性疼痛患者にとっての運動療法

　慢性疼痛患者に対して運動療法を実践するためには，患者の身体機能だけではなく，心理社会的側面を含む包括的な評価を行い，運動療法を処方・実践します．

2. 慢性疼痛患者にとっての運動療法 - 実践編

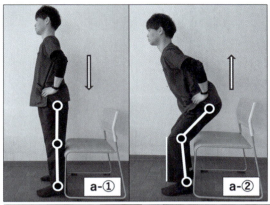
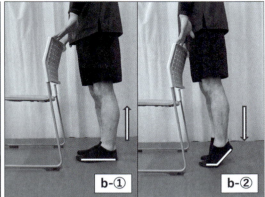
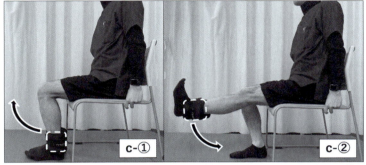

図37　aとb：自重による筋力増強運動，c：重錘を使用した筋力増強運動
a：ハーフスクワット；下肢全体の筋力強化.
　　立位姿勢は肩幅か腰幅に両足を開きます．手は腰か胸の前で組みます．
　　a-① 立位姿勢からゆっくりとお尻を引きながら後下方に降ろします．
　　a-② つま先より膝が前に出ないように注意します．ゆっくりと状態を前上方に挙げて，立位姿勢となります．
b：カーフレイズ（爪先立ち）：下腿三頭筋筋力強化．
　　b-① 両足底を接地し，下腿三頭筋を意識し踵をゆっくり挙げていきます．
　　b-② ゆっくり踵を降ろします．
c：レッグエクステンション：大腿四頭筋強化．　…（点線）は砂嚢．
　　c-① 椅子に座りつま先を上にし，ゆっくりと大腿前面の筋を意識し膝を伸ばします．
　　c-② 降ろす時もゆっくり膝を曲げていきます．
▶筋力増強運動の注意事項：呼吸を止めずに行います．痛みなどがある場合は休止します．

1) 慢性疼痛患者の特徴

　慢性疼痛患者の場合は，運動耐容量の低下，易疲労性，痛覚感受性が高くなっています．そのため，運動後の痛みや疲労を引き起こしやすく，運動後に痛みが増悪すると，運動に対する恐怖を引き起こしてしまい，回避行動または過剰行動となります．その結果，不活動・活動量の低下に至り，痛みの悪循環を形成します．そして，運動してもうまくいかなかったという失敗体験などから自己効力感が低下してしまい，運動に対する運動アドヒアランスの低下を招いてしまいます．運動アドヒアランスとは，運動を継続するという意志を示す概念であり，運動療法の効果に影響を及ぼすため，患者の運動アドヒアランスの障壁（表17）（沖田ほか，ペインリハビリテーション入門，2019）となっている因子を分析するこ

183

第 3 章　慢性疼痛のケアを実践するための基本的知識 ❸

表 17　運動アドヒアランスの障壁

運動アドヒアランスの低下の要因としては，患者要因・医療者要因・環境要因があります．

	運動阻害要因
患者要因	・痛み（特に中枢で修飾された痛み） ・内因性疼痛修飾機能の障害 ・恐怖回避思考，破局的思考 ・過度のデコンディショニング ・運動は有害であるという強い信念 ・抑うつ ・自己効力感の低下
医療者要因	・生物医学モデルへの強い固執 ・痛みへの心理因子や中枢神経系の影響についての理解不足 ・医師とセラピスト間での治療に関する調整不足 ・ヘルスケア提供者と患者のコミュニケーション不足 ・痛みの意味についての患者教育不足 ・患者へのサポート不足
環境要因	・運動をする場所へのアクセス不良 ・運動する時間がない（そう思っている） ・運動に対する家族や職場のサポート不足 ・適切なヘルスケア提供者と安定したコンタクトがとれない

（沖田　実，松原貴子，ペインリハビリテーション入門，三輪書店，2019 p.86 より引用）

とが必要です．

2）運動療法の流れ（図 38）

❶ 評　価

　運動療法を処方する際に 1 番重要なのは評価です．慢性疼痛患者の痛みの原因は心理社会的な要因も含め，個々に違い多面的です．そのため痛みの原因を探るため，身体機能，日常生活活動，身体活動量，情動・認知，社会的側面，趣味や嗜好などを多職種と連携しながら包括的に評価する必要があります．特に，日常生活活動や身体活動量は，運動のFITT（頻度：frequency，強度：intensity，時間：time，種類：type）を設定する際に重要になります．また，情動・認知の評価は運動アドヒアランスの阻害因子を分析するためにも重要となります．

❷ 目標設定

　慢性疼痛診療ガイドラインでは「痛みの軽減は慢性疼痛治療の最終目標の一つではあるが，第一目標ではない．医療者は患者の痛みの管理を行いながら，患者の生活の質（QOL）や日常生活動作（ADL）を向上させることを治療の目的とすべきである」としています．そのため，評価で得られた情報から多職種が協働し，QOL や ADL 向上のために長期ゴールと短期ゴールを設定します．長期ゴール設定は，患者が「痛みによってできなくなったこ

2. 慢性疼痛患者にとっての運動療法 – 実践編

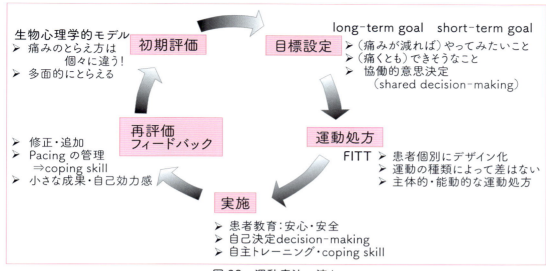

図38　運動療法の流れ

評価から始まり，目標設定，運動処方，運動療法実施，再評価・フィードバックしていきます（「評価に始まり評価で終わる」）．

と」や「痛みがなくなったらやってみたいこと」など評価から得られた問題点を加味し，現実的な目標を患者と協働的意思決定していきます．短期ゴールの設定は，長期ゴールを達成するための活動や行動を設定します．たとえば，長期ゴールを「旅行に行く」と設定したならば，短期ゴールは「歩行距離を延ばすこと」「荷物を持てるようになること」などが挙げられます．そして，歩行距離を延ばすために必要な運動を処方していきます．

3 運動処方（運動プログラム立案）

評価結果を考慮して，患者が主体的に施行できる運動処方をFITTの原則を基に能動的な運動を処方します．

実際には，運動は痛みのない部位から始めるよう処方し，徐々に鎮痛効果が得られてきたら有痛部の運動に変更していきます（沖田ほか，ペインリハビリテーション入門，2019）．また，運動強度に関しては，低強度・短時間から処方し，ペーシングを確認しながら強度や時間を漸増します．運動の種類は，さまざまな運動が鎮痛効果をもたらし，また，患者が主体的かつ能動的な運動が効果（沖田ほか，ペインリハビリテーション入門，2019）があることから，患者の趣味や嗜好を考慮し，主体的に運動介入できるように具体的な運動を処方します．また，処方内容にはセルフエクササイズ（ホームエクササイズ）を作成します．自宅で行うホームエクササイズは機能改善の目的もありますが，ペーシングの管理や痛みへの対処法（coping skill）を習得するといった運動や身体活動に関する行動変容を促す目的もあり，セルフエクササイズが実践できてくると，自己効力感の向上にもつながってきます．

運動の処方は能動的なものがよいですが，身体機能の問題により能動的な運動ができな

185

いなどの場合は，身体機能改善のための受動的なリハビリテーション〔徒手療法〕や運動療法（パートナーストレッチ：2人で行うストレッチ）を処方します．徒手療法とは，医療者が曲げにくかったり，伸ばしにくい関節の動きを改善する関節モビライゼーションや，こわばっている筋肉を柔らかくするマッサージなどを行う手技です．しかし，患者が受動的な治療に依存しないためにも，医療者側は患者の能動性を引き出すための処方であることを理解し対応する必要があります．

④ 患者教育

運動療法実施時には，患者教育を実施します．患者教育の内容は，① 痛みのメカニズム，② 身体機能，③ 運動療法（運動）の効果，④ 痛みの心理教育（認知再構成法，リラクセーション法）になります．患者教育の目的は，運動に対する間違った認知（運動することは痛みを強くするなど）を是正し，運動に対する恐怖や不安の軽減，また，痛みが出現した際の痛みへの対処法の習得にあり，治療に対する安心感や保証（reassurance）を与えることです．

患者教育，運動処方した内容を患者に説明し，意思決定してもらい運動療法を実施します．

⑤ フィードバックと再評価

介入中は週・月単位で実施している運動療法の内容が妥当かどうか，ホームエクササイズの実施状況などの再評価を行います．その際は，運動療法を導入したことによる痛みの程度や運動や活動について患者自身に自己分析してもらいます．

身体機能の改善，痛み軽減がみられ，ペーシングの調整が獲得できたなど運動療法の効果があった場合は，「改善した点」や「できるようになった運動や活動」に対して，患者を称賛しながらフィードバックを行い，自己効力感や運動アドヒアランスを高めていきます．また，漸増的に運動量を増やす，運動の種類などの運動処方を変更しながら目標に近づけていきます．

しかし，身体機能の改善がない，痛みが強い，ペーシング不良など運動療法の効果がなかった場合は，患者の自己分析も加味し，再度身体機能（関節可動域，筋力，バランス，活動量など）や心理社会的側面（運動に対する意欲，抑うつや不安・恐怖など）の再評価を行い，問題点を患者と共有しながら運動処方の修正や目標を再設定していきます．心理的側面の問題が強い場合などは，心理師などと協働し運動処方します．

（大友　篤）

❹ 就労支援

　慢性的に首や腰などの筋骨格系に痛みがあると，日常生活，家族や社会との関わり，就労などに大きな影響を及ぼすことがあります．労働者にとっては痛みを抱えることで，時に失業や経済的困窮のリスクにもつながってきます．それは，痛みがあるがゆえに休業や労働時間の短縮などを余儀なくされることや，さらに痛みを抱えたまま就労することにより生産性が低下するなど，就労する上でさまざまな問題が惹起される可能性があるからです．本項では，慢性疼痛患者における医療経済を含めた就労の問題，およびそれを抱える慢性疼痛患者に対する就労支援について解説します．

1 痛みによる経済的損失

　痛みによる経済的損失を検討する上で重要となる社会的コストは，医療資源の消費のみならず労働生産性の損失によるものが大きいという点も注目されています．痛みが慢性化した場合，身体的な活動制限のみならず，ストレスや抑うつなどの心理社会的な面でも悪影響を及ぼし，日常生活の活動性や仕事における生産性を著しく低下させ，個人の生活の質（QOL）がおおいに損なわれることは，臨床上また産業保健上においても広く周知されております．

　痛みに伴う社会的コストには，医療費やマッサージ代などの直接的な支出である「直接コスト」と，痛みにより就労機会を失うことで間接的に発生する「間接コスト」の2種類があります（図39）（Gaskin DJ ほか，J Pain 2012 p.715）．慢性疼痛における疾病に伴う社会的コストの特徴は，間接コストが直接コストに匹敵するほど大きなものとなっていることです．間接コストには，労働者が疾病のため休業や労働時間の短縮を余儀なくされ就労が

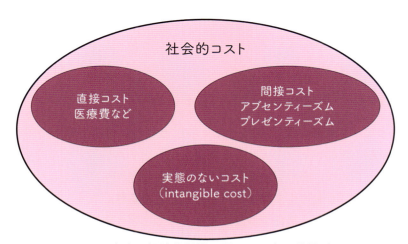

図39　疾病の経済的影響に関する研究の位置づけ
（Gaskin DJ ほか，J Pain 2012 p.715 より引用改変）

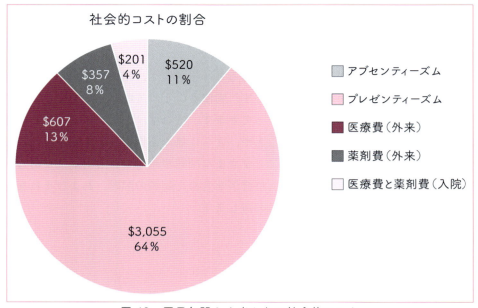

図40 国民年間1人当たりの社会的コスト
（Nagata Tほか，J Occup Environ Med 2018 e273 より引用改変）

困難な状態であるアブセンティーズムや，疾病などをかかえ体調不良のまま就労することで生産性が低下する状態であるプレゼンティーズムに分類されます（図39）（Gaskin DJ ほか，J Pain 2012 p.715）．疾病による労働生産性は，アブセンティーズムよりもプレゼンティーズムによる影響のほうが大きいと報告されています．わが国における経済的損失の実態調査では，国民年間1人当たりの社会的コストはアブセンティーズムでは520米ドル（11％），プレゼンティーズムでは3,055米ドル（64％）で，医療費/薬剤費は1,165米ドル（25％）と試算されています（図40）（Nagata Tほか，J Occup Environ Med 2018 e273）．また，実態のないコスト（intangible cost）というものもあり，これには患者の士気低下などがありますが，計測は不能といわれています．わが国における慢性疼痛の有訴率からすると経済的損失はかなり大きいものであると推察することができます．

2 筋骨格系疼痛が労働生産性に与える影響

　労働生産性とは，労働投入量1単位当たりの産出量および産出額で，労働者1人当たり，あるいは労働1時間当たりでどれだけ成果を生み出すかを示すものです．労働生産性が向上するということは，同じ労働時間でより多くの生産物を作り出したか，より少ない労働量でこれまでと同じ量の生産物を作り出したことを意味します．労働生産性を向上させるためには労働者自身が心技体で健康な状態を保つことが重要です．
　筋骨格系疼痛に限らず，プレゼンティーイズムによる労働生産性が低下する労働機能障害には，時間的，身体的，心理社会的および業務上の制約による影響が考えられます．痛

④ 就労支援

みにより労働生産性が低下する身体的制約の要因には，作業中の姿勢保持，重量物の上げ下ろし，歩行および運転などの業務上の身体に関わるものによる影響が考えられています．一方で，心理社会的制約の要因には，抑うつ症状やストレスなどによる影響が考えられています．さらに，身体的要因のみならず心理社会的要因が加わることで，睡眠不足や眠気による認知機能低下により，注意力，作業記憶，作業処理能力，短期記憶，判断力の低下につながり，労働生産性の低下につながるものと考えられています．プレゼンティーズムの原因となる疾患で頻度の高いのは腰痛，肩こりなどの筋骨格系の訴えで，業務遂行能力の低下の程度が大きいのはメンタルヘルスの不調，不眠，頭痛であること，また，出現頻度と業務遂行能力の低下の程度を掛け合わせたものが職場のプレゼンティーズムの総体と考えると，メンタルヘルスの不調が最もインパクトが強いといわれています．

このように職場における心理的ストレスに対応すること，すなわちメンタルヘルス対策は非常に重要で，現在，職場におけるストレスチェックなどの評価が広く普及していますが，これに加え，労働者の筋骨格系疾患や痛みに関するチェックにも着目すべきであると考えられています．

❸ 就労に向けた筋骨格系疼痛の治療および就労支援

筋骨格系疼痛による休職や労働制限に到る場合には，職場への早期回復を促進するために医療によるサポートと職場の環境調整が必要です．したがって，筋骨格系問題への取り組みの本質は，何かが起きたのではなく，いかにして回復や社会参加をしやすくするかで，必要なのは行動を支える実践的な枠組みです．

回復や職場復帰を妨げる心理社会的障害を分類するために，心理社会的フラッグシステム（**表18**）（松平　浩ほか，日本運動器疼痛学会誌 2023 p.114）を用いる方法があります．このフラッグシステムを用いることで，その人の特徴，疼痛の問題，それらが対象者に取り巻く世界にどのように関わっているかなどの問題を整理しやすくなります．

心理社会的フラッグシステムを用いて就労復帰を目指すには，まず障害となっている問題を特定し，就労に向けた計画を立て，行動を引き起こす手順で進めていくことが推奨されており，その内容は具体的であり実践的です．筋骨格系疼痛の憎悪や遷延化には心理社会的因子が深く関わり，痛みの発生にも深く関与していると考えられています．

このフラッグシステムは，本人自体の問題をイエローフラッグ，精神疾患をオレンジフラッグ，職場関連の問題をブルーフラッグ，取り巻く社会環境の問題をブラックフラッグとし，その中でブルーフラッグに「仕事と治療の両立支援」，ブラックフラッグに「就労支援」を組み込んでおり，このフラッグシステムを用いると就労復帰を行う上で問題点などが整理され，就労支援を後押ししやすくなります．

しかしながら，これだけでは就労を支援する上では不十分であることが判明しました．それは，医療従事者は疼痛に対する治療には特化できるものの，就労復帰のための企業側へのアプローチなど，そういった介入に関してはむずかしい面があるからです．そこで，

第 3 章　慢性疼痛のケアを実践するための基本的知識 ❹

表 18　わが国の実情に合わせた新心理社会的フラッグシステムの内容

4 つの フラッグ種類	フラッグの活用法	フラッグの具体的な評価内容
イエロー フラッグ	心理社会的因子の評価	① 認知行動療法（CBT）前の準備情報 ② 改善に影響を与える媒介要因〔破局的思考，自己効力感，恐怖回避思考・運動恐怖，抑うつ・不安，ペーシング不良（過活動）〕 ③ CBT に役立つ調整要因（過剰な痛み行動，健康行動の阻害因子，対人関係の苦悩因子）
オレンジ フラッグ	精神疾患の評価	① 統合失調症 ② 強い罪責感を示すうつ病 ③ 具体性のある自殺を示唆する言動 ④ 双極性障害 ⑤ ADHD（注意欠如多動性障害） ⑥ 自閉症スペクトラム障害 ⑦ 知的障害 ⑧ パーソナリティ障害 　A 群：猜疑型/シゾイド/統合失調型 　B 群：反社会型/境界型/演技性/自己愛性 　C 群：回避性/依存性/強迫性 ⑨ パニック障害 ⑩ PTSD（心的外傷後ストレス障害）
ブルー フラッグ	職場での就労状況と課題	① 勤務形態（勤務体制・残業の有無） ② 人的サポート（産業医・産業保健士の有無，同僚の理解） ③ 業務内容（重労働，長時間のデスクワーク/立位作業，職場の業務配慮） ④ 補償の有無と期間（労災補償，休業補償，休業期間） ⑤ ストレス要因（人間関係，給与/待遇，業務内容と量，勤務時間） ⑥ 復職支援制度
ブラック フラッグ	対象者を取り巻く社会問題	① 主な関係者の誤解や意見の不一致 　（職場の労使間，医療提供者など） ② 財政的問題 ③ 各種手続きの遅れ（受給資格審査など） ④ 配偶者や家族などの重要他者からの悲観的な予測，恐れや考え ⑤ 社会的孤立，社会的機能不全 ⑥ 会社から示された役に立たない職場復帰方針/やり方

（松平　浩ほか，日本運動器疼痛学会誌 2023 p.114 より引用改変）

「就労困難となっていた患者に対して社会復帰までが広義の意味で治療であると考えると，医療機関同士の連携だけでは困難なこと，医療機関以外の身近な社会資源と協力することも慢性疼痛診療ではおおいに役立つこと，多職種とは医療従事者のみではないこと，すなわち行政，福祉などとの連携も重要ではないかと考えるに至りました」．全国にある外部資源として産業保健総合支援センター（産保センター）やハローワークとの連携を模索してい

④ 就労支援

る動きもあります．産保センターとは，事業場における治療と仕事の両立のための取り組み，両立支援制度の導入を支援してくれる機関で，慢性疼痛のため休職を余儀なくされている患者への相談，支援も同時に行ってもらえます．ただし，この施設は会社を辞めずに休業している方のみが対象となります．一方で，会社を完全に辞職している場合には新たな職探しのサポートが必要となるため，ハローワークなどに相談することになります．このように，さまざまな専門機関と連携を取ることは慢性疼痛患者の社会復帰を手助けしてくれることになる可能性があると考えられており，厚生労働省の慢性疼痛患者の就労支援に寄与する対策事業を展開している研究班では，これらの連携が強化できるように取り組んでいるところです．

〔髙橋　直人〕

❺ 集学的治療における多職種連携

1 集学的治療とは

　「集学的治療」とは，患者に対して単独医療者のみで行うのではなく，共通の目標を持って多分野・多職種の専門家が対応する治療介入のことです．慢性疼痛患者は痛みの原因やその影響が身体面のみならず，心理社会的側面など多岐にわたるため，慢性疼痛の治療に関わる医療従事者の専門分野や治療内容も，これらの要素やその関連事項を踏まえた多様なものがよいと考えられています．慢性疼痛患者に対する集学的治療は，痛みの軽減のみを目的にするのではなく，社会活動を促進し生活の質（quality of life：QOL）を高めることを重視します．そのために，痛みへのアプローチを医療者任せの受動的な治療を主にするのではなく，身体活動の効果などをうまく活用した患者自身の痛みの自己管理の促進，就労を含めた社会活動を促進するためのアセスメント（心理社会的フラッグシステムの活用など）（第3章❹を参照）を行いながら，患者自身が主体的かつ能動的に治療を行うことが重要です．

2 チームスタッフ

1）スタッフ構成

　集学的治療のチームは，医師，看護師，理学療法士，作業療法士，公認心理師（臨床心理士），薬剤師，管理栄養士および医療ソーシャルワーカー（社会福祉士・精神保健福祉士）などの多職種で構成されます〔慢性疼痛診療ガイドライン作成ワーキンググループ（編），慢性疼痛診療ガイドライン．真興交易医書出版部，2018 p.147〕．慢性疼痛に対する集学的治療は，患者を「生物心理社会モデル」（図41）ととらえ，患者の痛みの病態（図42）を評価した上で，多分野・多職種の専門家がそれぞれの専門性を活かした治療で構成され多様なアプローチで行われます．

2）スタッフの役割

❶ 身体的アプローチを主に担当する整形外科医・麻酔科医

　身体所見，神経学的所見および画像所見により生物学的因子，すなわち器質的異常があるか否かを診断します．特に，未診断の悪性腫瘍，感染などの炎症性疾患，骨折などの外傷のように緊急の対応が必要となる疾患，いわゆる「レッドフラッグ（red flags）」（表19）に含まれる疾患を鑑別するために，必要な検査を迅速にマネジメントしなければなりません．病態評価の結果に応じて，患者教育や，神経ブロック療法および薬物療法などの治療を施行します．薬物療法を行う上では，慢性疼痛患者に特有の疼痛行動を考慮し，ポリファーマシーなどの不適切な薬物使用には十分留意します．さらに，適応を熟考した上で，

⑤ 集学的治療における多職種連携

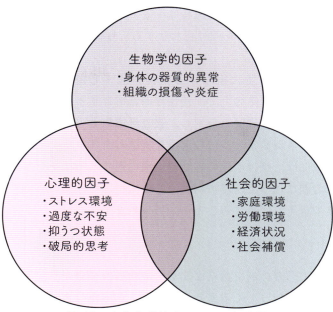

図41　生物心理社会モデルの概念図

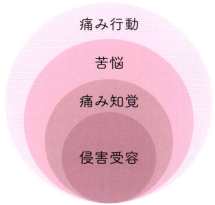

図42　Loserの痛みの四重円理論
(田口敏彦ほか，疼痛医学．医学書院，2020 p.279 より引用改変)

表19　重篤な脊椎疾患の合併を疑うべき red flags（危険信号）

・発症年齢＜20歳，または＞55歳 ・時間や活動性に関係のない腰痛 ・胸部痛 ・がん，ステロイド治療，Human Immunodeficiency Virus 感染の既往 ・栄養不良 ・体重減少 ・広範囲におよぶ神経症状 ・構築性脊椎変形 ・発熱

(日本整形外科学会ほか，腰痛診療ガイドライン2019．南江堂，2019 p.23 より引用)

第 3 章　慢性疼痛のケアを実践するための基本的知識 ❺

手術療法を選択する場合もあります．患者は不安や焦りで答えを急ぐ場合があるため，数回の診察で時間をかけて治療方針を擦り合わせするくらいのゆとりを持って接しましょう．

❷ 心理社会的アプローチを主に担当する精神科医・心療内科医

精神医学的疾患を診断し，その上で，慢性疼痛と併存する精神疾患に対し，適切な薬物治療などを行います．公認心理師と協力し，慢性疼痛患者の心理社会的問題に対する評価およびアプローチをマネジメントしつつ治療を実践します．

慢性疼痛患者の中には，精神疾患の診断や治療に対する抵抗を示す場合もあるため，看護師が医師と患者の間に入って，精神科医や心療内科医の診察の有用性や効果について説明し，患者や家族の訴えを傾聴することが求められます．

❸ 看護師

外来初診時，医師の診察の前に最初に顔を合わせる医療職が看護師であることが多いです．痛み治療への希望を持ってくる患者に対して，しっかりとした信頼を得られるかどうか，そして，今後の治療展開の鍵を握るのが外来看護師といっても過言ではありません．初診時問診では，病歴，既往歴，家族歴および全般的な生活情報（睡眠や食事なども含める），さらには，家庭や仕事などの状況についても聴取します．身長，体重，バイタルサインなど基本的な身体所見に加えて，生活習慣病などの内科系の問題，婦人科系の悩み，排泄のトラブル，市販薬の使用状況なども確認します．また，自己式質問票のサポートを行いながら，会話中の所作，家族との関係性を観察します．具体的には，問診時に痛みの行動が顕著に表れているか，家族が積極的すぎるか，あるいは無関心かなど，質問票の結果も含めて医師に報告します．医師の診察後，集学的治療を担当している他の専門職に評価を依頼します．もしくは，必要に応じて他診療科への紹介を行います．

外来での初診において，医師からの治療方針の説明と患者が求めている治療方針が合致しない場合には，看護師が患者の訴えを傾聴する必要があります．特に，痛みをゼロにする治療を強く希望して受診された場合には，診察の場面では訴えられない患者の本音を診察室の外で看護師が聞いてあげると，治療に対する理解を示してくれることがあります．

慢性疼痛診療で，看護師はあらゆる職種や診療科とのパイプ役を担うことになります．患者の情報を次の職種にしっかりと伝えると同時に，患者の行動を十分に観察し，患者から痛みに関連するさまざまな不安，悩みおよび心配ごとなどの相談を受け，患者の訴えを傾聴しつつ必要なサポートを行います．治療が進んでいくと，行動，表情，姿勢などが変わっていき，痛みも変化する場合もあります．看護師は，それらの細かい変化を集学的治療に携わっているチームメンバーに伝えて，少しでも改善した部分をメンバー全員で患者にフィードバックできると，患者の破局的思考は軽減し，自己効力感が向上していくことが期待できます．

治療経過の中で，薬物療法の変更や復職など，次のステップに進むタイミングを見極めるのも看護師の役割です．スモールステップで進んできた目標の達成度合いを確認し，他

⑤ 集学的治療における多職種連携

職種からの情報を収集し，患者の声などを総合的に判断して，医師に提案することができれば，治療の効果がますます上がっていくことでしょう．

　患者からは本音で相談しやすい職種が看護師で，その情報を基に各職種とのパイプ役になります．その動き方によっては，治療効果を左右するくらいの要素を持っていますので，ここが看護師の重要な役割です．

❹ 理学療法士

　筋骨格系の柔軟性，筋力，筋量，知覚および全身の体力などの身体機能の評価を行います．痛みによる「恐怖回避思考」に陥っている場合が多いため，初回評価の際には無理のない範囲で可能な動きを評価します．普段の運動習慣や運動内容を細かく聴取し，不活動か過活動の傾向か，ペース配分がどこでうまくいっていないかなどを確認し，運動療法を行う際のベースラインを設定します．そのベースラインを基に，どの運動ができそうか，どの運動が必要かをアセスメントして，実際の運動療法を開始します．運動療法の種類には，血流改善や筋緊張の改善を目的としたストレッチング，廃用性の筋力低下予防や筋力増強を目的とした筋力トレーニング，全身の大きな関節をリズミカルに動かす有酸素運動があります．これらの運動は，運動療法開始時には監視下で行い，自宅でも継続できそうな場合には運動方法を指導し，段階的に運動量を増やしながら自主運動に移行していきます．患者自身が単独で運動を継続することが困難な場合には，自宅近隣の運動施設や公共の運動教室などを紹介し，社会資源を有効に活用することも必要です．運動のペース配分が大切であるため，強い痛みやそれに伴う長期の活動休止を引き起こさないように，活動的であることを推奨する助言などによって，痛みなどに伴うネガティブな身体行動パターンの変容が重要なポイントになります．

　運動療法を進めていく上で注意が必要なのは，自己を表現することが苦手な患者の場合です．運動によって身体的な負荷が加わり，患者自身が本当はつらいのに医療者側の期待に応えようとして，無理をしてしまうことがあります．その場で医療者側に伝えることができず，その後も患者自身で抱え込んでしまうと，慢性疼痛の遷延化につながってしまいます．看護師は，理学療法士の監視下であっても運動療法中の運動強度と患者自身の自覚的運動強度を聞いてあげると「本当はきつかった」といった言葉が出てくることもあります．自己表現が不得意な患者には，看護師は状況を確認し，患者の代わりに理学療法士へ伝えてあげましょう．

❺ 作業療法士

　痛みによって生活に支障となっている動作を確認して，日常生活活動全般における不自由な場面の評価を行います．家庭内で不自由な動作の代表例として，炊事，掃除，洗濯が挙げられます．動作の評価や自宅環境の情報収集を行い，自宅での台所や物干し場の環境調整や，膝を使いながらの掃除機のかけ方などを指導します．患者によっては，痛みがあっても，すべての家事動作をやり遂げなくてはいけない，中途半端では終わりたくない，

という完璧主義の考え方が強い場合には，日常生活活動におけるペース配分の指導も行います．また，職場や学校などで不自由な場面があれば，作業内容や環境面の情報収集を行い，社会適応能力の向上を目指した実践練習を行います．必要に応じて，職場や学校に提案することもあります．さらには，生活の中に楽しみが持てるような趣味活動のサポートも行います．

❻ 心理師（公認心理師・臨床心理士）

　心理師による初回面接では，生育歴や家族歴などの情報収集，家族や職場，学校での人間関係や周囲の環境などの心理社会的要因の評価を行います．痛みの訴えに対して，家族などの重要他者からの過保護を受けていることや，重要他者から責められるような人間関係の悪化など，痛みを遷延化させている要因をしっかりと探り，集学的治療チームの各職種のスタッフと情報を共有します．患者が抱く望ましくない思考や行動を含めた心理面を特定した上で，それらをターゲットとし修正するなどによる適切な治療介入を実践します．このアプローチは，痛みの生じるメカニズムや痛みに随伴するさまざまな事柄に対する理解を深めるための教育や情報提供，「認知行動療法（cognitive behavioral therapy：CBT）」，第3世代の認知行動療法とも呼ばれるマインドフルネスやアクセプタンス＆コミットメントセラピー（acceptance and commitment therapy：ACT）などが用いられます．

　具体的には，過保護の状態の場合には，家族などの重要他者に対しても，患者自身でできることを少しずつ増やせるように教育やロールプレイを行います．重要他者から責められている場合には，少しずつ自己表現できるようにアサーショントレーニングを行います．どちらの場合でも，痛みに対する適切な知識と対処法を含む心理教育および認知行動療法などから，患者に応じた心理療法を選択し，患者と重要他者の援助を行います．

❼ 薬剤師

　医薬品に関する情報のみならず，患者の身体的・精神的状態，医師の治療方針，看護師によるアセスメントなどから，薬物療法に関する総合的な情報を収集し，患者本人や家族などの重要他者に接することで，薬物療法における医薬品の適正使用のためのマネジメントを行います．具体的には，鎮痛薬の正しい知識や医師の処方意図に基づくアドヒアランスの徹底の重要性について説明を行い，時には医薬品の効果発現時間や薬理作用についての説明なども添えます．医薬品の効果を最大限に発揮できるよう，服薬タイミングを提案する場合もあります．また，精神科医主導で抗精神病薬などの薬物治療が始まる場合は，治療方針の擦り合わせを多職種で行った後，その方針に沿って薬物治療の必要性を説明します．

　慢性疼痛患者に特化した事項として，鎮痛薬の種類，特にオピオイド鎮痛薬については，安全な使用のために副作用についての説明を重視します．また，薬物療法の対象にならない痛みについては，その理由を適切に説明し，不必要な内服を回避します．さらに，ポリファーマシーの問題点については，薬物の整理が可能であるかどうかなどを処方医に情報

提供します．患者の訴えを傾聴し，特に医薬品に関して，患者が医師にうまく伝えられない情報を入手した場合には，医師に対して適切に情報提供を行います．

慢性疼痛患者では長期間さまざまな薬物治療を受けながらも効果を得られず，医薬品に対して不信感や絶望感を感じている場合があります．そういった時に患者の心を解きほぐし，スムーズにその後の治療へつなげられるよう薬剤師へ橋渡しをしてくれるのが看護師です．患者によっては医薬品を自己流で使用している場合もありますが，専門職を前にするとなかなか言い出しにくいこともあります．それらの情報を看護師が収集し，得た過去の治療歴は薬剤師が今後の薬物治療を提案する際にとても重要なポイントになります．

8 管理栄養士

生活の基盤である食事の見直しや改善のために患者教育を担い，栄養評価（体格指数，検査データなど）や食事摂取状況（食事記録，簡易型自記式食事歴法質問票など），患者が抱える食に関する問題点を把握しつつ，他職種からの多面的な評価も合わせて患者個人に必要な食事指導や栄養管理を行います．具体的には，栄養素や消費カロリーを時間栄養学に基づき，概日リズムを勘案し，慢性疼痛に併存することの多い肥満，糖尿病，骨粗鬆症，サルコペニアなどの症状に応じた栄養管理です．栄養過多であれば，適切な食事制限と運動療法によって消費エネルギー量を増やし，低栄養状態であれば，高エネルギーの食事療法とタンパク質の摂取，必要なエネルギー量を上回らない程度の運動療法を理学療法士と連携して進めます．

摂食障害のように心因的な要因で食欲不振や低栄養からの口腔機能低下症がある場合，その対応について患者本人および家族などの重要他者にも指導を行います．オピオイド鎮痛薬の副作用で便秘になっている場合には，医師や薬剤師との連携が必要になりますが，水分の適正摂取や食事の工夫によって改善を図ります．

しかし，痛みをどうにかしたいと思う慢性疼痛患者にとって，食事や栄養の優先順位が低いのが現状です．「痛くて動いていないから食べられない」「昔からこの食生活だから」など，患者によってさまざまな背景があり，これらを理解して寄り添いながら支援していくことが必要になります．そのためには，患者の疼痛管理や治療経過，さまざまな不安や悩みの相談や話の傾聴など幅広い患者サポートを行っている看護師との連携が大切です．患者によっては，食べられないのか，食べたくないのか，食事を作ることが大変なのか，もしくは食費が切り詰められているのか，など食事自体を困難にしている社会的背景が伝えづらい場合もあります．また，食の問題に関して，管理栄養士に対しては過少報告の場合が多いため，普段何気なくとっている食事や間食など食生活の変化など，看護師の定期的な情報収集が食事管理の支援にとても重要になります．

9 医療ソーシャルワーカー（社会福祉士・精神保健福祉士）

慢性疼痛患者が休職や失職して生活面での支援が必要な場合に，社会保障制度に関する情報提供や調整を行います．就労や復職の支援移行を本人が希望する場合には，公共職業

安定所や産業保健総合支援センターなどの関係機関につなぎます．身体・精神障害あるいは難病の該当がある場合には，障害者手帳の申請をサポートします．公的な福祉制度の利用が困難な場合でも，あらゆる地域資源を探し，社会復帰に向けて包括的に支援します．

　看護師の役割は，必要なタイミングで医療ソーシャルワーカーに連絡して，適切な関係機関への橋渡しを行うことです．ここでの重要なポイントは，患者自身が就労や復職，手帳の申請などを本当に希望しているかどうかを見極めることです．医療ソーシャルワーカーや関係機関に紹介したとしても，患者にその気持ちがなければ，単なる相談に終わってしまいます．そのため，他職種からの情報も収集しながら，紹介のタイミングを見極めましょう．

　多職種による集学的慢性疼痛診療における看護師の役割は，全身の健康管理から，痛みに関するあらゆる不安，悩みおよび心配ごとなどの相談を受け，患者の訴えを傾聴しつつ，必要なサポートを行い，その上で，患者と各職種をつなぐ重要なパイプ役であると考えます．

（二瓶　健司/舘　　歩/石森　朋子）

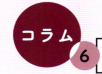
コラム6 栄養指導の実際 ～食事は心と体の栄養となる～

1. 食事をすること（食べること）の意味とは？

　みなさんは，食事をすること（食べること）の意味について考えてみたことはありますか？　私は，慢性疼痛患者の栄養指導を行う際には，この「食事をする意味」についての質問をすることがあります．なぜ，このようなことを聞くのか不思議に思う方もいるかもしれませんが，実際の患者への聞き取りや多職種からの評価を確認すると，偏食や栄養バランスの偏りによる肥満・低栄養，孤食によるコミュニケーション能力の低下など，食に関連するさまざまな問題を抱えている方は少なくありません．そのため，栄養指導を受ける患者本人・家族が，「食事をすること」に対してどのような考えを持ち，普段の食事や関わりをしているのか，意識づけや再確認を行う意味も踏まえ質問をしていきます．

　では，食事には本来どのような役割があるのか一緒にみていきましょう．役割としては大きく2つに分けられます．まず，1つ目は「栄養学的な役割」であり，食事をとることによって生命の維持や健康の維持・増進，疾病予防などに必要な栄養素の補給となるため，体づくりや機能的な維持にもつながっています．2つ目は「コミュニケーションやQOL (quality of life：生活の質）の向上」であり，食事を通して食べる楽しみや会話，食文化やマナーなどの興味・関心についても共有できる空間が生まれ，食べる人同士の生活や心の豊かさにもつながっていきます（図43）．

　このように，食事をすること（食べること）の意味や役割の確認をすることで，自分が食事に対して抱いているイメージを持ちやすくなり，栄養指導の中で聞き取った内容や記録，振り返りから今後必要なテーマを見つけることができ，食の健康行動へも意識が向きやすくなるのです．

2. 栄養指導に必要なあれこれ

　ここから，実際の栄養指導についてお話します．栄養指導は治療の1つとして行うため，基本的には主治医からの栄養指導の指示が必要となります．そして，栄養指導を行う際には，医師をはじめとする看護師，理学療法士，臨床心理士（公認心理師），薬剤師など多職種による，痛みに対する身体的，心理的および社会的な相互関係についての多面的な評価や連携を基に，環境設定や指導方法・内容などを選定し行っています．特に，心理社会的要因が強い傾向にある慢性疼痛患者の場合には，患者本人が集中できるための環境づくり（家族同席，個別聞きとり，看護師同席など）や時間設定（指導実施時間の説明，痛みが出やすい時間や姿勢の把握など）なども必要です．また，患者が抱えている食に関連するさまざまな問題を，栄養評価（体格指数，検査データなど）や食事摂取状況（食事記録，簡易型自記式食事歴法質問など）を合わせて導き出していきます．食事以外にも，運動習慣，排泄状況，睡眠時間，入浴などの有無などから，生活リズムの変化の確認を適宜

=== コラム 6 栄養指導の実際 ～食事は心と体の栄養となる～ ===

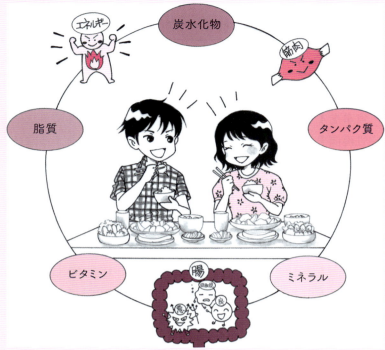

図43　食事の役割

行うことも大切です．

3. 慢性疼痛患者の食事情

　これは，よくある患者・家族の栄養指導の時の会話の例です．

本人：食事は1日2回くらいですね．痛みが落ち着いていれば自分で簡単に作ることもしますが，家族が買ってくることが多いので，味が濃いのが気になる時は食べないです．バランスも気にして食べたいのに…．食べないと痩せてしまって，動けなくなる．喧嘩になるから食事は別に食べることが多いです．

家族：あまり料理は得意ではないので，買うことが多いです．でも，本人は気に入らないと食べないし…．だから，もう自分で好きに食べてもらったほうがいいけれど，痛くてだめだって言うから…．

　この会話から，患者・家族の食事に対する考えや問題点に気づきますでしょうか？　食事は，普段の生活や家族環境も関わっているため，心理社会的要因による影響も大きくなりがちです．食事に対するこだわりが強かったり，逆に食事への意欲が低下してしまったり，生活や食事自体の継続が難しい状態になるなど，心にも体にも悪循環となる場合もあります．また，慢性疼痛患者が抱える食に関連する問題として多いのが，生活リズムの乱れや栄養バランスの偏り，摂取栄養量の極端な変化から生じる，栄養状態や痛み・活動の変化です．そして，慢性疼痛には肥満や糖尿病，骨粗鬆症，サルコペニアなども併存することが多いです．本来であれば，これらの管理も「食事をすること」の意味や役割と合わ

200

せて，健康的な食行動の形成や移行に向けて一緒に考えていく必要があります．しかし，慢性疼痛患者の多くは，痛みをコントロールするために薬物療法や運動療法が優先的と考え，食事の重要性には，あまり意識が向かないのが現状です．

4. 栄養指導で見るべきポイント

慢性疼痛患者は「睡眠」「運動（活動）」「排泄」の生活リズムに関わる部分に悩みを持つ方が多いため，食事以外の支援も重要です．人の体は，体内の生体リズムにより神経系やホルモン分泌などが正常に働き，心身のバランスが保たれています．そのため，バランスの良い食事だけを意識していても，倦怠感やイライラ，食欲変動が見られ，症状が継続することで，食事自体にも影響が出てしまいます．特に，偏食，活動量の低下，複数の薬物摂取などから便秘や下痢などの排泄面での問題も抱えがちで，それにより食欲低下や摂取量低下，脳腸相関作用により痛みや精神不安につながることも多いのです．

栄養指導では，これらの改善すべきポイントと食事記録をはじめさまざまな検査結果を基に，患者個人に必要な栄養のバランスや目安量，規則正しい生活リズムへ近づけるための支援を多職種と連携し行っています．

おわりに

一見疼痛とは関係ないと考えられがちな栄養や食生活の問題ですが，慢性疼痛患者や家族に対して栄養指導を通して関わりを持つことで，疼痛行動から健康行動に置き換わる一助にもなり，多職種とともに患者のQOL・ADL（activities of daily Living：日常生活活動）向上につなげようと考えています．また，普段の食事も本来の役割を意識することで「心と体の栄養」になっていくことと思います．今後も試行錯誤しながら患者が抱える食や栄養の問題に対して向き合っていきたいと思います．

（舘　　歩）

多職種集学的診察を通じて看護師診察から学んだこと

　日本大学医学部附属板橋病院緩和ケア・痛みセンター（以下，センター）での約10年間にわたる慢性疼痛患者の「看護師」診察から始まる「多職種」診療業務を通じて，長引く痛みで困っている患者の痛みには，感覚成分に加えて，情動，認知の各成分，さらに心理社会的要因，発達障害などの修飾要因が複雑に絡んでいることに気づく体験を積み重ねてきました．加えて，患者自らの気づきを介して，患者の行動変容，痛みの強さと生活の質の改善，そして終診察を迎えた多くの患者の治療経験に基づき，当センターの多職種診察システム，看護師診察の役割と意義に焦点を当てた報告をしています．

　当センターは，病院執行部からがん・非がんを問わず痛みで困っている患者に対応できる新たな部門との新設を求められ，かつ運営方法は一任されたことが始まりでした．私の頭にすぐ浮かんだのは多職種で構成される緩和ケアチームの存在でした．患者を中心に据えて，多職種が患者の多様なニーズに対応しながら，信頼関係の構築，患者の語りの促し，そして，対話が始まるプロセスを体感した経験があったからです．「対話（dialogue）とは，言葉のやり取りを通じて，お互いに異なる価値観をすり合わせ，新しい価値観を創造していくコミュニケーション」と，その成立要件には対等な関係，双方向性の傾聴と劇作家の平田オリザさんが紹介しています．

　もう1つの新たな立ち上げの原動力となったのは，1996年トロント大学留学時に複雑な痛みの原因を探る多職種による集学的カンファレンスへの参加経験でした．さらに，院内の各部門から支援の力をいただけたことで，各診療科での痛み治療が奏功せず，困惑していた患者の痛み対応に，緩和ケアチームメンバーが外来診察の診察者として携わってもらえば，1人ひとりの痛みの原因の掘り下げ，その原因に基づいたオーダーメイドの痛み対応法を見つけられると思ったからです．

　対話をわが国の医療者と患者間の関係性にあてはめると，医師と患者の関係性は文化的に対等な関係とは言い難く，対話の時間を設けることすら困難な環境要因も加わると，医師と患者間にはそもそも対話が成立しにくい現実に気づかされました．一方，看護師は多職種チームの中で，患者の最も身近な存在である医療職であること，ニーズをよく理解し，全人的ケアにより心理社会的，実存的側面とともに身体的面を統合する存在であるとも報告されているように，看護師は患者にとって，子どもの時からの医療機関受診などで看護師との関わり体験もあり，医療者の中で最も身近な存在であることから対話が成立しやすい存在だと思われます．

　令和4年から始まった新医学教育モデル・コア・カリキュラムにおいても，医師・歯科医師に求められる基本的な資質・能力の10項目の中に，初めて総合的に患者・生活者をみる姿勢が加わり，その中には「患者中心の医療」が掲げられています．具体的には個々

の患者の医療への期待，解釈モデル，聞き出しできる能力を身につけることが指摘されています．ここでもやはり対話力が求められています．

　当センターの多職種診察の中で看護師診察の役割は，新設当初から明確なものではなく，集学的診察を繰り返し，カンファレンスでのスタッフ間での対話を通じて少しずつ，医師では得にくい貴重な情報が得られることがわかってきました．現在の看護師の役割は多岐にわたります．第1に労い，患者に関心を寄せながらの共感と傾聴を通じて患者との間に新たな信頼関係の構築，第2に患者の語りを受け止めながら，更なる言葉の引き出し，想いの言語化を促しながら，対話を通じて患者背景を知るための情報の顕在化，第3は痛みの原因についての患者の誤った思い込みとその背景の抽出，第4は顕在化された情報についての関係性の整理支援，第5に患者自身の新たな気づきの引き出しと多岐にわたっています．

　これまでにセンターの担当看護師が看護師診察を契機に，痛みの軽減，日常生活の改善から終診につながった症例報告をしています．本誌面ではこれらの症例報告について看護師の患者と家族への関わり方とその背景に焦点を当て紹介します．佐藤らは，集学的痛みセンターにおける慢性痛の看護と題して，慢性疾患看護専門看護師による看護実践により，患者の痛み対処能力の向上につながった経験を報告しています．奏功理由として，退職後の60代男性に対し能動的セルフケア行動につなげるため信頼関係の構築を行うとともに，慢性痛の軌跡と生活史を統合し，身体に影響を及ぼす情動体験の言語化を促し，常に肯定的なかかわりを行うことにより，自己効力感を高める支援を行ったことを指摘しています．牛山らは，身体的要因のみに焦点を当てた痛み治療で改善しない30代女性の集学的痛みセンターの看護師診察で，患者に加えて家族にも介入し，患者の強い不安と関連する幼少期のトラウマ体験を明らかにし，患者の独特な認知行動特性への多職種の対応が奏功した経験を報告しています．奏功理由は，患者自身ですら気づかず隠れていた，身体的要因の修飾因子の可能性のある心理社会的要因を見出し，患者と母親に認識させ，認知の修正を通じて，多職種が提案した痛み対応法を患者が受け入れ実践した一連のプロセスと推察しています．

　通常の痛み治療に抵抗を示す長引く痛みで困っている患者対応には，看護師診察を通じた患者への関わりが，治療者も患者自身も気づいていない痛みの原因や痛みの修飾因子を顕在化させ，患者の能動的な姿勢へつながる可能性が示唆されました．

　患者を中心に据えた多職種集学的痛みセンター診療における看護師の慢性疼痛患者への関わりは，患者の笑顔につながる新たな道であることを，医療者に知ってもらい，多くの看護師がこの分野に参加していただけることを願っています．

（加藤　実）

用語解説

あ 行

アロディニア（allodynia）

通常，痛みを感じない刺激によって生じる痛み．神経系の障害がある患者でみられ，あきらかに正常な皮膚に触刺激，軽い圧刺激や中等度の温冷刺激が痛みを誘発する状態である．

運動恐怖（kinesiophobia）

運動や活動に対する恐怖感，身体を動かすことで悪化するのではないかという不安や恐怖のこと．

か 行

家族システム

看護は個人が持てる力を発揮できるよう支援するものであり，また，対象が家族の場合には，家族を構成している個人（家族成員）に着目し，家族成員の1人ひとりが持てる力を発揮できるよう支援する．さらに，家族成員同士の関係性に注目するとともに，家族を1つのユニット（システム）としてとらえ，家族とその外部（地域社会）との関係性に着目し，家族全体としてセルフケア機能を発揮できるように支援する．家族の構造や家族成員間の関係性や，家族と外部との関係性を把握するために，ジェノグラムやエコマップを描くことが有効である．

感作（sensitization）

痛みの刺激が皮膚に加わると，痛みを感知する神経（Aδ線維やC線維）のセンサーが反応し，信号が脊髄へ伝わる．組織が損傷すると，細胞や免疫細胞などから放出される物質（プロトンやサイトカインなど）がこのセンサーを刺激し，痛みに対して敏感になる状態を「末梢性感作」という．さらに，この末梢神経からの過剰な信号が脊髄や脳で神経を過剰に興奮させることがあり，これを「中枢性感作」と呼ぶ．

恐怖回避思考（fear-avoidance beliefs）

痛みやそれに関する悲観的な解釈，情報に対する恐怖や不安によって，さまざまな活動や行動を過剰に制限・回避，安静化させてしまうこと，またその考え方をいう．

筋筋膜性疼痛（myofascial pain syndrome：MPS）

圧痛点やトリガーポイントと呼ばれる筋肉や結合組織の塊が痛みに関与している状態を筋筋膜性疼痛という．持続性の痛み，筋攣縮，凝り，締め付け感や交感神経障害などを

生じている場合には筋筋膜痛症候群と呼ばれる．トリガーポイントを圧迫すると遠隔部位に放散痛を生じることがある．

さ 行

自己効力感（self-efficacy）

自分がある状況において必要な行動をうまく遂行できるかという可能性への認知を示す．痛みにおいては能動的に痛みをコントロールしようとする力を指し，レジリエンス（逆境や困難，ストレスを乗り越える力）として機能するため，痛みの慢性化にも大きく関わってくる．疼痛自己効力感質問票（PSEQ）は身体的な活動よりも社会的な活動に対する自己効力感が反映していると考えられている．臨床的には，痛みが続いているとしても自己効力感を引き上げることが治療的といえる．

失感情症（alexithymia）

心身症患者の特徴的な性格の1つ．自分がどのような感情を抱いているのか認識することや，感情を言語化して表現すること，さらに，自分の内面と周囲の状況を把握して自らの内面を洞察することが困難であるといった点を特徴とする．

疾病利得

この用語は極めて慎重に扱う必要があり，治療を阻害する要因になりかねないことを常に意識しなくてはならない．元々は転換性障害の病因論から発生した考え方であり，フロイトは疾病により心理的葛藤から遠ざかる逃避を「一時的疾病利得」と名付け，社会的責任を回避したり利益を得たりするための現実的な「二次的疾病利得」とは分けている．これらの心理機制について本人が意識できるものではなく，ほとんどの場合無意識に行われるため，患者にこのような文脈を直面化させることは，治療が相当に進み，治療関係が十分に構築されてからでなければ有害である．

た 行

痛覚過敏（hyperalgesia）

通常痛みを惹起するような刺激に対して痛みの反応が亢進した状態．ふつう痛みを生じないような刺激によって惹起される痛みに対してはアロディニアという用語を用い，痛覚過敏はたとえば神経障害痛にみられるような，正常な痛み閾値やその上昇を伴うようなケースでみられる反応亢進に用いるのがより適切である．

疼痛行動

痛みを言葉で訴える，痛そうな表情や姿勢をする，鎮痛薬の要求をするなど，言語的，非言語的に痛みの存在を表現する行動のこと．ある状況で疼痛行動により報酬的な結果が得られると，疼痛行動が強化されるといったもので，痛みそのものの状態とは独立し

て作用する．普段コミュニケーションに問題を抱えていても，痛みの訴えにより何らかのコミュニケーションが取れたり，優しく接してもらえたりすることがあれば疼痛行動が報酬として機能してしまう．これが意識されないコミュニケーション・ツールとしての疼痛行動である．

な　行

認知行動モデル

痛みのとらえ方や考え方である「認知」，痛みに伴う抑うつ，不安，恐怖などの「感情」，痛がる，安静にする，行動を回避するといった「行動」，痛みなどの症状とそれに関連する家族・職場・社会での人間関係・金銭問題や補償問題など「身体感覚（症状）・環境」の連関，悪循環を示すモデルのこと．

は　行

破局的思考（catastrophizing）

痛みに影響を与える認知的要因の1つで，痛み体験を過度に消極的にとらえてしまう思考のこと．痛みの破局化尺度（PCS）は，以下の3つの要素から構成される．①反すう（痛みのことを繰り返し考えてしまう），②拡大視（痛みや関連する出来事を過大にとらえてしまう），③無力感（無力で何もできないと感じてしまう）．PCSは痛みに対する偏った認知，思考のパターンを反映すると考えられている．

非特異的腰痛

画像などで痛みの原因や症状を特定しうる根拠が明らかでない腰痛のこと．腰痛の中で最も多いタイプといわれている．

複合性局所疼痛症候群（complex regional pain syndrome：CRPS）

組織損傷後に創傷が治癒した後にも痛みが蔓延するもの．複数の機序が関係しているので，個々の症例の治療にあたっては，それぞれの病態を推測して治療方法を決定することが望ましい．診断基準は，①原因となる傷害と不釣り合いな強い持続痛，アロディニア，痛覚過敏，②病期のいずれかの時期に疼痛部位に浮腫，皮膚血液の変化，発汗異常のいずれかが存在，③上記症状を説明できるほかの原因がないこと．治療は神経障害性疼痛や炎症，浮腫に対する薬物療法，運動時痛を軽減させる神経ブロックのほかに，痛み回避行動に対する教育，機能回復のためのリハビリテーションなどを組み合わせた集学的治療が重要である．

ペーシング

身体活動や運動のペース配分を行うこと，活動と休息を計画立てて配分すること．ペーシングが乱れると痛みの悪化につながる．

ま　行

慢性疼痛における予期的不安

痛みが続くことに対して,「今後もっと痛みがひどくなるのではないか」「治らないのではないか」と過剰に心配し,不安を感じる状態を指す.この不安は痛みそのものだけでなく,未来に対する心配にも影響を与えるため,痛みの認知や体験に大きな影響を与えることがある.そのため,看護師は,重大な病気でないことを伝え,予期不安を軽減することが重要である.

や　行

病みの軌跡（illness trajectory）

慢性疾患管理の看護モデルの中で示された用語であり,病気やその慢性状況の多様な行路を指す.病みの軌跡の局面には,慢性疼痛の発症前の生活,症状がみられ診断がなされる時期,養生法によって家庭でコントロールされている時期,さらに,コントロールできず毎日の生活行動がむずかしくなる状況などがある.痛みの治療と選択,また,日常生活への影響と対処,周りの人・医療者との関係性はどうだったかなど,対象者の経験をよく聴くことが重要である.

ら　行

レッドフラッグ（red flags）

骨折や未診断の悪性腫瘍のように,緊急の対応が必要である疾患のこと.たとえば頸部痛と腰痛の診断では,脊椎以外の重篤な疾患と重篤な脊椎疾患（腫瘍,炎症,骨折など）の鑑別が重要である.痛みは生体の警告信号であることから,レッドフラッグの見逃しがないよう問診を進める必要がある.

付　録

（評価票）

① Pain Disability Assessment Scale（PDAS）
② Hospital Anxiety and Depression Scale（HADS）
③ Pain Catastrophizing Scale（PCS）日本語版
④ Tampa Scale for Kinesiophobia（TSK）日本語版
⑤ Pain Self-Efficacy Questionnaire（PSEQ）日本語版
⑥ EQ-5D-5L　日本語版の質問紙

Pain Disability Assessment Scale（PDAS）

この質問票は，あなたの病気（痛み）が，あなたが日常生活のいろいろな場面で行っている活動にどのような影響を及ぼしているかを調べるためのものです．以下にいろいろな動作や活動が書かれています．それぞれの項目について，最近一週間のあなたの状態を最もよく言い表している数字を○で囲んでください．それぞれの数字は次のような状態のことです．わからないことがあれば遠慮なく担当医におたずねください．

0：この活動を行うのに全く困難（苦痛）はない．
1：この活動を行うのに少し困難（苦痛）を感じる．
2：この活動を行うのにかなり困難（苦痛）を感じる．
3：この活動は苦痛が強くて，私には行えない．

1	掃除機かけ，庭仕事など家の中の雑用をする	：0	1	2	3
2	ゆっくり走る	：0	1	2	3
3	腰を曲げて床の上のものを拾う	：0	1	2	3
4	買い物に行く	：0	1	2	3
5	階段を登る，降りる	：0	1	2	3
6	友人を訪れる	：0	1	2	3
7	バスや電車に乗る	：0	1	2	3
8	レストランや喫茶店に行く	：0	1	2	3
9	重いものを持って運ぶ	：0	1	2	3
10	料理を作る，食器洗いをする	：0	1	2	3
11	腰を曲げたり，伸ばしたりする	：0	1	2	3
12	手をのばして棚の上から重いもの（砂糖袋など）を取る	：0	1	2	3
13	体を洗ったり，ふいたりする	：0	1	2	3
14	便座にすわる，便座から立ち上がる	：0	1	2	3
15	ベッド〈床〉に入る，．ベッド〈床〉から起き上がる	：0	1	2	3
16	車のドアを開けたり閉めたりする	：0	1	2	3
17	じっと立っている	：0	1	2	3
18	平らな地面の上を歩く	：0	1	2	3
19	趣味の活動を行う	：0	1	2	3
20	洗髪する	：0	1	2	3

（有村達之ほか，疼痛生活障害評価尺度の開発．行動療法研究 1997 vol.23 p.7-15 より）

Hospital Anxiety and Depression Scale（HADS）

　気分の変化は病気に重要な影響を与えることもあり，これを知ることが治療に役立つことがあります．以下の質問にあまり考え込まずにお答えください．長い時間考え込むと不正確になることがあります．各項目１つだけお答えください．

☆ HAD 尺度　最近の気持ちについて，あてはまる数字に○をつけてください．

1. 緊張したり気持ちが張りつめたりすることが；
   1. しょっちゅうあった
   2. たびたびあった
   3. ときどきあった
   4. まったくなかった

2. むかし楽しんだことを今でも楽しいと思うことが；
   1. まったく同じだけあった
   2. かなりあった
   3. 少しだけあった
   4. めったになかった

3. なにか恐ろしいことが起ころうとしているという恐怖感を持つことが；
   1. しょっちゅうあって，非常に気になった
   2. たびたびあるが，あまり気にならなかった
   3. 少しあるが気にならなかった
   4. まったくなかった

4. 物事の面白い面を笑ったり，理解したりすることが；
   1. いつもと同じだけできた
   2. かなりできた
   3. 少しだけできた
   4. まったくできなかった

5. 心配事が心に浮かぶことが；
   1. しょっちゅうあった
   2. たびたびあった
   3. それほど多くはないが，ときどきあった
   4. ごくたまにあった

6. きげんの良いことが；
   1. まったくなかった
   2. たまにあった
   3. ときどきあった
   4. しょっちゅうあった

7. 楽に座って，くつろぐことが；
   1. かならずできた
   2. たいていできた
   3. たまにできた
   4. まったくできなかった

8. 仕事を怠けているように感じることが；
   1. ほとんどいつもあった
   2. たびたびあった
   3. ときどきあった
   4. まったくなかった

9. 不安で落ちつかないような恐怖感を持つことが；
   1. まったくなかった
   2. ときどきあった
   3. たびたびあった
   4. しょっちゅうあった

10. 自分の顔，髪型，服装に関して；
    1. 関心がなくなった
    2. 以前よりも気を配っていなかった
    3. 以前ほどは気を配っていなかったかもしれない
    4. いつもと同じように気を配っていた

11. じっとしていられないほど落ち着かないことが；
    1. しょっちゅうあった
    2. たびたびあった
    3. 少しだけあった
    4. まったくなかった

12. 物事を楽しみにして待つことが；
    1. いつもと同じだけあった
    2. 以前ほどはなかった
    3. 以前よりも明らかに少なかった
    4. めったになかった

13. 突然，理由のない恐怖感（パニック）におそわれることが；
    1. しょっちゅうあった
    2. たびたびあった
    3. 少しだけあった
    4. まったくなかった

14. 面白い本や，ラジオまたはテレビ番組を楽しむことが；
    1. たびたびできた
    2. ときどきできた
    3. たまにできた
    4. ほとんどめったにできなかった

HAD Scale 配点表

1	A			8	D
	3				3
	2				2
	1				1
	0				0

2	D			9	A
	0				0
	1				1
	2				2
	3				3

3	A			10	D
	3				3
	2				2
	1				1
	0				0

4	D			11	A
	0				3
	1				2
	2				1
	3				0

5	A			12	D
	3				0
	2				1
	1				2
	0				3

6	D			13	A
	3				3
	2				2
	1				1
	0				0

7	A			14	D
	0				0
	1				1
	2				2
	3				3

A：Anxiety
D：Depression scores
0-7：non
8-10：doubtful
11-21：definitex

（八田宏之ほか，Hospital Anxiety and Depression Scale 日本語版の信頼性と妥当性の検討．心身医学 1998 vol.38 p.309-15 より）

不安尺度：奇数番号の設問，抑うつ尺度：偶数番号の設問．

Pain Catastrophizing Scale（PCS）日本語版

　この質問紙では，痛みを感じている時のあなたの考えや感情についてお聞きします．以下に，痛みに関連したさまざまな考えや感情が 13 項目あります．痛みを感じている時に，あなたはこれらの考えや感情をどの程度経験していますか．あてはまる数字に○をつけてお答えください．

	全くあてはまらない	あまりあてはまらない	どちらともいえない	少しあてはまる	非常にあてはまる
1. 痛みが消えるかどうか，ずっと気にしている	0	1	2	3	4
2. もう何もできないと感じる	0	1	2	3	4
3. 痛みはひどく，決して良くならないと思う	0	1	2	3	4
4. 痛みは恐ろしく，痛みに圧倒されると思う	0	1	2	3	4
5. これ以上耐えられないと感じる	0	1	2	3	4
6. 痛みがひどくなるのではないかと怖くなる	0	1	2	3	4
7. 他の痛みについて考える	0	1	2	3	4
8. 痛みが消えることを強く望んでいる	0	1	2	3	4
9. 痛みについて考えないようにすることはできないと思う	0	1	2	3	4
10. どれほど痛むかということばかり考えてしまう	0	1	2	3	4
11. 痛みが止まって欲しいということばかり考えてしまう	0	1	2	3	4
12. 痛みを弱めるために私にできることは何もない	0	1	2	3	4
13. 何かひどいことが起きるのではないかと思う	0	1	2	3	4

（松岡紘史ほか，痛みの認知面の評価：Pain Catastrophizing Scale 日本語版の作成と信頼性および妥当性の検討．心身医学 2007 vol.47 p.95–102 より）

Tampa Scale for Kinesiophobia（TSK）日本語版

それぞれの質問をよく読み，あなたの考えや気持ちとして最もよく当てはまる数字に○をつけてください．

	少しも そう 思わない	そう 思わない	そう思う	強く そう思う
1．運動すると体を傷めてしまうかもしれないと不安になる	1	2	3	4
2．痛みが増すので何もしたくない	1	2	3	4
3．私の体には何か非常に悪いところがあると感じている	1	2	3	4
4．運動したほうが私の痛みはやわらぐかもしれない	1	2	3	4
5．他の人は私の体の状態のことなど真剣に考えてくれていない	1	2	3	4
6．アクシデント（痛みが起こったきっかけ）のせいで，私は一生痛みが起こりうる体になった	1	2	3	4
7．痛みを感じるのは，私の体を傷めたことが原因である	1	2	3	4
8．私の痛みが何かで悪化しても，その何かを気にする必要はない	1	2	3	4
9．予期せず体を傷めてしまうかもしれないと不安になる	1	2	3	4
10．不必要な動作を行わないよう，とにかく気をつけることが，私の痛みを悪化させないためにできる最も確実なことである	1	2	3	4
11．この強い痛みは私の体に何か非常に悪いことが起こっているからに違いない	1	2	3	4
12．私は痛みがあっても，体を動かし活動的であれば，かえって体調は良くなるかもしれない	1	2	3	4
13．体を傷めないために，痛みを感じたら私は運動をやめる	1	2	3	4
14．私のような体の状態の人は，体を動かし活動的であることは決して安全とはいえない	1	2	3	4
15．私はとても体を傷めやすいので，すべてのことを普通の人と同じようにできるわけではない	1	2	3	4
16．何かして私が強い痛みを感じたとしても，そのことでさらに体を傷めることになるとは思わない	1	2	3	4
17．痛みがある時は，誰であっても運動することを強要されるべきではない	1	2	3	4

※短縮版（TSK-11）は，1，2，3，5，6，7，10，11，13，15，17 の 11 項目である．

（松平　浩ほか，日本語版 Tampa Scale for Kinesiophobia（TSK-J）の開発：言語的妥当性を担保した翻訳版の作成．臨床整形外科 2013 vol.48 p.13-9 より）

Pain Self-Efficacy Questionnaire（PSEQ）日本語版

現時点で「痛みはあってもこれらの事柄ができる」という自信の程度を教えてください．

0 は「まったく自信がない」，6 は「完ぺきな自信がある」です．それぞれの項目の下の番号を 1 つ選んで○をつけてください

記入例

    0   1   2   ③   4   5   6

全く自信がない   完ぺきな自信がある

この質問票は以下の事柄をあなたが今まで実際に行ってきたかどうかではなく，「痛みはあるけれども，現時点でこれらの事柄を行える自信がどの程度あるか」を尋ねるものです．

1   痛みがあっても物事を楽しめる

    0   1   2   3   4   5   6

全く自信がない   完ぺきな自信がある

2   痛みがあっても家事のほとんど（掃除や皿洗いなど）をこなせる

    0   1   2   3   4   5   6

全く自信がない   完ぺきな自信がある

3   痛みがあっても友達や家族とこれまで通りに付き合える

    0   1   2   3   4   5   6

全く自信がない   完ぺきな自信がある

4   ほとんどの場合痛みに対応できる

    0   1   2   3   4   5   6

全く自信がない   完ぺきな自信がある

5   痛みがあっても何か仕事ができる（仕事には家事も報酬のある仕事もない仕事も含む）

    0   1   2   3   4   5   6

全く自信がない   完ぺきな自信がある

6   痛みがあっても趣味や気晴らしなどの楽しいことがたくさんできる

    0   1   2   3   4   5   6

全く自信がない   完ぺきな自信がある

7   薬がなくても痛みに対応できる

    0   1   2   3   4   5   6

全く自信がない   完ぺきな自信がある

8   痛みがあっても人生の目標のほとんどを達成できる

    0   1   2   3   4   5   6

全く自信がない   完ぺきな自信がある

9   痛みがあってもふつうに生活できる

    0   1   2   3   4   5   6

全く自信がない   完ぺきな自信がある

10   痛みがあっても徐々に活動的になれる

    0   1   2   3   4   5   6

全く自信がない   完ぺきな自信がある

（Adachi T et al, Validation of the Japanese version of the pain self-efficacy questionnaire in Japanese patients with chronic pain. Pain Med 2014 vol.15 p.1405-17 より）

EQ-5D-5L 日本語版の質問紙

各項目において，あなたの今日の健康状態を最もよく表している四角（❑）1つに
✓印をつけてください．

移動の程度

歩き回るのに問題はない ❑

歩き回るのに少し問題がある ❑

歩き回るのに中程度の問題がある ❑

歩き回るのにかなり問題がある ❑

歩き回ることができない ❑

身の回りの管理

自分で身体を洗ったり着替えをするのに問題はない ❑

自分で身体を洗ったり着替えをするのに少し問題がある ❑

自分で身体を洗ったり着替えをするのに中程度の問題がある ❑

自分で身体を洗ったり着替えをするのにかなり問題がある ❑

自分で身体を洗ったり着替えをすることができない ❑

ふだんの活動（例：仕事，勉強，家事，家族・余暇活動）

ふだんの活動を行うのに問題はない ❑

ふだんの活動を行うのに少し問題がある ❑

ふだんの活動を行うのに中程度の問題がある ❑

ふだんの活動を行うのにかなり問題がある ❑

ふだんの活動を行うことができない ❑

痛み / 不快感

痛みや不快感はない ❑

少し痛みや不快感がある ❑

中程度の痛みや不快感がある ❑

かなりの痛みや不快感がある ❑

極度の痛みや不快感がある ❑

不安 / ふさぎ込み

不安でもふさぎ込んでもいない ❑

少し不安あるいはふさぎ込んでいる ❑

中程度に不安あるいはふさぎ込んでいる ❑

かなり不安あるいはふさぎ込んでいる ❑

極度に不安あるいはふさぎ込んでいる ❑

（池田俊也ほか，日本語版 EQ-5D-5L におけるスコアリング法の開発．保健医療科学 2015 vol.64 p.47-55 より）

索　引

●和　文

あ行

アクセプタンス＆コミットメント・セラピー　164

アクティビティ・ペーシング　153

アセトアミノフェン　117

アナフィラキシーショック　122

アブセンティーズム　188

アロディニア　113, 205

安心感を提供する看護　96

痛みとともに送る日常　29

「痛み」に気づく　58

痛みを強くする修飾因子　19

医療行為に伴う強い痛み　16

陰性感情　169, 174

うまく付き合っていく痛み　58

運動アドヒアランスの障壁　183

運動恐怖　177, 205

運動療法　77

栄養指導　199

オピオイド鎮痛薬　120, 196

か行

外在化　157

介助　47

外部資源　190

過活動　155

下行性疼痛制御系　107

過剰適応　15

家族システム　90

可塑的変化　108

価値を明確化　166

看護実践を意識化・言語化　33

感作　205

患者教育　77, 186

感情探索　37

関節可動域　180

器質的要因　28

急性痛　101

恐怖回避思考　195, 205

恐怖−回避モデル　77, 132, 176

筋筋膜性疼痛　205

筋力増強運動　182

グリア細胞　106

ケアマネジャー　58

血腫　122, 126

行動変容段階モデル　136

国際障害分類　74

国際生活機能分類　75

根拠法　157

さ行

サージカルトライアル　57

自己決定　67

自己効力感　115, 206

失感情症　86, 206

実験的態度　152

疾病利得　20, 88, 206

社会的コスト　187

集学的治療　78, 192

上行性痛覚伝導路　105

食事の役割　200

処置の介助　49

処方意図に基づくアドヒアランスの徹底　196

侵害受容　104
侵害受容性疼痛　99
神経障害性疼痛　99, 114
身体症状症　83
心理社会的フラッグシステム　189
心理社会的要因　149
心理的アプローチ　148
心理的柔軟性モデル　166
生育歴　20, 130
星状神経節ブロック　121, 123
生物心理社会モデル　192
脊髄後角　106
脊髄刺激療法　56
セルフマネジメント　65
セルフマネジメントの概念図　67
セルフ・モニタリング　150
増強因子　16
組織損傷　16

た行

タイムアウト　123
多職種　202
脱中心化　161
チーム医療のコーディネーター　46
注意焦点型の瞑想　159
鎮痛補助薬　116
痛覚過敏　131, 206
痛覚変調性疼痛　23, 99
デュロキセチン　119
デルマトーム　113
ドアノブコメント　37
動機づけ面接　136
疼痛行動　85, 206
疼痛生活障害評価尺度　115
トラマドール　119

な行

入院環境の調整　53
認知行動モデル　150, 207
認知行動療法　77, 150, 196
認知再構成　153

は行

パートナーシップ　67
破局化　161
破局的思考　23, 128, 177, 207
反回神経麻痺　126
パンクチャートライアル　57
非器質的要因　28
非ステロイド性抗炎症薬　116
非特異的腰痛　207
否認・抵抗　136
病棟内での情報共有　53
不安の解消　49
不活動　155
複合性局所疼痛症候群　113, 207
不動の痛み　28
ブリーフセラピー　88
プレゼンティーズム　188
プロセスレコード　169, 170
ペーシング　207
ボディースキャン　160
ポリファーマシー　196

ま行

慢性疼痛の受容　162
面談スキル　142
面談プロセス　146

や行

薬物療法　196
役割分担　60

病みの軌跡　208
有酸素運動　182
予期的不安　16, 208

ら行

ラポール形成　13
両価性　137
リラクセーション　153
レッドフラッグ　192, 208
連携　47

●欧　文

A

ADL　148

C

Ca^{2+} チャネル $\alpha_2\delta$ リガンド　118
catastrophizing　128
CRPS　113

E

EQ–5D–5L　128, 215
exercise–induced hypoalgesia（EIH）
　175

H

HADS　128, 211

N

NRS　114
NSAIDs　116

P

PCS　115, 212
PDAS　115, 210
PSEQ　115, 214

Q

QOL　148

S

safety learning　178

T

TSK　213

V

VAS　114

おわりに

看護は何をしているのか

　本書の第1章は「日本慢性疼痛学会 看護師の会」で活動をともにした看護師が執筆を担当しました．各執筆者とも現場で活躍されていますが，臨床で働きながら原稿を書くという作業には相当な労力を費やされたことと思います．今回，慢性疼痛患者とその家族に対し「看護が何をしているのか」，その現象を記述することで看護のケアの実際を説明したものになりました．まさに「慢性疼痛看護の知を創る」ものとなることができたのは，熟練看護師たちの協力があったからであり，感謝にたえません．

　この企画は，2020年の春，私が初めて仙台ペインクリニック 理事長 伊達久先生を訪ねた際に始まります．「事例研究をしないと慢性疼痛の看護は明らかにならないのではないか」と相談したことから「日本慢性疼痛学会 看護師の会」が誕生することになりました．これまで多大なご指導を賜りました伊達先生，仙台ペインクリニックのスタッフの皆様に感謝申し上げます．また，伊達先生のご紹介により，第2章，第3章，コラムをご執筆くださった多職種の先生方に深く御礼を申し上げます．

　この本の執筆・編集にあたり私は，事例での知見を積み重ねながら「看護学の根幹＝相互主観性」をはずすことなく看護実践を言語化するために，これまでに看護学の発展に寄与されてきた諸先輩方の著書を読み込むことから始めました．同時に，慢性疼痛診療に携わる看護師と対話を重ねることによって，現象と理論をすり合わせる作業を続けました．このことによって改めて再認識させられたことは，診療科を超えた「看護学の根幹」が，たくさん詰まっているという事実でした．本書をご一読されると，看護学がもたらす可能性をより深く感じていただけることと思います．私と対話を続けた熟練看護師たちもその看護実践での苦労を語りつつ，やりがいを笑顔で活き活きと語ってくれました．

　わが国における慢性疼痛の有病率は，成人人口の22.5％（推計患者数：約2,315万人）に上り，経済損失は約2兆円に達するとされています．しかし，令和五年度保健師助産師看護師国家試験出題基準には慢性疼痛患者への看護は明記されておらず，教科書にも掲載されていません．このような状況下で本書の出版が可能となったのは，（株）シービーアール　永田彰久氏の看護学への深いご理解があったからにほかなりません．また，厳しいスケジュールの中でご尽力くださいました（株）シービーアール 編集 越智苗子氏に感謝申し上げます．本書の刊行を契機に，慢性疼痛に苦しむ患者とその家族に役立つ看護の実践，看護基礎教育の充実，診療報酬の改正といった方向に進むことを切に希望しております．

　2025年1月

編集・執筆者を代表して

安藤　千晶

監修者紹介

伊達　久（だて ひさし）

略歴

1986 年	自治医科大学医学部卒業
1986 年～1988 年	国立仙台病院臨床研修医
1988 年～1989 年	公立気仙沼総合病院 外科・整形外科勤務
1989 年～1992 年	石巻赤十字病院 麻酔科勤務
1992 年～1993 年	涌谷町町民医療福祉センター勤務（内科・外科）
1993 年～1997 年	花山村国民健康保険診療所勤務
1997 年 4 月～1997 年 12 月	関東逓信病院（現 NTT 東日本関東病院）ペインクリニック科勤務
1998 年 1 月～2005 年 6 月	石巻市立病院 麻酔科勤務
2005 年 7 月～	仙台ペインクリニック院長（現職）

自治医科大学を卒業後，地域医療に従事する中で，痛み診療の重要性を痛感し，ペインクリニックの道へ進む．ペインクリニック医療の最高峰である関東逓信病院で研修後，市中病院で手術麻酔，集中治療，緩和医療，そして，ペインクリニックを実践．2005 年には，日本で初めて有床のペインクリニック単科クリニックを開業する．薬物療法やインターベンショナル治療だけでは慢性疼痛患者を十分に治療できないことを経験し，理学療法士によるリハビリテーションや臨床心理士による心理的アプローチを早期から導入．チーム医療による慢性疼痛治療に取り組む．現在では，全国の大学病院などからペインクリニックを学びたい医師が集まる教育医療機関としての役割も担っている．

編集者紹介

安藤　千晶（あんどう　ちあき）

略歴

1999 年　日本社会事業大学社会福祉学部社会事業学科卒業

2001 年～2003 年　社会福祉法人豊島区社会福祉事業団 生活相談員

2005 年　聖路加看護大学（現聖路加国際大学）看護学部看護学科卒業

2007 年　聖路加看護大学大学院博士前期課程修了

2012 年　聖路加看護大学大学院博士後期課程修了

2007 年～2013 年　青梅慶友病院，社会福祉法人浴風会病院 病棟看護師

2013 年～2014 年　聖路加看護大学看護学部看護学科 臨時助教

2014 年～2015 年　（株）ソフィアメディ訪問看護ステーション 小規模多機能居宅介
　　　　　　　　護など在宅医療に携わる

2015 年～2016 年 11 月
　　　　　　　　文京学院大学保健医療技術学部看護学科 助教

2016 年 12 月～2021 年
　　　　　　　　東北大学大学院医学系研究科看護学専攻 助教

2021 年～2022 年
　　　　　　　　名寄市立大学保健福祉学部看護学科 准教授

2023 年 2 月～
　　　　　　　　東京都健康長寿医療センター研究所 研究員（現職）

2005 年より看護師として病棟・外来などで勤務．大学助教・准教授を経て，2023 年
2 月より現職．
2021 年より日本慢性疼痛学会 看護師の会において，本書の監修者である伊達久先生
とともに活動，集学的痛みセンターの熟練看護師と看護実践の言語化に取り組む．また，年に数回，慢性疼痛の看護ケアに関する勉強会も開催している．

事例から学ぶ　はじめての慢性疼痛ケア
〜長引く痛みのケアはいつもの看護でできる〜

2025 年 2 月 22 日　第 1 版第 1 刷 ©

監　　　修　伊達　久
編　　　集　安藤千晶
発　行　人　永田彰久
発　行　所　株式会社シービーアール
　　　　　　東京都文京区本郷 3-32-6　〒 113-0033
　　　　　　☎ (03) 5840-7561　(代) Fax (03) 3816-5630
　　　　　　E-mail ／ sales-info@cbr-pub.com
　　　　　　ISBN 978-4-911108-64-2　C3047
印 刷 製 本　三報社印刷株式会社
　　　　　　© Hisashi Date 2025

本書の内容の無断複写・複製・転載は，著作権・出版権の侵害となることが
ありますのでご注意ください．

JCOPY　＜ (一社) 出版者著作権管理機構 委託出版物＞
本書の無断複製は著作権法上での例外を除き禁じられています．
複製される場合は，そのつど事前に，(一社) 出版者著作権管理機構
(電話 03-5244-5088，FAX 03-5244-5089，e-mail: info@jcopy.
or.jp) の許諾を得てください．

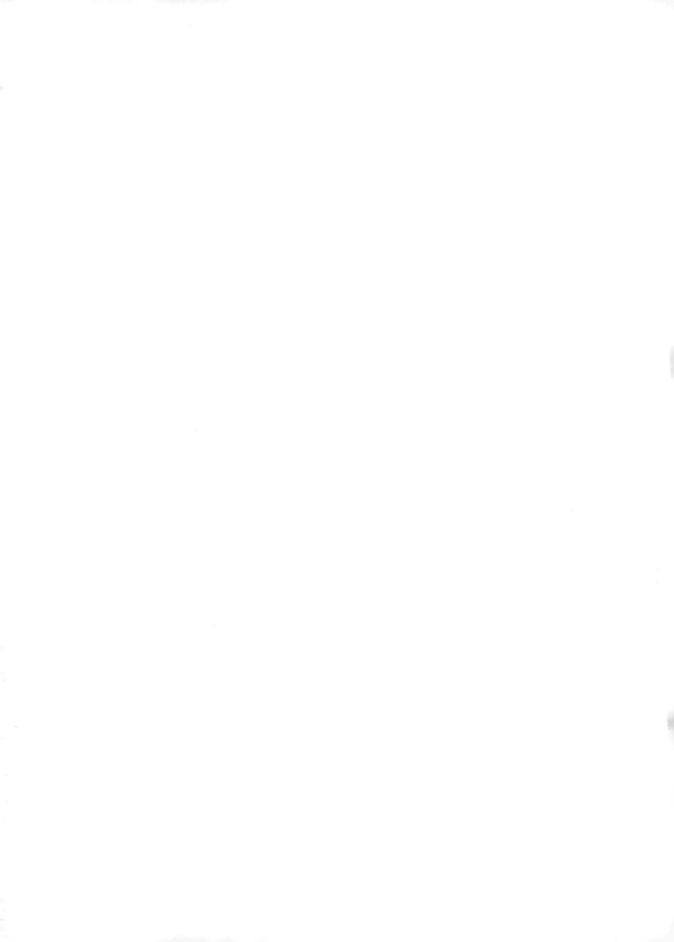